患者ニーズにマッチした
歯科 **医療面接の実際**

伊藤孝訓
寺中敏夫 編著

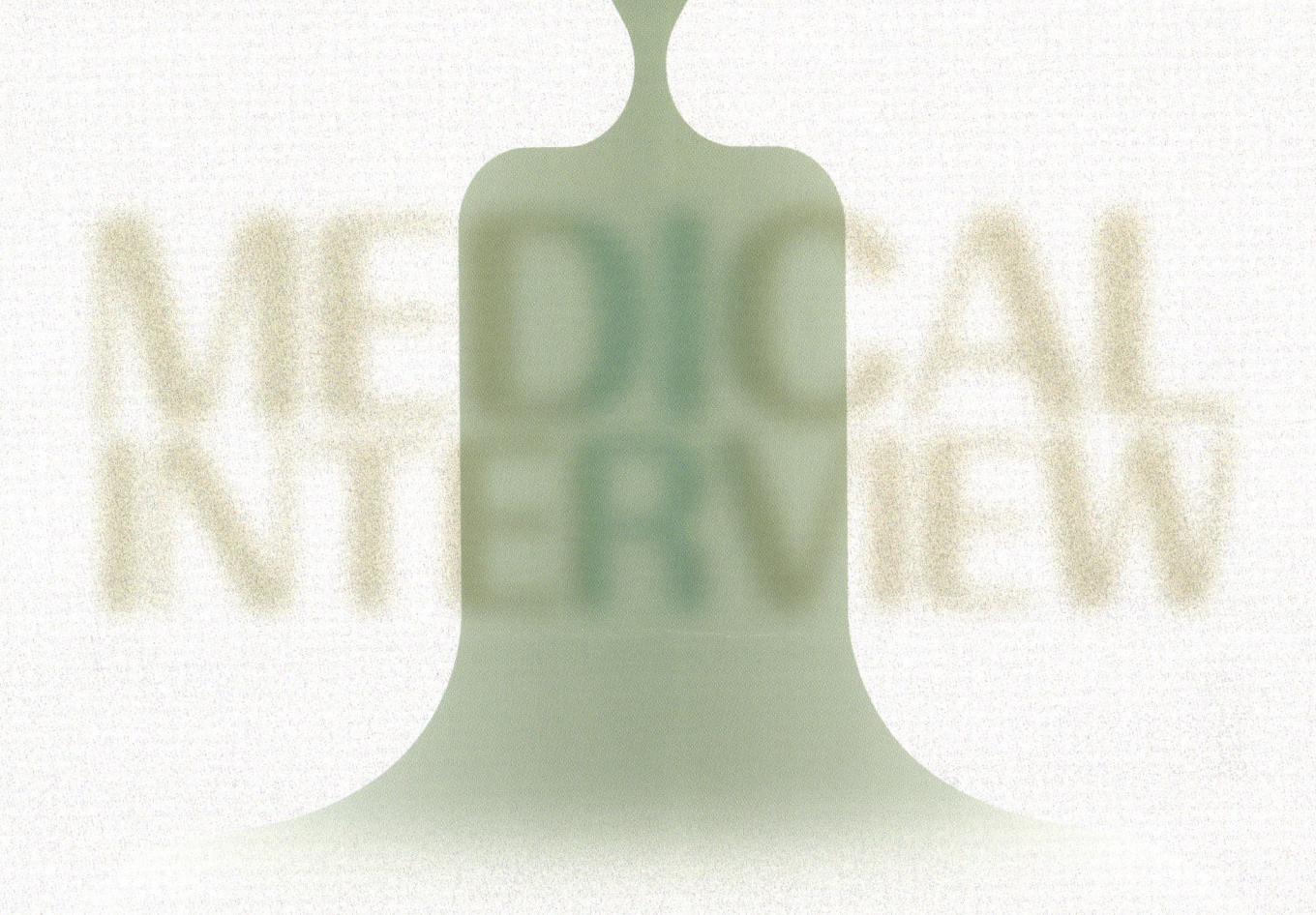

クインテッセンス出版株式会社　2008

Tokyo, Berlin, Chicago, London, Paris, Barcelona, Istanbul, Milano, São Paulo, Moscow, Prague, Warsaw, New Delhi, Beijing, and Bukarest

■執筆者一覧(五十音順)

伊藤　孝訓（日本大学松戸歯学部 歯科総合診療学講座 教授）

小川　哲次（広島大学 名誉教授）

大石　美佳（大石歯科クリニック）

川上　智史（北海道医療大学病院 副病院長）

河野　文昭（徳島大学大学院 医歯薬学研究部 総合診療歯科学分野 教授）

小池　一喜（日本大学歯学部付属歯科病院心療歯科）

小出　　武（元大阪歯科大学附属病院 総合診療・診断科 教授）

木尾　哲朗（九州歯科大学 口腔機能学講座 総合診療学分野 教授）

米谷　裕之（大阪歯科大学附属病院 総合診療・診断科 准教授）

笹野　高嗣（東北大学大学院 歯学研究科 口腔診断学分野 教授）

寶田　　貫（九州大学病院 口腔総合診療科 講師）

田口　則宏（鹿児島大学大学院 医歯学総合研究科 歯科医学教育実践学分野 教授）

寺中　敏夫（神奈川歯科大学 名誉教授）

樋口　勝規（福岡歯科大学 客員教授）

古内　　壽（東北大学大学院 歯学研究科 口腔診断学分野 助教）

本間　義郎（神奈川歯科大学大学院歯学研究科 顎顔面病態診断治療学講座 講師）

町野　　守（明海大学 名誉教授）

宮城　　敦（神奈川歯科大学 特任教授〈障害者歯科学〉）

森　　　啓（松本歯科大学 歯科保存学講座 講師）

山根　源之（東京歯科大学 名誉教授）

はじめに

　医療面接の技術は，歯科医療技術が進んでいるわが国において，おそらく今現在においても歯科医師にとって最も未熟な技能であり，かつなおざりにされてきた分野であると思われる．江戸幕府が行った鎖国（現代歴史学では「海禁政策」という用語を使う傾向がある）による評価は，おおよそ２つに分かれ，一つは，ごく限られた場面以外に外国との交流を断ったことで，日本独自の文化を形成できたとする肯定的なもので，コミュニケーションもすべてを語らずに少ない会話の中から背景も読むことが美徳とされた．しかし，もう１つは交流を止めたことで，ヨーロッパの外交・貿易による技術や文化を積極的に受け入れられなくなり，コミュニケーションにおいては，伝える技術を学ぶことの必要性が重視されなかったとする否定的な面が挙げられる．

　歯科医療の現場では，患者さんを前にして二，三の質問をし，おもむろに「お口を拝見します」というのが多くみられる．その要因として考えられるのは，歯科の特徴として疾患が直接みえるということから，診断推論や疾患を持つ患者の背景をみようという気持ちが起こりにくいことが挙げられる．またそれを支持するかのごとく，卒前における治療手技偏重の歯科医学教育や保険治療のルールが追い打ちをかけている．患者本位の歯科医療の実践が求められているにもかかわらず，これらの要因の影響は大きい．平成19年で68,000箇所というように診療所が多くなった現在でも，患者は歯科医院を選択するのに迷っている．患者が通院している歯科医院で満足感が得られる理由としては，歯科医師の対応がよい，説明がわかりやすい，スタッフの対応がよい，次いで医療技術のレベルが高いという順であることは，周知のことと思われる．しかし，処置ベースに基づいた保険制度では，全人的な患者対応は難しく，歯科医師も日々臨床現場でジレンマを感じながら診療を行っているのが現状と思われる．

　近年の歯科医学教育では，ＯＳＣＥ（オスキー）という行動科学的な考えに基づいた実技試験，すなわち臨床実習を行う前の学生を対象とした全国共通の登院試験が行われている．この試験内容に治療技術が含まれるのは当然であるが，医療面接に関する課題や患者説明に関する課題も含まれている．このことの意味するところは，歯学教育内容にこれまでの基礎歯科医学と臨床歯科医学に行動科学が組み込まれたことと解釈できる．すなわち，患者対応に関する技能教育が日本の歯科医学教育に根付いてきたと理解できる．

　医療面接の技能としては，教育機関でコミュニケーション技能を中心に教育が進められている．また開業医においては「接遇」といわれる講演を耳にしたことがある．歯科医院における受付の態度教育としては理解できるが，医療者自身の態度教育として受講することに対してはなはだ疑問を抱く．医療現場は知識・技術・報酬という役割を中心とした社会一般の関係以上に，病に悩み，感情に心が揺れ，将来に希望をつなぐ人間同士の交わりであり，深い思索がなく表層的な話し方教育では良好な患者関係を築けるものではない．

　歯科医療面接のゴールは何処にあるかというと，その答えは難しく，そのため自己レベルでの確認も難しい．このような技能の獲得を確認し成長を自覚するには，記録を残すことが有効である．ポートフォリオのような何らかの形で考えについて書き残すことで，振り返った際に考えの抜けや理解不足の部分がわかり，さらに思考を深めることができる．本書をまとめるには，時期尚早でもっと頭の中でしっかりと知識を整理した後に公表すべきという意見もあるが，あえて途中段階で公表して多くの意見を頂き，振り返るチャンスが得られたならば，さらに問題点が明らかになると思われる．

　本書が特異的な日本の歯科医療環境において，患者本位な医療を実践するために少しでも参考になるところがあれば幸いである．

　最後に，本書の刊行に際し，お忙しい中を執筆にあてられた先生方，多大なるご支援とご協力をいただいた編集部の小野克弘氏に深甚なる感謝の意を表します．

2008年５月

編者　伊藤 孝訓
　　　寺中 敏夫

この本を読む前に，まず最初にこのページをお読みください

本書の読み方

1. 本書は前半の"総論編／歯科臨床におけるコミュニケーション"と"各論編／デンタルインタビューの実際"の二部構成となっています．

2. 各論編で挙げている各疾患の会話例を暗記もしくは鵜呑みにして，臨床の現場でマニュアルの如く使用することを著者は希望していません．とくに，OSCEを受験する学生諸君は注意して下さい．本書は基本的なコミュニケーション技能を理解したうえで，臨床で遭遇するケースを頭の中で総合的に捉えることで，さらなる応用力のレベルアップを期待して書かれたものです．

3. 歯科医師が医療面接や診断する際の思考プロセスについて学ぶには，認知心理学レベルで明らかになった事実を用い，医療面接やコミュニケーションの教育に応用する必要があります．今日では，医療面接の教育もロールプレイによるシミュレーション教育から，さらにリアリティの高い模擬患者による反復トレーニングが進められるようになりました．しかし，医療面接教育の重要性は広く理解されつつありますが，OSCE対応教育の域を出ていない一面もいまだみられます．

　本書は，総論編においてコミュニケーション技能の説明だけでなく，歯科医療の特異的な環境についても記してあります．医療面接を歯学としてどう捉えるかを考えるには，コンテクストを理解されたうえで学ぶほうがより実践的と考え，章を起こしてあります．また，各論編における応用面での学びは，個人の医療体験のみによる学習に委ねるだけでよいのだろうかという疑問を抱き，少しでも気づきの一助となればという思いからまとめたものです．しかし，文章表記することはなかなか難しく，字義どおりに捉えられると表面的なものとなって，あげくにマニュアル化も危惧され，真の思いは伝わりません．会話には，メタメッセージが存在することを理解したうえで，読んでいただけることを期待しています．

4. 各論編を読む前に，右ページの「**各論編の記載例**」を必ず一読して下さい．

　本書は，患者と医療面接を行う際の診断プロセスを中心に記載されていますが，診断情報を歯科医師本位でいかに効率よく収集するかではなく，コミュニケーション技能をうまく活用してより的確に情報を収集し，得られた解釈モデルを活かし，結果として患者本位の医療が実践できることを意識してまとめるよう努力しました．その意図を理解していただくためにも，記載例の説明を先に読まれることをお薦めします．

5. このような医療面接技能とケースに応じた診断・推論のトレーニングが，日常臨床において患者対応のスキルアップにつながることを感じていただければ幸いです．

各論編の記載例

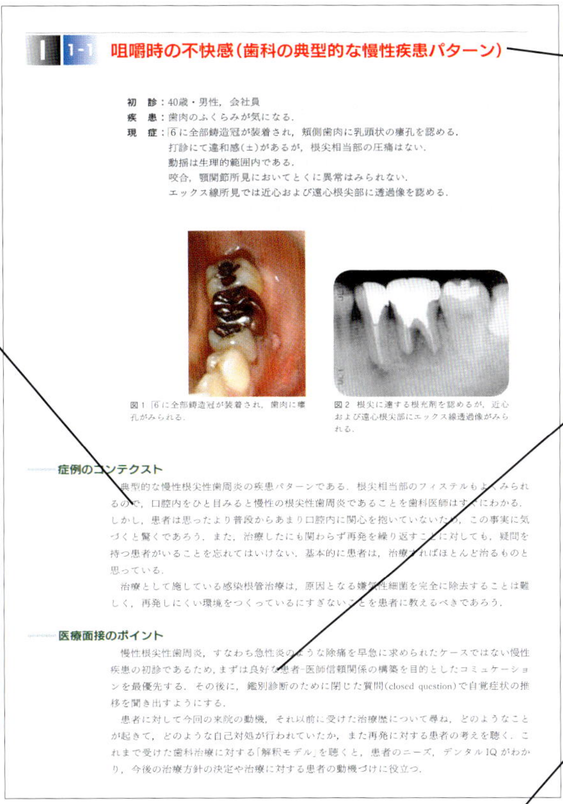

呈示した症例の歯科医学的背景，文脈，および状況を解説しています．
次頁の会話例の背景として捉えてください．

メタメッセージ（態度），感じている雰囲気，言葉以外（準言語，非言語）のメッセージを説明しています．
「目で見える情報」を意味するコンテント（content）だけではなく，「状況や背景」を表わすコンテクスト（context）を理解するための会話例です．
Dent：[赤]
Pt　：（ 青 ）

患者の話す愁訴の表現例を記してあります．

主訴および症候により分類されています．
（　）内は，症例を通して学んでいただきたい医療面接時の考え方を記載してあります．

次頁の会話例を理解するうえで，医療面接で使われるコミュニケーションスキルのポイントを解説しています．

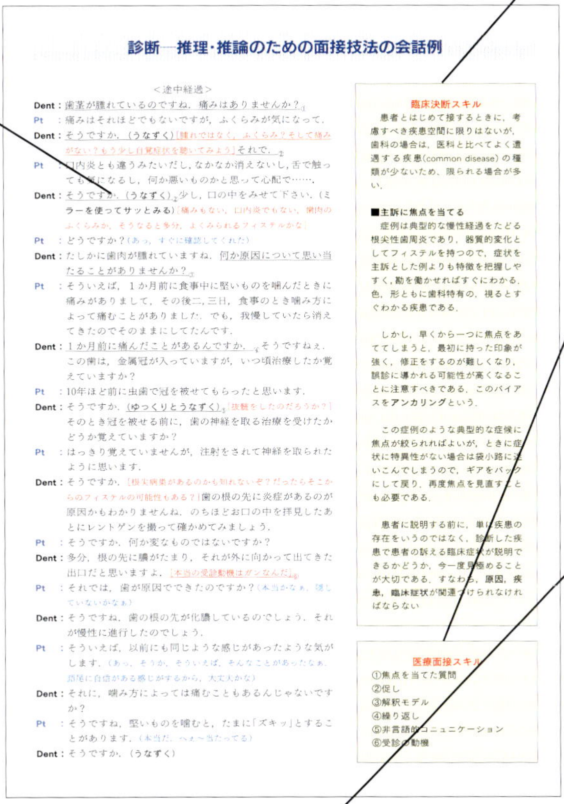

会話が進行している際に，頭の中で描かれる診断思考プロセスと，面接時の心理状態を解説しています．
判断にまつわる心理を知ることで，ヒューマンエラーを防ぎ，メタ認知力を高めるための解説です．

会話文で使用しているコミュニケーションスキルを挙げてあります．各項目については，総論編で詳しく解説しました．

対象とした疾患についての概要を，極力フローチャートや図解を用いて解説しています．紙面の都合上，細かな内容については専門誌等を活用してください．

診断に必要な臨床知識
■慢性根尖性歯周炎とは
■患者の訴え方
■診断の進め方
■問題点の整理

提示した臨床場面に関する「まとめ」的な解説です．現病歴や既往歴に関わる問題点，解釈モデル，愁訴，希望，来院動機，受療行動，準言語・非言語，健康問題物語，医療訴訟，コーチング，インフォームドコンセント，患者教育，セカンドオピニオン，医療倫理などを挙げてあります．

総論編　歯科臨床におけるコミュニケーション

1 医療面接とは／10　　　　　　　　　　　　　　　　　　　　　　　　　　　　（寺中敏夫）
　1）医療面接の役割 …………………………………………………………………… 10
　2）医療面接と従来との問診の違い ………………………………………………… 10
　3）医療面接の技法 …………………………………………………………………… 13
　4）医療面接の流れ …………………………………………………………………… 18

2 コミュニケーションスキル／22　　　　　　　　　　　　　　　　　　　　　　（森　啓）
　1）コミュニケーションに必要な3つの要素 ……………………………………… 22
　2）コミュニケーションの基本的事項 ……………………………………………… 23
　3）質問法 ……………………………………………………………………………… 25
　4）聴くこと …………………………………………………………………………… 26
　5）かかわり行動（受容的な態度） …………………………………………………… 27

3 医療面接の歯科的背景／30　　　　　　　　　　　　　　　　　　　　　　　　（伊藤孝訓）
　1）歯科疾患の特異性 ………………………………………………………………… 30
　2）歯科医療の特異性 ………………………………………………………………… 32

4 診断の重要性／36　　　　　　　　　　　　　　　　　　　　　　　　　　　　（伊藤孝訓）
　1）臨床能力とは ……………………………………………………………………… 36
　2）歯科の臨床推論 …………………………………………………………………… 37
　3）治療方針に影響を及ぼす要素 …………………………………………………… 39
　4）診断のSHADEアプローチ ……………………………………………………… 43
　5）医療情報としての病歴聴取 ……………………………………………………… 44

5 コーチング／46　　　　　　　　　　　　　　　　　　　　　　　　　　　　　（小川哲次）
　1）コーチングとは …………………………………………………………………… 46
　2）コーチングと教育，指導 ………………………………………………………… 46
　3）コーチングのプロセス …………………………………………………………… 47
　4）コーチングスキル ………………………………………………………………… 47
　5）普通の会話とコーチングによる会話の違い …………………………………… 48
　6）ステレオタイプ化による画一パターンの危険性 ……………………………… 49
　7）コーチングと医療面接：初診面接，インフォームドコンセント，指導 …… 49

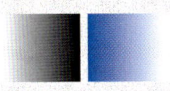

各論編　デンタルインタビューの実際

I　初診時の医療面接／主訴，症候に応じた医療面接

1　痛みがある
1. 咀嚼時の不快感（歯科の典型的な慢性疾患パターン）…… 52（伊藤孝訓）
2. 舌が痛い（病変の特徴がない推論）…………………… 56（伊藤孝訓）

2　腫れている
1. 何度も腫れたが抜歯したくない（コンプライアンスが低い）………… 60（町野　守）
2. 下唇の腫れが気になる（頻度の高い疾患から考える）……………… 64（樋口勝規）
3. 舌側の隆起が気になる（共感的な姿勢）………………… 68（寶田　貫／樋口勝規）

3　血が出る
1. 歯茎からの出血がある（POSによる問題点の抽出）……………… 72（小川哲次）

4　歯が揺れている
1. 歯の外傷（パターナリスティックな対応）……………… 76（町野　守）

5　噛めない
1. 義歯への不満を訴える（解釈モデルを活かした姿勢）…………… 80（田口則宏）
2. 多数歯う蝕で咬合崩壊（歯科恐怖症への対応）……………… 84（田口則宏）

6　口臭が気になる
1. 口臭が気になる（受容を基本とした対応）……………… 88（小池一喜）

7　口が開かない
1. 口が開かない（除外診断による思考）………………… 92（伊藤孝訓）

8　口が渇く
1. 口が渇く（病態・原因疾患の特定）……………………… 96（山根源之）

9　歯肉の色が気になる
1. 歯肉が黒く気になる（喫煙の行動変容を促す）……………100（川上智史）

10　特別な配慮を必要とする
1. すぐに治療してほしい（自己中心的な患者への対応）……………104（本間義郎）
2. 歯茎から出血する（HBV感染者への対応）……………108（樋口勝規）
3. 精神遅滞で説明できない（保護者への対応）……………112（宮城　敦）
4. 食事に時間がかかる（認知症患者への対応）……………116（宮城　敦）
5. 胎児への影響が不安（妊婦への対応）……………120（本間義郎）

コラム：セカンドオピニオンを求める患者 ……………124（伊藤孝訓）

II 再診(治療中)時の医療面接

1 処置に関する内容
1. なかなか治癒しない(なぜ長期化するか疑問)……………………126(小池一喜)

2 偶発した症状に関する内容
1. 根管治療後に急性転化した(前回の処置に対する不信感)…………130(米谷裕之)
2. 修復物が脱離した(なぜ早期にはずれたか疑問)……………………134(米谷裕之)
3. 抜歯の後出血(治療に対する不安と疑惑)……………………………138(本間義郎)

III 治療法に関する説明・指導

1 ブラッシング法
1. 怖いのでそっとみがいていた(はじめて受けるブラッシング指導)…144(小川哲次)
2. 痛くなければとりあえずよい(コンプライアンスが低い)……………148(小川哲次)

2 歯冠修復・補綴治療
1. 審美を意識した治療法の選択(保険外診療の説明)…………………152(川上智史)
2. 欠損歯があって噛みにくい(もう健康な歯は削りたくない)…156(大石美佳／河野文昭)
3. 義歯の違和感が強くて使えない(装着後2回目の説明)…160(大石美佳／河野文昭)
4. 欠損補綴を希望しない(患者の意志を尊重した説明)………………164(田口則宏)

3 エックス線撮影時
1. 妊娠でエックス線が不安(論理で進める対話)…………(古内 壽／笹野高嗣)

4 歯科矯正治療
1. 歯並びが気になる(親と子供の認識が違う)…………………………172(木尾哲朗)

5 小児歯科治療
1. う蝕予防処置の希望(ティーチングとコーチング)…………………176(小出 武)

索 引 …………………………………………………………………………180

総論編
歯科臨床におけるコミュニケーション

総論編　歯科臨床におけるコミュニケーション

1 医療面接とは

はじめに

　救急，あるいは患者が意識を喪失している場合を除いて，医療者が患者と最初に言葉を交わすのが医療面接である．従来は治療に必要な患者の疾患に関する情報収集（病歴聴取や問診）に重点がおかれていたが，今日ではより良い患者−医療者（歯科医師）の関係構築のための概念として医療面接がおかれている．したがって，患者と医療者との良い関係を構築するための一連の過程が医療面接である．

インタビュー

> 　医療面接とは英語の Medical Interview から翻訳されたもので，インタビュー（interview）の語源はラテン語の inter-（相互，間）と，古フランス語の -voir（見る）とされている．したがって，Interview は医療者側が一方的に患者に質問するのではなく，医療者は患者との良好なコミュニケーションを図りながら，患者とともに，患者の問題点（疾患）について考えていく「患者と医療者相互の情報のやりとり」として発展した概念である．

1）医療面接の役割

　医療面接は，第一の役割として Science な側面で，正確で詳細な病歴の聴取がある．第二の役割としては，Art な側面があり，良好な患者−歯科医師関係を築くという目的がある．第三の役割としては，患者を教育することで治療に対する積極的な参加を促すことである．関連する学科目などは図1に記す．

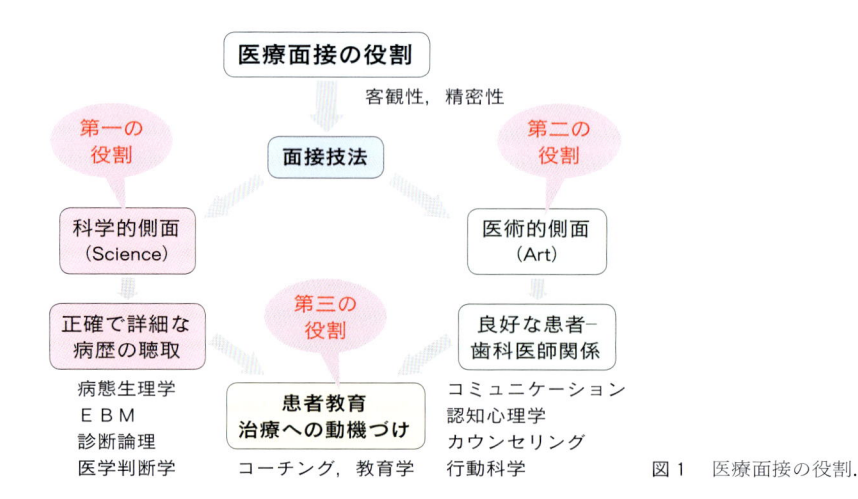

図1　医療面接の役割．

2）医療面接と従来の問診の違い

　前述のように，近年の医療現場では問診や病歴聴取などの情報収集は医療面接と呼ばれるようになっている．これまでの身体的アプローチだけでなく心理社会的アプローチに対する配慮から，疾患中心から"患者を診る"ことを前面に打ち出している（図2）．

　医療面接の意義を細かく挙げると，
①正確な情報収集
②良好な患者−医療者関係の確立（ラポール形成）
③治療的効果
④患者教育
⑤治療やケアへの動機づけ

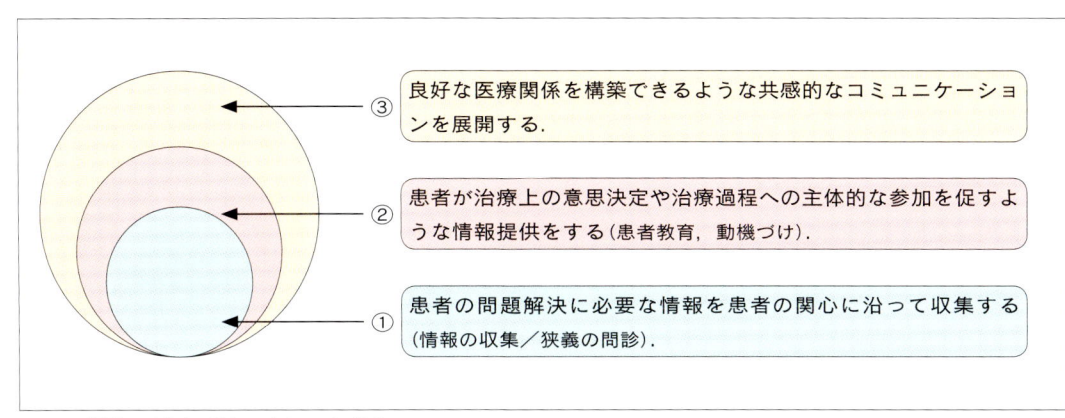

③ 良好な医療関係を構築できるような共感的なコミュニケーションを展開する．

② 患者が治療上の意思決定や治療過程への主体的な参加を促すような情報提供をする（患者教育，動機づけ）．

① 患者の問題解決に必要な情報を患者の関心に沿って収集する（情報の収集／狭義の問診）．

図2　問診が医療面接に変わった根拠．

また，良い医療面接がもたらす効果には，
①患者と疾患に関する情報量と正確さが向上する．
②患者の満足度が上がる．
③患者が治療方針や服薬を遵守するようになる⇒**コンプライアンス**が高くなる．
④治療効果が高まる．
⑤患者のQOLが高まる．
⑥患者が自発的に治療法を継続する⇒**アドヒアランス**が高くなる．
⑦医療者と患者双方が学習できる．
などが挙げられる．

　すなわち，医療面接で医療者が行う効果的な質問や説明によって，患者が自らの疾患や治療について理解したうえで下す自己決定により，治療方針などの治療計画実行の可能性について確認をとることができる．その結果，患者が説明された治療計画や治療法に沿った行動をとる．つまり，患者のアドヒアランスが高まることが期待でき，治療効果も上がり，そのうえに患者のQOLが高まるといった好ましいサイクルが廻るようになる．

コンプライアンス
アドヒアランス

- コンプライアンス（compliance）とは，医師により処方された治療法に患者が従う確かさである．
- アドヒアランス（adherence）とは，患者自身が病態を理解し，治療の必要性を感じて，積極的に取り組むことである．
　近年では，患者さんの主体的な意識が重要な分野で，この考え方が強調されるようになってきている．WHO（世界保健機構）でも，2001年に『コンプライアンスではなくアドヒアランスという考え方を推進する』という方向性を示している．

（1）医療面接の目的

　Cole[3]は医療面接の目的として次の3項目を挙げている．
①良好な患者–医療者関係を構築し，それを維持すること（ラポール形成）．
②患者の疾患に関する情報を収集し，評価すること．
③患者を教育し，動機づけて，治療への協力関係を確立すること．
　このように，医療面接は患者と医療者との相互理解を中心に据えた考え方である．
　医療面接でのコミュニケーションが一般社会のそれと異なるのは，コミュニケーションをとる対象が患者単独ではなく，家族や関係者というように非常に多様であるという点である．したがって，医療面接は歯科医師だけではなく，他の医療職や職員を含めたすべてのコ・デ

ンタルスタッフと患者，および患者の家族や関係者が出会うときに生じるコミュニケーションと捉えるべきである．いかに優れた医療技術や医療設備が整っていても，行き違いや，何気ない不適切な言動のために，患者との間に誤解が生じたり，信頼関係を損ねてしまうことは往々にしてある．

　生活の医療といわれる歯科医療にとって，このより良い患者−医療者の関係構築は必須である．さらに，歯科の二大疾患であるう蝕と歯周病は，糖尿病，高血圧，高脂血症，心臓病などと同様に生活習慣病に代表される多因子性疾患であることを考慮すると，患者のバックグラウンドを知らなければ病因にアプローチした医療にはならない．病因に根ざしていない治療は単に対症療法であり，疾患は再発を繰り返すことになる．そこに医療面接の果たす重要な役割がある．

（2）根拠に基づいた医療(Evidence Based Medicine：EBM)と患者一人ひとりの物語に基づいた医療(Narrative Based Medicine：NBM)

＜EBMとは＞

　従前の歯科医療は医療者が学んだ歯科医学の知識や経験に照らし合わす，あるいは観察や直観，および指導者(先生)の推奨に基づいて行われていたが，皆無とはいえないまでも，科学的で明確な実証，証拠は極めて乏しかった．このような臨床における治療効果，副作用，予後の予測などの疑問について，経験則や指導者の判断などに頼っていた従来の歯科医学から脱却しなければ確かな進歩は望めない．そこで，すでに公表されている論文や報告などを広く検索し，時には新たに大規模な臨床研究を行うことにより，可及的に客観的な疫学的データや実験に根拠を求めながら，一定以上の治療効果を挙げるため，患者とともに治療方針を決める考え方がアメリカやカナダを中心として発達した．端的にいえば，EBMの概念は「誠実な，明確な，そして思慮深い，現時点で最良の医学知見による医療」である．EBMは疾病を集団として捉えた場合，経済的なメリットも多く世界の医療現場で主流となっている．

＜NBMとは＞

　医療者個人の経験や観察に頼らず，医療を客観的，かつ体系的に捉えようとするEBMは従前の医療に対して大きな変革をもたらしたが，その一方で，客観的であるがために事務的になりがちで，得られる情報も限定され，さらに，医療者主体で診療が進められていくきらいがある．その結果，患者との間に信頼関係が構築されにくい欠点がある．患者の人生，感情，生活のバックグラウンドや価値観，考え方などを理解したうえで支援しなければ患者の満足する，いわゆる「心の通った医療」は行いにくい．また，人体の生理反応や治療効果，副作用は一様ではなく，同じ治療でも患者によって結果が異なることは多々ある．

　病気は患者一人ひとりの人生に伴う背景を持って発症し，多様な因子が複雑に絡み合っている．多因子性の生活習慣病では，病因は個人それぞれの生活習慣に深く根ざしているため，再発の予防を含めての治療は画一的なデータを基準として行うには無理がある．このEBMの限界を補うものとして，近年NBMが推奨されている．

ナラティブ

> 　ナラティブ(narrative)とは「物語」という意味で，患者との対話を通して対象である患者の不安，痛み，苦しみなどの心理的背景や，その人の暮らしている地域，職場，家庭などの社会的背景を理解し，疾患の主体である患者の全人格にアプローチする臨床手法である．疾患の背景を理解し，患者の「物語」を大切にすることは医療の原点であり，医療者には患者一人ひとりの物語を尊重し，共有して患者の状態を想像できる能力が求められる．そして，科学としての医学と，人間同士の触れ合いに基づく個々の人間に対する医療との間の溝を埋めるものである．

＜EBMとNBMの相互補完＞

こうしてみると一見EBMとNBMは対立しているように思えるが，互いに補完し合うものとして位置づけることが重要で，理想的な医療は，**患者と医療者の相互理解の中で，科学的な根拠のある最善の方法**で進められていくものである．

臨床実習前の歯科医学教育では，まず主体としての患者個人の人となりを省いた疾患に関することを学び，臨床実習ですべての患者はそれぞれに異なっているということを学ぶ．すなわち，EBMと患者との触れ合いから生まれるNBMが，互いに補完し合ってはじめて満足できる医療ができる．

＜NBMの特徴＞

NBMの特徴として，次の3項目が挙げられる．
①患者の語る疾患に関係する物語(話)をそのまま傾聴し，尊重する．
②すべての理論や仮説や病態説明を構築された物語として相対的に理解する．したがって，科学的な説明が唯一の真実ではないことを理解する．
③異なった複数の物語の共存や併存を許容し，対話の中から新しい物語が創造されていくことを重視する．

そのためには，患者の情報を正確に知ることが大切で，そのライフスタイルや気持ちに焦点を当てた患者さん主体の医療面接が必要になる．とくに，行動変容の支援が必要とされる場合，医療面接が重要な意味を持つ．

(3)患者との信頼関係確立のためのポイント

従来，患者との良好なコミュニケーションを図ることは医療者の個性や技量とされてきたが，近年は臨床技能の一つとしてコミュニケーション能力が強く求められている．

コミュニケーション

> コミュニケーション(communication)の語源は，ラテン語のコミュニス(communis)，すなわち共通したもの，あるいは共有物(common)である．したがって，感情，意思，情報などを相互に受け取り合うこと，あるいは伝え合うことで共有することである．これは，コミュニケーションの本質を理解するうえで重要な概念である．

人間関係の基本は，微笑みやありがとう，ごめんなさい，どうぞ，すばらしい，お陰様で，のような**マジックワード**と，思いやりや寛容，ギブアンドテイクといわれており，言語以外の位置関係・対人空間，アイコンタクト，話し方，調子，表情，物腰，身だしなみ，行動，動作，雰囲気，環境が重要である．

3) 医療面接の技法

＜コミュニケーションの原則＞

図3に示すように，コミュニケーションは発信者がある体験をし，それを伝えたいと思って，**記号**にして相手に**送信**する．相手はその記号を**受信**し，自分の中で意味として**理解**する．コミュニケーションはこの4つのプロセスで成り立つ．

この4つのコミュニケーション過程で支障があると，患者や医療者の真意は正しく伝わらない．また，注意しなければならないのは，言語メッセージと非言語メッセージが相反するとき，往々にして非言語メッセージに本音が出ていることがある．医療者がカルテや書類の記載に気をとられて患者の顔を見ていない場合などに，重要な非言語メッセージが見逃される．さらに，医療者の不用意に見せる表情から不必要な誤解が生じることも多い．

総論編　歯科臨床におけるコミュニケーション

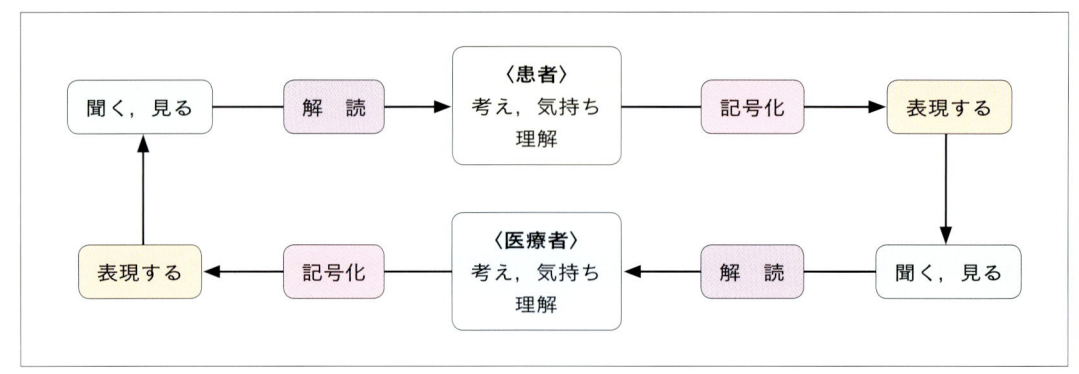

図3　コミュニケーションのプロセス．

　また，以下に示す3過程は，患者と医療者がお互いに気をつければ行き違いを防ぐことは可能であるが，聞き手が意味として解釈（理解）するという最後の過程（デコーディング）がもっとも難しい．

記号化過程：的確な言葉か，相手にわかる表現か，言葉と表情は一致しているか．
送信過程：聞こえる声か，発音は適切なテンポか，間をとっているか．
受信過程：聞く態勢か，関心をもって聴いているか，聞き違えはないか，思い込みはないか．

デコーディング

　心理学では，相手の気持ちを理解，推測することを**デコーディング（decoding）**という．つまり「解読」という意味なのだが，女性は男性より，ノンバーバルコミュニケーションの解読力（デコーディング能力）が高いといわれている．

＜医療者と患者は互いに異文化圏の人間である＞

　Kleinman[4]という医療人類学者は「病いの語り」(The illness naratives)という著書の中で，病気や症状の捉え方の枠組み自体が医療者と患者では異なることを指摘し，それをそれぞれの**解釈モデル**（explanatory model；説明モデルとも訳される）と呼んでいる．

　医療者の視点は主に疾患（disease）に向けられている．関心が原因究明や効率的な治療にあるので，患者を「医学生物学的モデル＝ヒト」とみなす傾向がある．しかし，患者の思いは自分の病（やまい：illness）に向けられており，「社会心理的モデル＝人」の個人である．すなわち，患者自身の今の症状や治療がどのような意味を持ち，今後の人生の中でどんな位置を占めるのか，という視点から患者の不安，疑問，あるいは治療への期待や希望も生まれてくるのである．

　また，患者は医療を専門としていないので，医療者の文化になじみがないのはあたり前のことである．医療現場で通常使用している言葉や表現は一般人には通じにくい．その結果，医療者は説明をしたつもりでも患者や家族は説明を受けたようには感じていないというズレが生じることがある．さらに，医療者がよかれと思って進めたことであっても，個々の患者の本来のニーズに必ずしも合致しないことも起こる．

　患者が素人の立場から，自分の病気の原因をどう捉え，なぜ発症したのか，どの程度重いのか，予後はどうなのか，どんな治療が必要なのか等々，患者自身が考えている自分の病気の解釈のストーリーを，患者自身の言葉で明らかにする．これにより，患者と医療者間のコミュニケーションギャップを少なくし，患者にとってより納得，満足のいく診療を進めていけるようになる．

　解釈モデルには患者側と医療側の両方のものがあり，その解釈が離れていればいるほど，患者の満足度は低い．

＜解釈モデルの質問＞

調査的態度で事務的に尋ねるのではなく，共感的態度で患者が自然に自分の考え，希望がいえるようにすることが重要である．また，なぜそう考えるに至ったかを尋ね，治療側が理解することも重要である．
- 「どんな病気が心配ですか？」
- 「原因は何だとお思いですか？」
- 「今後どうなるとお考えですか？」
- 「どんな検査をお望みですか？」
- 「どんな治療をお望みですか？」

患者との信頼関係は日常のコミュニケーションの積み重ねから生じるものであるから，面接，診察，検査，治療という診療の流れだけでなく，診療室，スタッフ，環境すべてがコミュニケーションの場として捉えなければならない．

（1）コミュニケーションをとるための条件整備（患者と医療者が落ち着いて会話ができる環境の整備）

診療室の照明，配色，温度，音などの環境条件は患者だけでなく，医療者の心理状態にも微妙な影響を与えるので，医療面接を行う場所は患者と歯科医師が，できるだけリラックスできるように配慮しなければならない．医療面接では，治療効果を上げるため患者の極めてプライバシーに関わることを聴く，あるいは引き出さなければならないことがある．隣のユニットから会話が聞こえるような状況では，患者は他人にはあまり知られたくない習慣や癖，疾患についてはなかなか伝えてくれない．たとえば，非う蝕性の歯頸部欠損の原因が摂食障害の嘔吐癖である場合は，医療面接で患者から聞き出さなければ原因に基づいた治療は行えない．

（2）開かれた質問（Open-ended question）

いかに効果的に患者から情報を引き出すかのテクニックとして，５Ｗ１Ｈの原則（何が6つあるので六何（ろっか）の原則ともいう）による質問がある．すなわち，When（いつ），Where（どこで），Who（誰が），What（何を），Why（なぜ），How（どのように）で始まる質問で，「はい」または「いいえ」では答えられない質問である．「はい」または「いいえ」で答えてしまうとその時点で会話は終了してしまい，それ以上の情報は得られない．開かれた質問では質問の答えとともに，患者から多種多様な情報を集めることが可能になる．

たとえば，

閉じた質問：
「凍みるのは長いこと続いていたのですか？」
「はい」で会話は終わる．

開かれた質問：
「どのくらい前からしみていたのですか？」
「２か月ほど前からしみていたんですが，この頃だんだんひどくなってきたので…」と会話は続く．

（3）ブロッキング（Blocking）を外す

通常，患者の話を聞いていると，色々な思いが浮かんでくる．それがフィルターとなって相手が話したとおりに聞き手の心に伝わることを妨げる．ひとまず自分の問題意識は脇に置いて相手の話に意識を集中して（ブロッキングを外して），相手の気持ちについていくことが肝要である．

(4) ミラーリング(Mirroring)

　ミラーリングとは患者の話の主な事項と，気持ちの強いところを繰り返して医療者側がいうことであり，ラポールを形成していくうえで必要なスキルである．元来ミラーリング(姿勢反響)は，信頼関係ができて打ち解けてくると双方が同じ姿勢になり，同じ動作をする傾向があるということから発している．医療面接を始めるとき何気なく自然に，しかし意識的に，体の向きや表情を患者に合わせることにより患者が打ち解けやすくなる．

　しかし，医療現場ではガンの告知のように患者にとって聞きたくない，嫌な説明をしなければならない場合も多い．したがって，患者が感情的になっても自分は冷静でいなければならないスキルも必要である．

(5) アサーション(Assertion)

　アサーションとは「主張」という意味で，より良い患者−医療者関係を築くためのコミュニケーション法の一つで，相手の立場や人権を尊重したうえで，自分の考えや意見を明確に伝え，素直に自己表現をすることである．アサーションが実現されていることを，「アサーティブ」と表現する．医療現場ではアサーションが要求される場面が数多くある．治療を進めるうえには，医療者としての考えや意見を明確に伝えなければならないと同時に，患者の気持ち，意見，人権を尊重しなければならない．したがって，アサーティブになるということは，無理にでも自分の意思を押し通すとか，患者が同意するまで説得するという意味ではなく，さわやかに自己を表現する方法である．医療を円滑に進めるために，また，相互理解を促進するための重要な行為である．

＜3つのポイント＞
①自分の気持ちは，表現しなければ患者にはわからない．
②自分がいいたいことは，相手に伝わるように表現する必要がある．
③患者が自分の表現をどのように受け取るか，あるいは感じるかは患者次第であるが，あくまでも患者が理解できるように伝える努力が必須である．

＜アサーティブではない場合＞
・相手だけを尊重する⇒非主張的自己表現：自分のいいたいことをいわずに，あきらめる．
・自分だけを大切にする⇒攻撃的自己表現：自分のいいたいことのみをいう．いわゆるいいたい放題のこと．

＜アサーティブなコミュニケーションの要点＞
・まず自分が何をいいたいのかを自分の中で整理する．
・相手の状況を考えていうべき時と場所を選ぶ．
・「自分」を主語にしたいい方にする．

　「(私は)こうしたいと思う」「(私は)こうしてもらうとありがたい」というような自分を主語にしたいい方は相手の反発をかうことが少ない．これに対し，「あなた」を主語にしたいい方は相手に指示命令していることになり，反発をかいやすい．

(6) LEARN によるアプローチ

　医療者側と患者の意見が異なるとき，患者は医療者の指示に従わないで，自分の考えで行動することが往々にしてある．このような場合にはLEARNの手順を踏んで患者にアプローチするとよいといわれている．

　LEARNの手順とはBerlinとFowkesが提唱した医療民族学的手法の一つで，異なった分化背景を持つ医師と患者の間で行う共同作業(患者教育)に非常に適したモデルで，その頭文字をとった5つのステップを踏むことにより，押しつけを避け，より効果的に患者教育を行うことが可能となるといわれている．

L：Listen（聞く）

　患者の病気に対する考え方を傾聴する（⇒患者を知る）．

　患者は，自分の意見を他人が聞いてくれたと思えば気持ちが和らぎ，他人の意見を受け入れやすくなる傾向がある．

E：Explain（説明）

　患者がわかりやすい言葉で医療者側の意見を説明する．押し付けは避けなければならない．

A：Acknowledge（認め合う）

　患者と治療側の意見の共通点と相違点を明確にし，お互いの意見を認め合う．

R：Recommend（推奨，提案）

　お互いの共通点，相違点を踏まえたうえで最適と考えられる治療を提案する．この場合，患者側からの提案であってもよい．

N：Negotiation（交渉，折衝）

　提案をもとに患者と医療者両者が同意できる妥協点を交渉し合う．

＜行動変容の過程＞

　患者を教育することは難しく，医療者側から患者への情報の伝達には，多くの妨害する因子（患者の不安，専門用語，患者の混同・誤解など）が存在する．患者教育を行うことによって患者の行動様式が変わることを「**行動変容が起こる**」と表現するが，行動変容の過程は次の6段階を経るといわれている．

①無関心期〜

　患者は健康上の問題があるにもかかわらず問題として意識していない状態．

・情報を提供して待つ姿勢を保ったり，興味を引く工夫をする．
・行動変容の必要性を自覚させる（意識の高揚）．
・病気と健康行動に関する知識を増加させる（意識の高揚）．
・メリットとリスクを認識させる（意識の高揚，感情的経験，環境の再評価）．
・病気や健康行動に対する対象者の考えや気持ちを表わすことにより気持ちを切り替える（感情的経験）．

②関心期〜

　いわゆる患者が「歯を磨かなければならないことはわかっていても，なかなかできない」という時期．

・あくまでも患者に主導権をゆだね，小さなゴールを少しずつクリアしていく手伝いをしていくつもりで対応する．
・動機づけを強化する（自己の再評価）．
・行動変容に対する自信を持たせる（自己の再評価）．
・障害を明確にして対処する（環境の再評価）．
・継続的な行動変容に対して情報提供を惜しまない（意識の高揚）．

③準備期〜

　もうひと押しすれば維持期へ移行できる段階．短期的なゴールと，長期的なゴールの両方について話し合い，患者に決めてもらう．また，今後起こり得る問題点を話し合い，どうやって対応するか考えてもらう．

・行動計画を立てる（コミット：宣言する）．
・行動変容の決意を固める（コミットする）．

④行動期〜

・行動変容の決意が揺るがないようなフォローをする（代替行動の学習，刺激の統制）．
・行動的な技術トレーニングをする（褒美，セルフモニタリング）．
・家族，友人などによる社会的サポートによる支援を利用する．

総論編　歯科臨床におけるコミュニケーション

セルフモニタリング	セルフモニタリング(self-monitoring)とは，自己の現在の状況を観察・記録あるいは管理・評価することで，行動療法や認知行動療法の技法の一つとして挙げられる．自分自身の問題となっている行動や修正したい行動を，自分で観察・記録することで，自ら評価して行動変容を図る．

⑤維持期〜
- 再発予防のための問題解決．
- 問題解決の技術と社会的，環境的支援．
- セルフモニタリングの維持．
- 継続的なソーシャルサポートによる支援．

⑥再発期〜失敗

誰でもみな何度も失敗を繰り返しながら最終的に成功に到達するというメッセージを送り，励ます．

(7) BATHE 法

BATHE法は患者に対しどのように質問し，どのように応答すれば，患者はどのように感じ，どのように安心するかを示す面接技法である．

B：Background(患者背景)

たとえば「あなたに今何が起こっていますか」という質問に代表される．

A：Affect(感情)

「それについて，あなたはどう感じていますか」

T：Trouble(最大の問題点)

「一番悩んでいることは何ですか」

H：Handling(処理)

「それをどう処理していますか」

E：Empathy(共感)

「それは大変難しい状況でしょうね」と応対して患者の訴えを正当化して，患者に安心感を与える．

この5つの要素を組み合わせて患者に対し全人的配慮をしつつ面接することが推奨されている．

4) 医療面接の流れ(図4, 5)

(1) 患者の誘導／面接の準備
- 患者に挨拶をして誘導する(図6a)．患者の名前はフルネームで呼び，確認する．
- 自分の役割などを含めて自己紹介する．
- 患者誘導の際も，患者の身体的特徴，非言語的な表現(緊張，恐怖，痛み)を何気なく観察する．
- 患者中心の効率的面接のための環境を構築する．
- 面接者自身の個人的問題やバイアスを排除する．
- 患者に集中する．

(2) 面接の開始(コミュニケーションスキルの活用)
- 患者を導入してユニットに座らせ，できるだけ視線を同じ高さにしてリラックスさせる(図6b)．
- 患者との相互信頼関係(ラポール)を構築する．
- 患者の受診理由をもれなく聴く．

1 医療面接とは

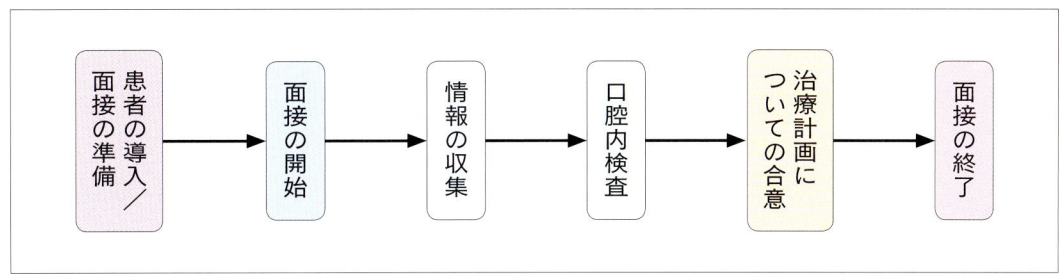

図4 医療面接のプロセス．

患者の導入/面接の準備 → 面接の開始 → 情報の収集 → 口腔内検査 → 治療計画についての合意 → 面接の終了

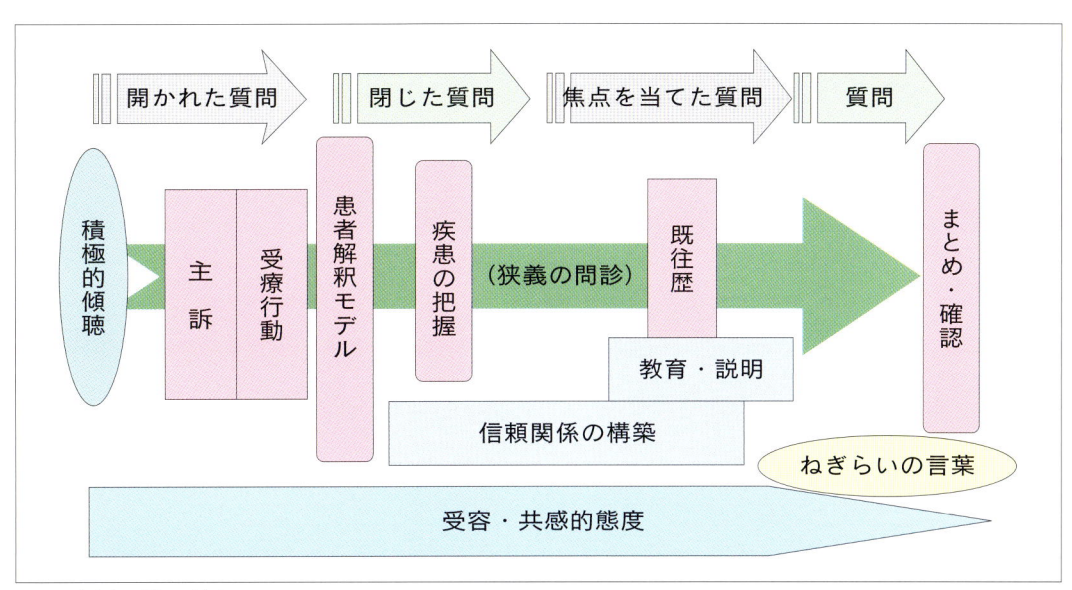

図5 医療面接の流れ．

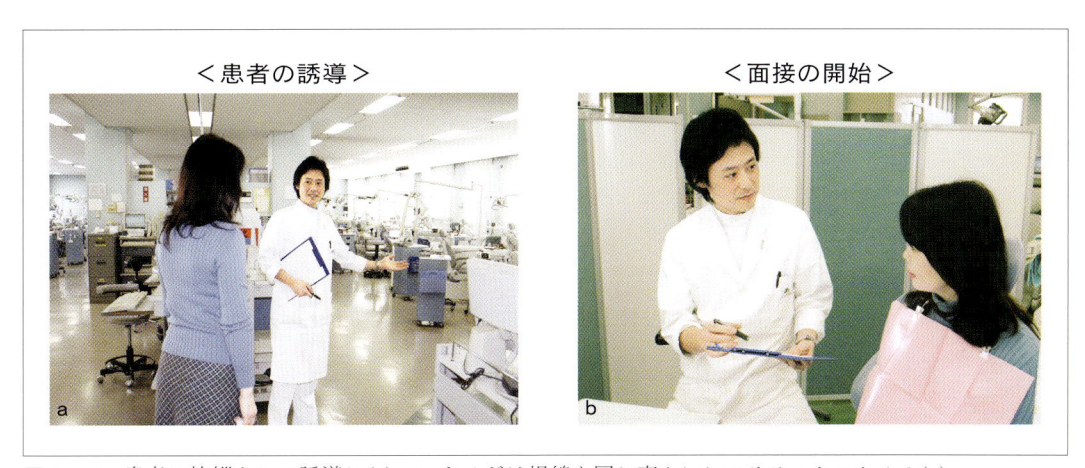

開かれた質問 → 閉じた質問 → 焦点を当てた質問 → 質問

積極的傾聴　主訴　受療行動　患者解釈モデル　疾患の把握　（狭義の問診）　既往歴　教育・説明　まとめ・確認

信頼関係の構築

ねぎらいの言葉

受容・共感的態度

図6 a, b　患者に挨拶をして誘導し(a)，できるだけ視線を同じ高さにしてリラックスさせる(b)．

＜医療面接の際によくみられる問題点＞
①閉じた質問の連発．
②面接中に常に何の疾患か考えている（疾患中心主義）．
③患者背景の無視．
④話しに流れがない．
⑤表面的な質問に追われる．
⑥非言語的コミュニケーションに対する意識が乏しい．
⑦自己流の解釈，先入観が強い．

（3）情報の収集（コミュニケーションスキルの活用）
- 問題が最初に生じた時期，様子について尋ねる．
- 背景情報を含む出来事の流れを時間軸に沿って患者に語ってもらう．
- 非言語的メッセージも駆使して積極的に傾聴する．
- 開かれた質問および閉じた質問を状況に応じて使い分けて傾聴する．
- 開かれた質問をする．この際，患者の答えを方向づけないように注意する．
- 沈黙，うなずき，あいづちを適宜組み合わせて患者が自ら話すように促す．途中で患者の話の腰を折るようなことのないように留意する．
- 質問に対して患者が沈黙したら考える時間を与える．
- 効率的面接の流れを構築する．
- 患者の話で曖昧な点は早めに明確にする．
- 適宜要約を入れながら整理する．

　患者が話し始めたら，話を途中で遮ることなく積極的に傾聴する．多忙な臨床の現場では，医師は患者の話を聴き始めてから20秒前後経過するとコントロールしようとする傾向があるといわれている．

　医療面接開始時に患者の話を引き出すには，歯科医師は表情やジェスチャーなどの非言語的メッセージ，沈黙，あいづちの３つを駆使して傾聴することが重要である．そして，患者に自分は話を聴く用意があることを間接的に伝える必要がある．

（4）口腔内検査時のコミュニケーション
- 面接者自身の情緒的反応をコントロールする．
- 必要な検査とその流れについて説明をする．
- 検査結果を必要に応じて説明する．
- 患者の言語，非言語的メッセージに注意を払う．

（5）治療計画についての合意
- 患者の望む範囲で意思決定過程に参加してもらう．
- 患者，歯科医師双方が受け入れられる治療にする．
- 治療計画が実行可能か慎重に検討する．
- 患者に治療方針について説明し，いくつかの選択肢の中から自己決定してもらう．

（6）面接の終了
- 患者の問題点と今後の治療計画について再確認する．

　患者の問題点と治療計画について要約して説明し，患者の理解度を確認する．患者の理解度が高まればコンプライアンス，アドヒアランスも高くなり，治療効果も向上する．また，患者に言い忘れたこと，聞き忘れたことはないかを尋ねることも重要である．この促しは患者の性格を判断する材料にもなる．
- フォローアップについて説明する．
- 次回の診療について確認する．
- 患者をねぎらい，感謝の意を表わす．
- 患者を診療室外に案内する．

参考文献

1. 李啓充. 続アメリカ医療の光と影. 週刊医学界新聞, 2002年6月10日, 第2489号.
2. 和田仁孝, 前田正一. 医療紛争 メディカル・コンフリクト・マネジメントの提案. 東京：医学書院, 2001.
3. Cole, Steven A. Bird, Julian(著), 飯島克巳, 佐々木將人(訳). メディカルインタビュー 三つの機能モデルによるアプローチ, 第2版. 東京：メディカル・サイエンス・インターナショナル, 2003.
4. Arthur Kleinman(原著), 江口重幸, 五木田 紳, 上野豪志(訳). 病いの語り 慢性の病いをめぐる臨床人類学. 東京：誠信書房, 1996.
5. 矢部正浩, 松下 明. 行動変容を促そう 行動変容のすすめ方 肥満. JIM. 16(4), 2006.

総論編　歯科臨床におけるコミュニケーション

2　コミュニケーションスキル

はじめに

　歯科臨床において，良好な患者−医療者関係を築くうえでコミュニケーションスキルを身につけることは必須の事柄である．患者は千差万別で一人ひとりが個性を持ち，疾患もそれぞれに異なる．したがって，コミュニケーションの技法だけにとらわれてマニュアル的になってしまっては個々の場面で良い相互関係は構築できない．いわば，実際の医療現場では台本のない物語が刻々と進行するに等しいものである．

1）コミュニケーションに必要な3つの要素

　患者とのコミュニケーションをとるうえで重要な事柄として，①**受容**(acceptance)，②**共感**(compassion, empathy)，③**臨床能力**(clinical competence)の3要素が挙げられる．

①受容　　**受容**とは良好な患者−医療者関係を成立させるため第一条件で，患者が医療者に受け入れられている(受容されている)と感じ取ることである．患者が医療者に受け入れられているか否かを感じ取るのは，医療者の言葉や種々の態度や行為から発せられる伝達手段を介して行われる．医療者は，医療面接で患者の考え，行為，感情などを評価して分析的にみたり，批判的に判断するのではなく，一人の人格を持つ存在としてありのままを全面的に受け入れ，その人のことを理解しようとする態度を持たなければならない．すなわち，相手の言葉を肯定したり否定したりしないで，評価を加えずに，ただそのまま受け止めることである．このような行為により，患者は歯科医師に対して，安心して任せられるという感覚を抱くようになる．

　このように，患者を受け入れることは医療者にとって重要な要件であるが，すべてを受け入れなければならないと考えて患者に接すると大変なストレスの原因になる．その結果，燃え尽き(burn out)に陥る可能性が高くなり，ある時点で患者を突き放すようになってしまうこともある．したがって患者を受け入れることと，患者の問題を医療者自らが抱え込むことは別のことであり，自らが解決できない場合には親身になって，しかるべき専門医を紹介することも，患者にとっては受容されたと感じるものであることを認識しておく必要がある．

②共感　　**共感**には，ともに(com-)苦しむ(passion)という意味が込められている．患者の苦しみや痛みは完全に解決されることはないにしろ，一緒に背負ってくれる人間の存在により軽減され，癒され，受容可能なものに変容していくことが多々ある．この変容は医療従事者によらなくても，善意の隣人(素人)によってもなされる．患者同士の会話や，親切な他人の言葉で癒されることがあることを我々医療者は気付くべきであり，患者を癒すことができるように自らを訓練する必要がある．

③臨床能力　　**臨床能力**は，患者に対する専門家としての援助に関する能力のことであり，臨床に関する**知識**，**技術**，および**態度**の3要素に分けることができる．また，臨床家に要求される能力として，①**生物学的能力**(旧来の医学的能力)，②**心理社会学的能力**(患者の心理状態に即応できる，および社会的な資源を患者のために役立てることができる能力)，③**人間性に関する能力**(高い倫理観や哲学的，あるいは宗教的理解度)の3つが要求される．

　一般に，歯科医師を含めた医療従事者が捉える患者の病気と，患者自身が捉えている病気が必ずしも一致しないことが多い．すなわち，医療従事者は患者の訴えてきた苦痛，不具合などをすぐに**疾患**(disease)と捉え，診断名○○⇒治療法××という考え方になりがちである．しかし，患者は患者自身が抱えている苦痛，不具合を**病気**(illness)として捉える傾向にある．**疾患**(disease)とは「医学的検査などにより客観的に測定されうる器官の構造異常や機能異常」であり，**病気**(illness)とは「患者が自覚する不都合であり，主観的な感情」である．つ

まり，疾患(disease)⇔治療(treat)であり，病気(illness)⇔癒し(heal)であることを念頭に置かなければならず，このことを認識していないと患者との間に思い違いが生じ，トラブルの原因にもなりかねない．

<歯科医師と患者の病の捉え方の違い>

患　　者：病気(illness)⇔癒し(heal)
歯科医師：疾患(disease)⇔治療(treat)

2）コミュニケーションの基本的事項

(1) 言語的メッセージ，準言語的メッセージ，非言語的メッセージ

アルバート・メラビアン(Albert Mehrabian)の調査によると，コミュニケーションは言語的，準言語的，非言語的の3つの要素に分類され，これらの要素が矛盾した内容を相手方に送っている状況下において，言葉がメッセージ伝達に占める割合は7％，声のトーンや口調は38％，ボディーランゲージは55％であると報告しており，「7-38-55のルール」あるいは「メラビアンの法則」と呼ばれている．また，「言語情報＝Verbal」，「聴覚情報＝Vocal」，「視覚情報＝Visual」の頭文字を取って「3Vの法則」ともいわれている．

①言語的コミュニケーション	言葉によるコミュニケーション
②準言語的コミュニケーション	声の大きさ，話すスピード，声の調子によるコミュニケーション
③非言語的コミュニケーション	顔の表情，態度，身振り手振り，身なり等によるコミュニケーション

患者と歯科医師のコミュニケーションにおいても，言葉によりお互いの意思伝達を行っている．しかしながら，同じ言葉でも話し手の声の大きさ，話す調子，表情，態度の違いにより聞き手が受ける印象は異なる．つまり，同じ「はい」という言葉でも顔の表情により「Yes」の意味にも，「No」意味にもなる．

(2) メタコミュニケーション，メタメッセージ

コミュニケーションをとるためのコミュニケーションが，メタコミュニケーションである．すなわち，コミュニケーションを行うとき，それをうまく行うために，コミュニケーション自体についてコミュニケーションを行うことがある．すなわち，調整のためのコミュニケーションであり，メタコミュニケーションと呼んでいる．通常，人はメタコミュニケーションには気付いていないだけで無意識に使っており，メタコミュニケーションを知らないと本来のコミュニケーションはうまくとれないといっても過言ではない．

たとえば，二人の会話の場面に第三者が入ってきたときに，「何を話してるの？」と尋ねることによって，コミュニケーションに入ろうとする意図を伝えるとともに，入り方についての指示を求めていることを示唆している．これを迎え入れるには，それを機会にコミュニケーションの進め方を変更し，発言の順番や量などを再調整することになる．相手によっては，発言の順番を変更したり，発言量を少なくしたり，発言を中止したり，それまでの議論についての説明をしたりする．

また，メタメッセージ(メッセージのためのメッセージ)の例としては，「はい，わかりました」という言語メッセージは「了解」「判明」などを意味するが，場合によって，間接的には「わかったから，もう，その話は終わりにして」という，相手が嫌な想いを抱いていると捉えることもできる．非言語的メッセージがメタメッセージを生むこともあるが，基本的には両者は同じではない．メタコミュニケーションは会話に限らず，「手紙」や「書類」の日付や署名もまた，定式化されたメタコミュニケーションの一種である．本の前書きや後書きで，その本の内容や成立事情について述べることも，メタコミュニケーションであるといえる．

（3）コンテクスト

　コンテクスト（context）とは，直訳すると「文脈，前後関係の流れ」と訳されることが多い．コミュニケーションを成立させる共有情報である「状況や背景」のことで，コミュニケーションのより所にあたる．コミュニケーションを行う際にお互いのコンテクストが認識され，共有・同意されていなければ，使われた用語の意味を取り違え，会話が成立しない．日本人が好む「一を聞いて十を知る」という前提のもとでのコミュニケーションは，コンテクストなくして成り立たない．

　似た用語に**コンテント**（content）がある．コンテントは言葉や数字などから聞こえるか，または目で見える情報である．診療内容（診察手技のテクニックなど）がこれに相当する．欧米諸国ではコンテクストよりもコンテントを好み，実際に言った言葉に比重が置かれる．

　医療面接において，ホスピタリティ，つまりおもてなしの心を伝えたい場合，身体の向き，お辞儀の角度，挨拶の言葉遣いなどについて教えることを「コンテンツ教育」といい，おもてなしの心を，人はどのようなときに感謝や感動を得るのかについて体験することで，その意味を理解させようと教えることを「コンテクスト教育」という．コンテンツ教育は「マニュアル化」へつながるという疑問も指摘されるが，教育がなかった頃と比べて，臨床では少なくても以前よりは何をすればよいかを身につけているので効果はあると思われる．

（4）ポライトネス

　コミュニケーションを効果的に行うには，正しく「敬語」が使えるか，また文法的に正しい文が作れるかというだけでなく，場面に応じた会話，すなわち非言語的な要素も踏まえた言語行動ができることが大切である．お互いに不愉快な想いをせずに，話し手と聞き手が目的を成し遂げられること，これもコミュニケーション能力である．

　ポライトネス（politeness）とは，尊敬語・謙譲語・丁寧語という概念ではなく，実際の言語を使う場面における「対人関係調節機能」，すなわち「そういう話し方をされて心地よいかどうか」という人間関係を円滑にするための言語ストラテジーである．はじめて会った人と会話を交わす場合，基本的には敬語中心に進めるが，親近感を持ちたいと考えたとき，冗談や仲間内の言葉を平易に使い，対人距離を縮めようとすることがある．このような対人コミュニケーションとしての言語行動も，談話レベルでの施行も意味があることと位置づけられるようになった．

　今後は，日本語教育を研究するレベルでも，談話レベルの言語運用を重視したコミュニケーション教育が進められるとのことである．

（5）宣言的知識と手続き的知識

　初心者と熟達者の違いを説明するときに用いられる行動モデルのことである．たとえば，パソコンのキーボード入力について考えると，入力の練習を始めた頃はなかなかスムーズにキーボードを押すことができないが，頭の中では左手の小指は「ａ」を押すとか，他の指はどのキーに対応しているか，答えることはできる．このように，どのキーがどの指に対応しているかを言葉で明示的に宣言できる形で記憶されている．この際に利用されている知識を宣言的知識という．

　学習が進むと，次第にスムーズにキーを打つことができる．この段階になると知識は，宣言的知識が翻訳されて手続き的知識となる．左手の小指は「ａ」であるということを意識せずに，自動的にキーを打つことができ，頭の中では別の文章を考えながら入力できるようになる．この段階になると，指がどのキーに対応しているかをすぐに答えることはできなくなり，手続き知識は言語化して表現することは難しい．

(6)マイクロスキル

マイクロスキル(microskill)は，臨床外来で短い時間で効果的に教育ができないかという問題から，Neherらにより開発された教育法である．医学生のクリニカル・クラークシップや研修医教育には，欧米で実践されている5つのマイクロスキルを用いた教育法が推奨されている．

マイクロスキルは，学習者が問題解決に使う知識の組み合せと問題解決の手順を明らかにして，とくに不足している知識に限って効果的に介入を行うことである．したがってＰＢＬと同じ程度の高いレベルの教育が短時間で行うことができる．またポジティブなフィードバックも含まれている点が優れている．マイクロスキルを含んだ外来教育の流れを下記に記す．

＜マイクロスキルを含んだ外来教育＞

①考えを述べさせる(Get a commitment)
②根拠を述べさせる(Probe for supporting evidence)
③一般論のミニ講義(Teach general rules)
④できたことをほめる(Reinforce what was done right)
⑤間違いを正す(Correct mistakes)

3）質問法

人と人が，コミュニケーションをとる際には多くの質問を用いることがある．その際に用いる質問法には，「開かれた質問」「閉じた質問」「中立的な質問」「選択肢型の質問」「焦点を当てた質問」がある．医療の場におけるコミュニケーションにおいては各々の質問法の特徴を理解し，使い分けることが必要となる．

(1)開かれた質問(Open-ended question)

質問された者が自由に答えることのできる質問法，自由質問法，開放的な質問ともいう．例としては，「どうしました？」「どのような症状ですか？」など．

医療面接の最初に用いられることが多く，利点としては質問された患者が自分の考えを自分の言葉で話すため，回答者は満足感が得られる．欠点としては，質問された者が自由に答えてしまうため，話の収拾が付かなくなってしまう恐れがあり，冗長になることがある．

(2)閉じた質問(Closed question)

質問された者が「はい」「いいえ」で答えることができる質問法である．閉鎖的質問ともいう．従来の問診で多く用いられていた．例としては，「どの歯が痛みますか？」「冷たい物がしみますか？」「温かい物がしみますか？」など．

利点としては，短時間で的確に情報を得ることができる．その反面，欠点としては質問された者が受身となってしまい，回答者自身の考えを伝えづらくなる．また，白黒がはっきりしない場合などは回答に困ってしまい，誤って答えてしまいがちになる．閉じた質問を多く用いると，尋問的になってしまうことがあるため注意が必要である．

(3)中立的な質問(Neutral question)

答えが1つしかない質問．たとえとしては，「ご住所は〇〇にお住まいですか？」「お仕事は会社へお勤めですか？」など，閉じた質問(Closed question)の一種とする考えもある．

この質問法は，回答者が心の動揺を起こさず，医療面接の導入期に用いると患者，医療者の緊張をほぐすことができる．

（4）選択肢型の質問（Multiple-choice question）

いくつかの選択肢を与える質問法．閉じた質問（Closed question）の一種と考えられる．たとえとしては，「噛むと痛いですか，噛まなくても痛いですか？」「痛むのは，奥の歯ですか？前の歯ですか？」などで，医療面接では質問の後半に用いることが多く，症状の鑑別を行うときに有効な質問法である．

（5）焦点を当てた質問（Focused question）

ある問題に焦点を当てた開かれた質問（Open-ended question）である．たとえとしては，「はじめて痛みが出たときのことを詳しく教えて下さい？」である．

ある問題を深く掘り下げたり，回答者の話が漫然とし，取り留めがない場合などに話をまとめ，質問者が望む方向に進めたいときなどに有効な質問法である．

4）聴くこと

コミュニケーションのもう一つの要素として「聴く」ということがある．「聴く」とは心を傾けて聴くことであり，とくに「傾聴」することである．つまり，「相手の話を決してさえぎらずに，常に肯定的関心を持って耳を傾け続ける」ということである．傾聴とは，受動的に聴くことだけではなく，話し手が自分の言葉で自由に話せるような積極的な態度が必要となる．そのための技法として，「沈黙」「うなずき」「あいづち」「うながし」「繰り返し」「明確化」「言い換え」がある．

（1）沈黙

医療者の質問に対して，回答者である患者が沈黙してしまうことがあるが，その際，質問者は気まずくなり，沈黙に耐えられなくなって質問者が話し出してしまいがちである．しかし，質問者が話し出してしまうことは回答者の考えや話をさえぎってしまうことになる．一般的に回答者は沈黙を続けているときは考えをまとめていたり，過去の感情を思い出して気持ちの整理をしている．したがって，患者が沈黙したときは患者がふたたび話し始めるまで待つことが好ましい．

（2）うなずき，あいづち，うながし

会話の中で，「そうですか」「ほぉー」「なるほど」などのうなずきや，あいづちをタイミングよく入れると，患者は話しやすくなる．そして，新たな質問をせずに患者に話し続けてもらう技法にうながしがある．うながしは「それからどうなりましたか」，「話を続けてもらえませんか」などの言葉で，患者が「話を聞いてくれる」と感じて，より詳しく説明してくれるようになり，コミュニケーションが深まる．しかし，うなずき，あいづち，うながしも多用すると患者に不快感を与えることになるので注意が必要である．

（3）繰り返し

患者の重要な言葉，多くの場合は終わりの部分の言葉をそのまま言い直すのが繰り返しである．この技法を行うことにより，「回答者であるあなたの言ったことを，私はこのように理解しました」という内容を相手に伝えることができる．また，「回答者であるあなたの言ったことはこういうことですね」という相手への内容の確認にもなる．

> ※『繰り返し』と類似した言葉に『オウム返し』があるが，これは相手の発言を理解することなく，機械的に返すことであり，相手に不快感を与えることとなるため注意が必要である．

(4)明確化,言い換え

回答者の答えた内容を異なる言葉で表わし,相手が表現したかったことや,相手が表現できなかったことを言い表わすことをいう.この技法をうまく使うことができると,相手との距離を近づけることができる.

5) かかわり行動(受容的な態度)

医療者が患者と良好な関係を構築するために,基本となる態度にかかわり行動がある.良好なコミュニケーションを確立するためには,患者に,患者自身が受容され,尊重されていると感じてもらうことが必要であり,そのように感じさせるための態度のことである.多くは,非言語的コミュニケーションで表わされる.

(1)場所,時間

患者と医療者とのコミュニケーションの場は,多くの場合は診療室で行われる.とくに歯科の場合,患者はユニット上での面接がほとんどである.したがって,患者はかなりの不安と緊張感を強いられることとなる.医療者側は,このことを常に認識していることが必要である.

診療室,診療用ユニットなどが清潔で明るい色合いなどであると,患者に心地よさや安心感,つまり受容されている雰囲気を与えることができる.反対に暗い照明や汚れた診療室,機器などは不安感や緊張感を増してしまうこととなる.理想としては,歯科診療室でも各ユニットを個室とすることが望ましいが,さまざまな理由により不可能なことが多い.少なくとも,パーティションなどで仕切る工夫が必要である.

また,受容的な雰囲気を与える要因に時間がある.たとえば,診療の後に会議,会合など時間的制約がある場合,医療者は時間に追われ腰を落ち着けて患者の話を聞くことが困難になる.込み入った話や,病状など深刻な話をするときは時間的に余裕が持てるときが望ましく,改めて予約をとるなど時間的配慮が必要である.

(2)身だしなみ,服装

医療者の服装を含めた身だしなみなど,視覚的な要素もコミュニケーションにおいて重要な要素となる.一般的に患者は医療従事者や医療機関に対して清潔さを求めている.そのため,清潔感のない服装や,汚れた白衣では患者は医療者に対して心を閉ざしてしまい,良好な関係を築くことが難しくなってしまう.これらの態度が患者に安心感を与え,受け入れられているという感覚を与える.

日常の歯科の光景として,マスクを掛けたままの歯科医師が患者と会話をしている姿を目にするが,歯科医師にとっては何気ない仕草であっても,会話の相手である患者にとっては不安を感じ,時としては威圧感すら感じていることがある.患者は歯科医師の掛けているマスクにより,話し手の感情を目以外の表情からくみ取ることができない.また,マスクにより口が覆われているため声が明確に聞き取りにくいことも起こり,コミュニケーションの障害となる.

(3)姿勢,位置

歯科医師と患者との着座の位置は一般的には90°の位置関係が好ましいと多くの成書には記載されている.90°の位置はお互いが少し体を相手に向けることにより,無理なく視線を合わせることができる.しかしながら,歯科診療室における面接の場合,患者は歯科ユニットに座っていることが多く,90°の位置では患者が真横を向かないと歯科医師と視線を合わせることが困難となり,お互いに視線が合わないまま会話がなされてしまうことが多い.そ

のため，歯科ユニット上の患者に対して無理のない位置を取るには120〜130°（7時か8時）の位置が好ましい．また，歯科医師-患者間の距離は80cm〜100cm程度が好ましく，これ以下の距離では患者は威圧感，息苦しさを感じる．また，これ以上離れた距離では患者は阻害感を感じ，会話によるコミュニケーションを取りづらくなる．一般的に会話をしている両者が，お互いに話している内容に関心があれば距離が近づく傾向にあり，どちらか一方でも話の内容に興味を示さなければ距離が離れる傾向にあるとされている．

歯科ユニットの場合，患者は座っている椅子の位置を動かすことができないので十分配慮が必要である（図1〜3）．

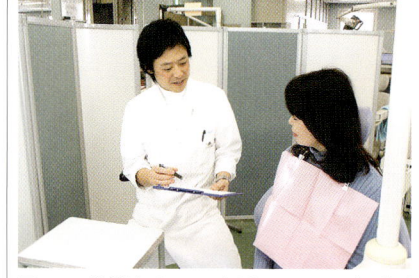

<横並びの位置>　<90°の位置>　<7〜8時の位置>

図1　指導などでは好ましいが，初診時の面接には視線が合いにくい．
図2　初診時の面接に適した位置，視線が少し合わせづらい．
図3　視線が無理なく合わせられる．

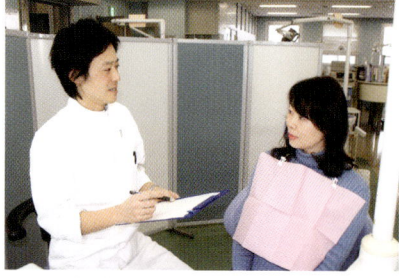

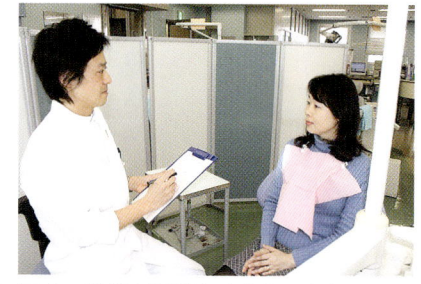

（4）視線

医師や歯科医師はカルテを記載しながら話をしたり，患者の話を聞いたりすることが多い．医療現場では，当たり前のことのように思われるが，聞き手，話し手である患者側からすると真剣に聞いてもらっていないという感想しか与えない．

通常のコミュニケーションにおいて，相手の目を見ながら会話をすることは当たり前のことである．欧米人の場合は必ず目を見て話す．そのようにしなければ真剣に聞いていないと捉えられてしまう．日本人は100％視線を合わせると威圧感を感じるともいわれているが，やはり視線を合わせることは必要である．初診時の医療面接の際は，カルテ記載をするなど視線を合わせることができなくなることがあるが，できる限り視線を合わせる努力が必要である（図4〜6）．

<歯科医師-患者の位置関係>　<歯科医師-患者の位置関係>　<歯科医師-患者の位置関係>

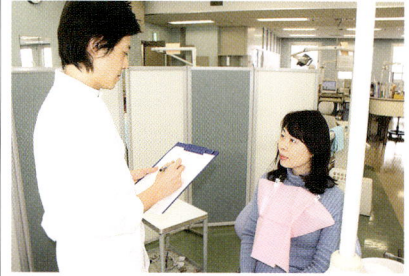

図4　歯科医師が患者を見下ろす位置．
図5　視線の高さが同じなため，患者は安心感が得られる．
図6　患者は水平位となり，歯科医師に見下ろされる．また，患者は診療の位置のため強い威圧感を受ける．

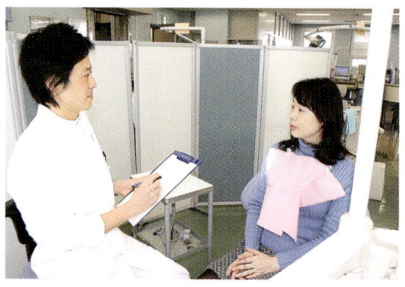

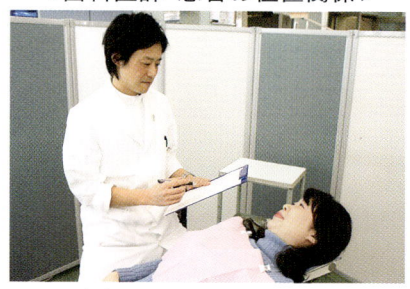

(5) 身体言語

　コミュニケーションの基本的事項の非言語的コミュニケーションで述べた事項で，いわゆるボディーランゲージのことであり，顔の表情であったり，ふとしたしぐさなどのことであり，非言語的コミュニケーションのほうが言語的コミュニケーションより伝わる情報量が多いとされている．

　つまり，いくら「どうぞ，ごゆっくりお話ください」と患者に伝えたとしても，歯科医師が時計をちらちら見ているようでは，ゆっくり話を聞くというメッセージは伝わらない．反対にあまり時間がないので話は聞きたくありませんというメッセージしか伝わらない．しかも，このような仕草は当人が無意識のうちに行ってしまうという問題点がある．そのため，言語的コミュニケーションと非言語的コミュニケーションを一致させることが必要となる．また，患者の身体言語からのメッセージを読み取ることができると，患者の細かい心理状態を把握することができる．

(6) ことばづかい，声の調子

　いわゆる準言語的コミュニケーションであるが，基本的には会話をしているお互いが同じことばづかい，声の調子が好ましい．多くの臨床の場では年配の医療者が患者に対してぞんざいな言葉づかい，態度で接している場面に遭遇する．この場合，医療者と患者には上下の関係が成立し，患者は自由に話すことができなくなってしまう．医療面接では患者と医療者は同等の関係が求められている．したがって，患者本人を尊重したことばづかいが求められる．

　また，一般に医療の現場で使用されている専門用語は患者には理解されないことが多く，そのような言葉を用いていくら丁寧に治療方針を説明したところで，理解をしてもらえない．そのため，患者が理解できるやさし言葉を用いる必要がある．

　声の調子の違いは，話し手の感情の伝わり方が異なる．大きな，強い調子の声は相手に威圧感を与える．また，抑揚のない単調な話し方は，落ち着いた冷静なイメージを与えることができるが，場合によっては冷酷な冷たい印象を与えてしまうこともある．

　ことばづかいや声の調子は，話している相手の感じ方によるところが多く，人の感じ方は十人十色であるため，コミュニケーションの全般にわっていえることであるが，すべての人（患者）にあてはめることのできる技法は存在しない．つまり，コミュニケーションは人それぞれに合わせたオダーメイドの技法が必要となることが重要であることを理解しておく必要がある．

参考文献
1．斎藤清二．はじめての医療面接．東京：医学書院，2000．
2．藤澤盛一郎．歯科医療面接アートとサイエンス．東京：砂書房，2003．
3．日本医学教育学会．臨床教育マニュアル．東京：篠原出版，1994．
4．宇佐見まゆみ．21世紀の社会と日本語―ポライトネスの行方を中心に―．言語 2001；30(1)：20-28．
5．松尾太加志．コミュニケーションの心理学，第1版．京都：ナカニシヤ，1999；171-172．

総論編　歯科臨床におけるコミュニケーション

3 医療面接の歯科的背景

はじめに

　患者-歯科医師の良好な関係を築くことの重要性は，すでに周知の事実となっている．医学領域において，その必要性は理解しやすいが，ではなぜ，歯科医学においても直面した問題として，医療面接を必要としているのか，ここでは歯科疾患および歯科医療の特異性から考えてみよう．

1）歯科疾患の特異性

（1）治療を繰り返す先にあるもの

　熊谷[1]は，1975年から1999年までに調査報告された歯科疾患実態調査をまとめると，この30年間に歯科医療の行ってきた早期発見・早期治療のアウトカム（転帰）が明らかになるといっている．年齢別のDMFT指数をみると，10代後半からFが上昇を始め，30代でピークを迎え，その後徐々に低下する．MはFのピーク頃から上昇し，85歳まで加速しながら上昇する．Dは常に1付近で推移している．このことは永久歯が萌出するとすぐに修復処置が施され，その後再修復を繰り返した後に喪失されていることを示していると読むことができる．そして，この30年間のDMFT指数を重ね合わせると同じパターンが続いていることに気づく．

　歯科医療のシフトがcureからcareへと目標をさらにワンランク上へと取り上げられている現在としては，何ともいえないアウトカムである．もちろん，日本の保険制度と密接な関係にあることは疑う余地もない（図1，2）．

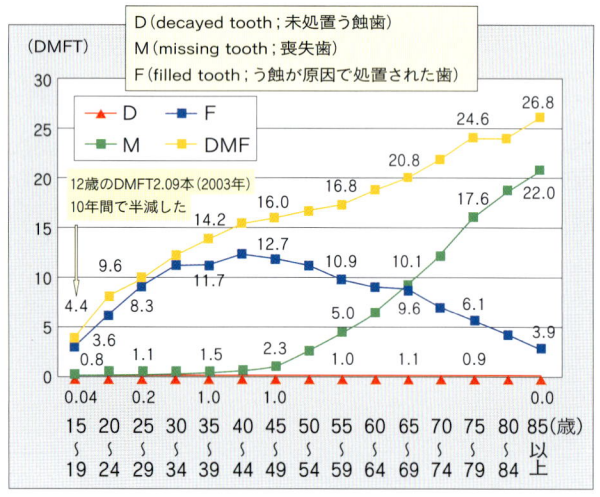

図1　年齢別DMFT指数（2005年歯科疾患実態調査：熊谷崇．歯界展望 2008；111（1）より引用改変）[2]．

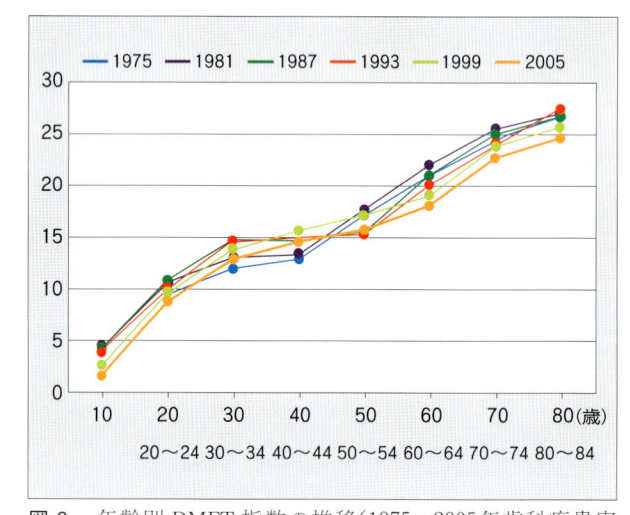

図2　年齢別DMFT指数の推移（1975～2005年歯科疾患実態調査：熊谷　崇．歯界展望 2008；111（1）より引用）[2]．

（2）よく遭遇する疾患（common disease）は限られる

　歯科における主要疾患は，う蝕と歯周炎の2つがほとんどである．このほかには，修復処置に起因する破損，脱落に伴う機能障害，審美的な問題，顎関節，軟組織疾患などがあるが，2大疾患に起因した機能障害を除くと少ない．来院する患者のほとんどがう蝕，歯周炎，修復物関連であることから，視診でほとんどの疾患は診断することができる．主な歯痛はう蝕が歯髄炎に進展し，さらに根尖に波及するという感染経路の中で，現在どの時点まで進行しているかを推測すればよいだけで，あまり高度な鑑別診断のための思考能力を要さない．つ

まり，深いレベルの推理・推論を必要とせずに診断名を決めることができる．

　診断するには，正確な病歴情報を得て，検査所見や結果の持つ感度，特異度を考え，特定疾患の存在確率（事前確率）をも意識し，眼前の患者の疾患を鑑別するが，それらの知識を知らなくても遭遇する疾患が少ないので大きく誤ることはない．

　治療法の決断についても，診断名を推理・推論する思考プロセスを意識する必要もなく，視診により現時点でどのような状態かを把握すれば，診断名決定というプロセスをジャンプして，処置の選択へとすぐに思考が展開されている．

（3）患者自身が患部を目視できる疾患

　歯科疾患に関しては，鏡を使うことで患者自身がほとんど目視できる．目で見えない神経痛様疼痛などの原因がわからない場合には，不安に駆り立てられ自覚後早い時期に来院するが，それでも歯科疾患は軽視され受診に至らない例も多くみられる．

　とくに，common disease としての2大疾患であるう蝕，歯周病については，局所的な疾患であるという認識が強いので，他臓器などへの直接的な影響がないために，よほどの治療動機がない限り来院しない患者は多いと思われる．

　歯科医療に対して患者は，いくら治療しても経年的に歯は徐々になくなり，高齢になると総義歯を使用すればよいと思っている方も多い．さらに，患者は自身で症状の原因と思われる患部を目視確認できた安心感から来院には至らないのかも知れない．

　このことは，これまで歯科疾患についての患者教育が不足しており，知識が不十分なためと考えられる．

　今後は，歯科疾患と患者のQOLとの関係を広く社会に知らしめ，正しい知識の普及に努力しなければならない．

（4）不明瞭な要治療の判断基準

＜臨床研修歯科医向け＞

　病名＝処置という考え方を卒前教育で定石のごとく脳裏に焼き付いている研修歯科医もいると思われるが，臨床では改めて考え直す必要がある．すなわち，これまで学んできた基礎医学，保存学，補綴学，口腔外科学などの臨床各科の基本的知識に，さらに病める患者の助けになりたいという真摯な思いをどのように統合し，いかにして診療行為としてあらわすのかを考えなければならない．そのためには，まず獲得した医学知識と，実際の臨床の場で患者に対して用いることができる知識との間には，ギャップが存在するということを受け入れなければならない．

1）卒前教育で獲得した歯科医学知識は，その幅，深さ，利用の方法などを再度組み立てなければ，臨床の実際では役立たせられないものが少なくない．
2）疾患→症状という知識に，症状→疾患という逆方向性を持たせるには，経験によって裏打ちされた高度な知的推理（仮説演繹的思考）を要する．
3）学んだ検査法や治療法すべてが無条件で行われることはない．
4）診察所見や検査所見には，教科書に記載してあるように，誰がみても異常と正常の判断がつくものばかりではなく，どちらに属するのか判断に困ることが少なくない．そのような判断に困る範囲を絞るためには，最新の文献から得られる詳細な知識を蓄積する必要があることや，患者の経過観察を注意深く行うことが必要である．

これまでに獲得した医学知識と実際の臨床で必要な知識のギャップ

また，臨床上扱うデータは，不確定な部分も多く含まれている．たとえば，データそのものの誤り(患者の語る誤った内容の病歴，医師の診察所見の誤った記載)，身体所見の評価・解釈の不一致(医師の五感を用いた身体所見は，医師の技量や正常の範囲の取り方が違う)，臨床データと疾病存在との関係(臨床データが正確に記載されても，それが100％疾患の存在を示しているとは限らない)，治療効果の不確実性(比較的確実な治療法が確立されていても，眼前の患者に奏功するかどうかわからない)などがある．

このような情報であっても，できる限り精度を上げて収集し，リスクを予測し，それから生じるだろう結果を考えても，結局はもっとも満足できそうな判断，すなわち**不確実性下での意思決定**になってしまうことが避けられないという事実を理解すべきである．

<さらに経験を積んだ歯科医向け>

治療を決断するには基本的な各種治療法の適用と治療結果の判定の仕方を理解しなければならない．つまり数ある治療法の中から，眼前の患者に対してEBMに基づいたもっとも望ましい処置がどれであるかを決める基本的な考え方を学ぶことである．

診断するには従来からの病態生理学に基づく思考が必要であるが，さらに歯科では機能障害の回復，すなわちオーラルリハビリテーションを目標とするために，患者によっては求める回復の程度が異なることも考えに含まなければならない．機能回復の質については，現行の保険制度ではすべての治療法を包括しているわけではない．歯科では医科のように最良の方法が保険でカバーされているわけでないので，患者の希望をどれだけ考慮するかという問題も生じる．患者の有する問題は，歯科医学知識の枠組みのみで必ずしも捉えられるものではなく，患者の抱える問題には身体的側面や，心理，社会，経済，倫理的な側面が常に深く係っていることが判断の仕方を複雑にしている．

臨床でみられるケースとしては，残存歯が数本となったときに歯に対する執着心が大きくふくらみ，保存不可能とわかっていても患者の同意が得られるまで時間と医療費をかけて，診療を繰り返している場合がある．両者が行動変容を望まないために，無責任にもお互いの役割を果たさずに抜け落ちる時期を待つのである．高価な補綴物を装着する場合，形成後の問題を避けるための便宜的な抜髄，また予防的な智歯抜歯などオーバートリートメントもみられる．近年では歯の喪失原因として歯根破折がクローズアップされており，メタルコアによる築造が憂慮され，象牙質の弾性係数が近似するファイバーポストを利用した処置法が選択されるようになっている．

このように治療法の選択基準が，歯科医院によって異なると知識を持たない患者は困惑し，説明が不十分だと不信感を抱くようになる．保険診療と自由診療という特殊な環境での治療が一般化している歯科は，医科以上に患者本位な説明指導の必要性が求められる．

2）歯科医療の特異性

(1) 慢性疾患中心の疾病構造

歯科医療で生命の危険性が伴うことは，全身疾患に関わるケースではあり得ることだが，一般臨床において common disease を治療する場合にはあまり遭遇しない．近年では急性期の治療よりも，慢性疾患の治療が多くみられる．また歯科の治療は病変部の除去を基本的考えとして施行されており，歯科疾患の進行状況に伴い処置に変更が生じても，患者からは再発したと評価され，結果として幾度かの治療費を積み重ねるという医療構造をしている．患者は感染という同じ現象である風邪の場合には納得するが，歯科疾患の場合は蔑視される傾向がある．歯科疾患の特性について理解してもらうためには，患者に知識を提供する教育を行うことで，より良い関係を構築する必要があろう．

今後さらに予防歯科の展開が進むと，これまでの早期発見・早期治療の処置優先の保険治療の考えから，患者自立を目指す患者−医療者関係へと変わるべき時代に入ってくる．

(2) 機能回復・審美回復中心な治療

現在の歯科医療は，咬合の再構成までも施行しなければならない患者は少なくなっており，処置法を決める際に，治療の説明内容に機能回復の目標値や審美についても必ず触れるのが現状である．いくつかの処置について長所・短所を説明するが，これは一般社会でのショッピングと一見すると同じことだが，その説明に含まれる意図は複雑で，実は簡単なようで難しい．歯科では通常，説明比較する内容は保険診療と自費診療のケースが多く，医療者の思いと患者の要望（医療の保証期間と費用）との狭間で悩むのも事実である．歯科治療の価値をどのように高めるかを考えると，やはり知識なくして価値を理解することはできないのは常識であろう．そのためには患者教育の重要性がさらに求められる．内科における3分間診療という話題があったが，歯科の診療時間は少なくても15分程度は行うと思われる．たとえ一方的であっても医療者側から独り言のように，歯科の知識を耳元で話すことも立派なコミュニケーションであると思われる．いつまでも治療手技の施行を気にするのではなく，人間としての対応についても意識すべきであろう．

(3) 患者の消極的な受診動機

歯科患者の不安や恐怖は内科やその他の各診療科よりも強く感じるといわれる．その根本要因は口と歯に関する原始心性[*]に基づくと考えられるため[3]，患者の理性外にあるものであり，その対応に苦慮することは宿命的なものである．さらに硬組織を切削するための機器の使用により痛くされるのではないか，費用はいくらかかるのだろうか，何度も通院しなければならないのだろうかという歯科治療特有の不安から，早く治療すればよいことはわかっていても，御輿が上がらず葛藤を抱いてやっとの想いで来院するのが実情である．

このように歯科の患者は，二重の不安・恐怖の対象となっており，結果として敵意と依存という，相反する2つの心を持って受診している．患者自身が葛藤を背負い来院するために，些細なことでも内面のいら立ちから爆発するケースが診療室でみられる．医療者はこのような歯科特有の宿命があることを踏まえて，患者本位の医療を実践するために医療者側から患者に対して近づかなければならない．

(4) メインテナンスの必要性

口腔を健康に保つためにはメインテナンスが必要であることは周知の事実である．Axelssonらの報告[4]によると，表1のように各年齢層において歯科治療後にプラークコントロールを主とした口腔清掃指導で30年間の平均喪失歯数は0.4～1.8本というたいへん低いレベルで抑制できることが示されている．

表1　平均残存歯数と年間平均喪失歯数[4]　　　　　　　　　　　　　　　　　　　　　　　　N＝375

グループ	1972年	2002年	残存歯数の差	患者1人あたり年間平均喪失歯数
20～35歳	26.7	26.3	0.4	0.01
36～50歳	25.8	25.1	0.7	0.02
51～65歳	20.1	18.3	1.8	0.06

＊予防プログラムを30年間実施した成人グループに対して，う蝕，歯周病で歯の喪失がどの程度生じたか調査した．歯の喪失理由となった原因は，歯の破折が一番多かった．

＊原始心性(primitive mentality)：
　　文明社会の一般成人とは異なった未開人の持つ精神的特性(レヴィー・フリュール；フランスの哲学者より)．人間には原始時代に食うか食われるかの脅威の記憶が関わっているため，夢の中にしばしば原始的な心像(イメージ)が現われるといわれている．歯科患者の不安や恐怖の根本を理解するには，切削タービンなどの物々しい機器だけでなく，宿命的なものと理解すると納得できる．

患者にメインテナンスの必要性をうまく伝えられれば定期的に通院すると思われる．患者のメインテナンスに対するコンプライアンスを高めることが今後の歯科医療の実践において重要なテーマとなる．しかし，現在の保険制度は疾患治療を対象とした位置づけとなっており，医科と異なった歯科疾患の特性に配慮した制度の改革がなされることを期待する．

（5）保険治療と医療倫理

わが国の公的医療保険制度は，1961（昭和36）年4月に制定されたが，疾病，負傷などを対象とした保険で，現在の歯科医療に欠かせない予防的処置やメインテナンスは対象外となり，患者のニーズに応えられていないのが現状である．

これまでの早期発見・早期治療を推し進める政策により，患者は本当の意味での口腔健康を得られたのであろうか．熊谷[1]が述べているように，歯科疾患実態調査を1975年からの年齢別のDMFT指数の推移を重ね合わせるとほとんど変わりがないことから，この30年間の歯科医療の進歩が，なぜか大きな変革をもたらしていないことに気づく．現段階としては医療政策そのものに疑問が抱かれる．熊谷によると，日本とアメリカやスウェーデンとの治療費を比較すると，処置内容にもよるが3倍から10倍の違いがみられるとのことである（表2）．日本の歯科医療者が保険医療制度の下で，安価な医療費で数多くの患者を診療していることがわかる．

表2　海外諸国との治療費の比較（熊谷　崇．歯界展望 2008；111（1）より引用）[2]

	Japan(10割負担)	USA	Sweden	Ireland	Australia
歯周病治療	27,540円	161,400円	59,500〜76,500円	62,800円	
Endo　前歯	4,680円	100,000円	30,600〜34,000円	補綴処置参照	68,600円
臼歯	8,700円	150,000〜200,000円	51,000〜59,500円	補綴処置参照	147,000円
In 臼歯	6,470円	50,000〜100,000円	71,400〜85,000円	172,700円	98,800円
前装冠　前歯	25,000円	150,000〜200,000円	95,200〜122,400円	282,600円（歯髄処置込み）	131,600円（ポスト込み）
FCK　臼歯	12,890円（生活歯）	150,000〜200,000円	73,100〜85,000円	172,700円	112,800円
臼歯	12,450円（失活歯）	150,000〜200,000円	110,500〜127,500円	282,600円（歯髄処置込み）	131,600円（ポスト込み）
欠損補綴 ※ブリッジ	37,690円	450,000〜600,000円	178,500〜197,200円	471,000円	205,800円
メインテナンス	5,050円	12,000〜33,000円	10,000〜56,100円	31,400円（2回）	
合計	140,470円	1,373,400〜1,779,400円	679,800〜843,200円	1,475,800円	895,400円

また，本来このような制度下では，医療者の治療技術レベルは標準化されなければならないが，現実には十分果たされていない．2005（平成17）年から各大学の登院試験に位置づけられたOSCEが本格スタートしたが，歯科医師国家試験においては現在では実施されていない．そのため，歯科大学卒業後は各人の自己研修に依存し，高い受講料を払いスキルアップしているのが現状である．近年のインプラント技術を獲得するための講習時間や受講内容についてはやや疑問視せざるをえない．医学教育の現場で強調される"See one, do one, teach one"というフレーズ，すなわち，見て覚えて，やって覚えて，教えてさらに理解を深めるという意味であるが，これは決して知識の勉強法をいっているのではなく，気づきの重要性を伝えているだけである．近年では"do one"から"many simulation"へと変わってきていることからも，患者に施行する前に多くのシミュレートができる環境が整備されなければならないと考える．

歯科医師は技術の獲得そして患者への施行について，医療倫理的な意味合いを熟考し，歯科医療に対して真摯に取り組むことが重要である．

3 医療面接の歯科的背景

(6) 歯科医師と患者との関係

医師−患者関係には，いくつかのタイプが考えられる．救急医療の現場にみられる能動・受動型，そして服薬指示のようなコンプライアンスがかかわる指導・協力型の関係は，医科においてよくみられる．

一方，歯科医療は慢性疾患の医療構造という疾患特性から，相互・参加型の関係が主体をなし，生活習慣病に対する根本的治療から日常生活の QOL を向上させるためのケアへと変化してきている．また，さらに歯科に求める健康観や審美的な問題などについては，患者自らがその価値を考え自己の責任のもとで判断して歯科医院を訪れ，歯科医療を受ける患者主体型も増えている（図 3）．

歯科医師−患者関係のタイプ	
1．能動・受動型	救急医療の現場において，処置を一方的に受ける．医療行為は，医師による患者へのパターナリスティックな治療である．
2．指導・協力型	急性感染症などで，薬を飲みなさいなどの指示を与える．医療行為は，医師は患者へ説明を行い，患者は同意のもとで指示に従う．
歯科では	
3．相互・参加型	生活習慣病や慢性疾患などが対象で，患者を支援する．医師と患者はともに共有した情報により共同して治療を進める「Cure の医療→ Care の医療」へシフトする．
4．患者主体型	さらに，患者は理解・判断し，自らの責任で受療する．医師は支援者としての役割を担う（患者本位）．

図 3　歯科医師−患者関係のタイプ．

このように，歯科医療は生活習慣病に起因した機能障害の回復が中心であり，治療方針を選択するにあたり，患者の希望・要望による影響は大きい．患者の求める QOL のレベル差が治療内容に具体的に表われることから，患者本位な歯科医療を実践するうえで，医療面接のはたす役割は極めて大きな意味を持つと考える．

参考文献

1. 熊谷　崇．現在の臨床予防歯科の実情と今後の展望について．今日の歯科事情を考える—予防歯科・歯内療法・修復治療・画像診断—．東京：クインテッセンス出版，2007；12-21．
2. 桜井　充，熊谷　崇．歯科医療行政の改革に，今，何が必要か．歯界展望 2008；111（1）：59-70．
3. 押鐘　篤．歯科医療心理　第 1 版．東京：学研書院，1988；58-88．
4. Axelsson P, Nystron B, Lindhe J.The long-term effect of a plaque control program on tooth mortality ,caries and Periodontal disease in adults. Results after 30 years of maintenance. J Clin Periodontol 2004；3（1）：749-757．

4 診断の重要性

はじめに

　歯科医学を志す者は，患者から慕われるよい歯科医師になりたいと思うのはみな同じである．そのためには，優れた臨床能力(clinical competence)を身に付けたいと考えるであろう．臨床に携わり，多くの症例を経験することで自然に身に付くという考え方は，もうすでに否定されている．優れた臨床能力を獲得するためにも，臨床能力について，一度しっかりと考えなければイメージが持てず，手探りな無駄な時間を過ごすことになる．

1) 臨床能力とは

　臨床能力についてはこれまで多くの意見がみられた．Bloomによると，臨床能力は認知領域，情意領域，そして精神運動領域の3つに分けられ，医学教育ワークショップなどで現在広く提示されている．さらにGonellaは知識，技能，態度に情報収集力，総合的判断力を加えた5つに分類し，本邦では伴[1]や竹村[2]らにより広められた．この内容を理解することで，自らの能力を再認識することができ，さらに学習目標を明示してくれる．

①**知識**には，「想起」「解釈」，そして「問題解決」レベルがある．問題解決レベルは歯科医師として患者の訴える症状，所見から診断して治療方針を決定する思考プロセスを獲得することである．診断するということは，病名を決めることだけでなく，原因，疾患そして臨床症状が相互に関連づけられ，理論的に整合性がとられたことを意味する．

②**情報収集能力**は，「医療面接と診療録の記載」「身体診察」，そして「エックス線検査などの解釈能力」をいう．適切に問題解決するためには，まずは必要な診断情報を正確にとることが重要である．

③**総合的判断力**は，「普遍的な倫理思考に基づく判断」「科学的な判断に基づく臨床的推論を行う論理思考」，そして「身体のみならず社会的観点を含めた判断」をできるようにすることである．

④**技能**は，歯科医師としての「歯科処置を施行するテクニック」はもとより，「患者と良好な関係を築くためのコミュニケーションスキル」が含まれる．そして「患者を自立させるための教育スキル」についても，今後の歯科医療を展開するうえで重要な位置を占めている能力である．

⑤**態度**には，「科学的な根拠を追究する研究者としての態度」「患者に口腔機能の健康に関する価値観の教授，それを支える歯科医師としての信念」，そして「診療に対しては高い向上心を持って積極的に知識・技能を学ぼうとする態度」が重要である．

歯科医師の基本的臨床能力とは

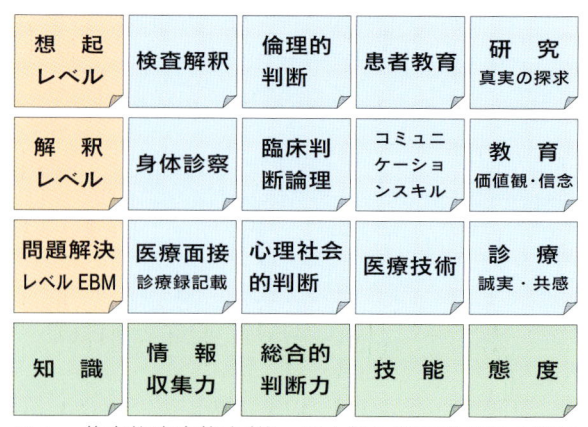

想起レベル	検査解釈	倫理的判断	患者教育	研究 真実の探求
解釈レベル	身体診察	臨床判断論理	コミュニケーションスキル	教育 価値観・信念
問題解決レベルEBM	医療面接 診療録記載	心理社会的判断	医療技術	診療 誠実・共感
知識	情報収集力	総合的判断力	技能	態度

図1 基本的臨床能力(伴 信太郎：臨床研修医の臨床能力評価について―臨床能力の評価技法―，日歯教誌，15：44-48，1999より改変)．

2）歯科の臨床推論
（1）診断の思考様式

　医師が診断をするにあたり使用する論理，すなわち思考様式（diagnostic reasoning）については，具体的な証明はこれまでされていないが，"標本照合"であるといわれている．標本とは医学の体系化された知識そのものであり，その形態は医師の記憶，医学書，文献などさまざまである．昔から診断学という言葉や教科書はあっても，学問や技術として独立した存在になり得なかったのは，診断が単に標本照合で標本照合の技術よりは標本獲得の過程のほうがはるかに困難であることから，診断思考プロセスの研究は進まなかったと思われる．そのため，教育においても系統講義中心で記憶することを目標に行われてきた．

　系統講義は，まず疾患名が提示され，各々について病理組織像，症状，診査所見，そして治療法を学び，知識として頭の中に記憶する．しかし，患者から提供される問題の糸口は，患者が感じる非常に不確実な情報としての症状である．それらのあいまいな情報を幾度か質問を重ねることで，仮説演繹的な思考を進め，多くの診断名から1つに絞り込むのである．すなわち講義で提示された知識を使って，まるで逆に問題を解くような推論プロセスをたどることになる．そうなると，知識を蓄えることも重要だが，その知識をうまく使うための思考プロセスの獲得も重要な意味を持つことになる．

　近年，医学教育で「問題解決型の教育 Problem Based Leaning：PBL」が実施されるようになったのは，まさしく診断学そのものである知的問題解決スキルの重要性が求められた結果である．問題解決法として，「問題の明確化」をして，暫定的な解決法として「仮説の生成」，そして解決できるかどうかを試す「仮説の検証」を行い，解決へと導くプロセスはまったく同じである．

　歯科医師は，医療面接，診察，検査などにより得られた診断情報をどのように頭の中で処理して，診断名や治療方針を決定しているのであろう．認知心理学では診断様式として，以下の4種類の思考様式（Murphyによる診断ロジック）が有名である．

①パターン認識（pattern recognition）
　眼前の患者が示す症候パターンと歯科医師の頭の中に記憶された疾患パターンが一致するかについて瞬時に認識する思考である．パターン認識は鍵と鍵穴の関係でいうと厳密に合わなければならないが，医療における症候などでは，もっと緩い適合として捉え，似かよったもの同士である家族的類似性（p.40の脚注参照）という考え方で認識されている．

②仮説演繹法（hypothetico-deductive method）
　症候や診査所見などが得られるごとに，頭の中にリストアップされている仮説（暫定診断名など）の確率が変化したり，削除されたり，新しく加えられたりして順次リストが変わっていく思考である．最初に仮説が想起されるのはパターン認識が関与していると思われる．この思考を用いて熟練した歯科医師は臨床で効率よく診断している．

③徹底的検討法（method of exhaustion）
　個々の患者に特有な症候を一つひとつピックアップして，漏れのないように情報収集してから考えられるすべての疾患をチェックしていく思考である．徹底的なデータ検索に時間を要する方法で，思考法としては日常臨床ではあまり使われない．しかし，Weedの提唱する問題志向システム（Problem-Oriented Medical System：POS）がこの方法で，紙カルテの記載形式や電子カルテのデータベースに用いられている．

④多分岐法（multiple branching method）
　ある症候について可能性のある疾患の中から，質問の答に応じて，フローチャートのように可能性のある疾患を順次減らしていく思考である．

(2) 病態診断と疫学診断の統合

臨床診断とは，患者の訴える症候を手がかりとして診断を進めていくことで，つまり症候を引き起こしている可能性のある疾患(仮説)を絞り込んでいく思考プロセスのことで，考え方には2つある．

> ＜病態生理学的な考え方＞
>
> 　身体の構造に関する知識や生理学的メカニズムに則って，患者の症候の背後で起こっている病態や疾患を推理する思考法である．
>
> ＜臨床疫学的な考え方＞
>
> 　これまでに報告されている患者データのうち，眼前の患者の特性(年齢，性別，症候など)と同じか，または非常に似かよった特性を有するかどうかなどについて，過去の患者について得られているデータを参考にして，何％くらいの可能性でどのような疾患にあてはまるかなどと推理する思考法である．

これらの考えは決して別々に用いるのではなく，お互いにリンクし合って臨床診断名を考えていくと鑑別が効率的に進められる．以前は病態生理学的な診断思考のみが教育されたが，現在は「臨床推論(clinical reasoning)」が重視され，その根拠となる「根拠に基づいた医療(Evidence-Based Medicine：EBM)」という考え方が薦められている．

臨床推論を行うには，まず患者からできるだけ情報を集める必要がある．その情報は医療面接，身体診察，検査などから得る．このプロセスを学ぶことは歯科医師の臨床能力として極めて重視されている．もちろん臨床推論を進めるには，疾患，症候，病態，治療法に関する十分な知識が必要であることはいうまでもない．

内科系の疾患を診断する際に，最終診断名と暫定診断名の一致を確認したところ，医療面接の段階での推測が約71％一致していたという報告[3]がみられる．歯科疾患の場合は，臨床診断名で扱う common disease が少ないことから，90％以上の一致が予想される．しかし，歯科疾患については診断名をあてることが大きな目標ではなく，これまで述べたように，口腔機能の回復が最終目標であることから，患者個々にマッチした治療計画を患者自身の意向を尋ね，お互いの合意によって治療法を選択することに意味がある．

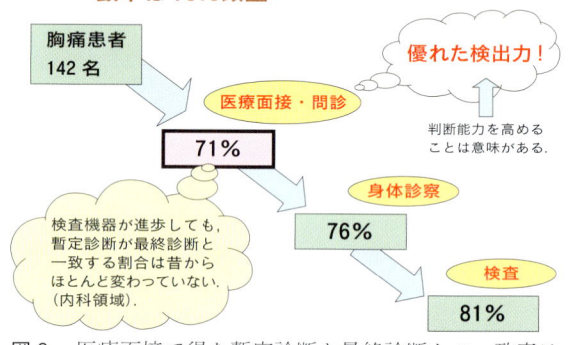

図2　医療面接で得た暫定診断と最終診断との一致率は70％以上．歯科疾患では90％以上の一致が予想される．

(3) 根拠に基づく診断 (Evidence-Based Diagnosis)

EBM は，1990年代頃から本邦でも周知され，科学的な決断が求められるようになった．歯科界でも Evidence-Based Dentistry(EBD)といわれて，これまでにないパラダイムシフトが起こった．ここでいう Evidence-Based Diagnosis(EBD)は，「可能な限り質の高いエビデンスを把握したうえで，一人ひとりの患者に特有な臨床状況や価値観を考慮した医療を行うための一連の行動指針」[4]という，EBM の枠組みの中で，科学的論理に基づいて行う診断の進め方のことをいう．

EBM といっても，臨床で困った場合の問題解決を，常識的な解決の仕方で体系的に行うだけで，特別なことではない．具体的には，

①何が問題なのか明確にする．
②正しい情報をどうやって集めるか．
③情報が信頼できるか吟味する．
④眼前の問題に適用できるか．

以上の①～④を，手順に従って EBM を実践すればよい．

(4) 批判的思考 (critical thinking)

森[5]は，「いま，時代は批判的思考 (critical thinking) 社会へと向かっており，経済構造改革や教育改革をはじめとして，いろいろな改革が行われている．それに共通するキーワードは規制緩和や競争であり，自己責任，自己開示，自己点検・自己評価である．つまり，規制や認可でなく自己責任によって自らのあり方を決め，情報を開示して誰からも批判（評価）を受けるようにして，その評価や自己点検の結果をもとに改善を重ねることによって，競争の中でよりよいものが生き残れるという発想である」といっている．歯科医療界もその中に含まれ，生き残りをかけて改革を進めていると思われる．

歯科医療は，これまでは疾患中心に目を向けていたが，人間中心な考えに移行し，人の行動を理解しようと努めるようになった．人を理解するということは，自分をうまくコントロールして，他人とうまくやっていくためのヒントを得ることになる．

批判的思考とは，研究の仕方を例にとると理解しやすい．偏りなくデータを集めて，対立する仮説を比較しながら，総合的に結論を導き出そうという思考のプロセスである．この思考を学ぶために，現在大学教育で試みられているのが PBL（Problem-Based Learning）である．批判的思考は患者を診察し，診断したり，患者にとって最良の治療法を選択するときの思考法とまったく同じである．

日本語の「批判」があまりよい感じを受けないので，マイナスイメージを強く感じるかも知れないが，見かけに惑わされてはいけない．柔軟な思考で多面的にとらえ，本質を見抜くような論理的思考を持つようにしなさいという意味である．

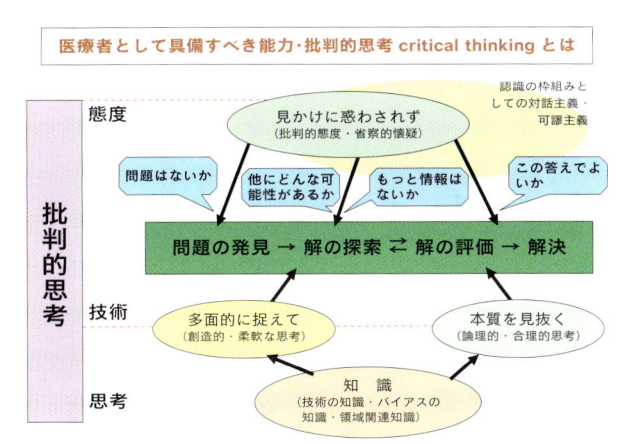

図3　医療者として具備すべき能力・批判的思考 critical thinking とは（森　敏昭：おもしろ思考のライブラリー，第1版，京都，北大路書房，99-120，2001より引用）．

3) 治療方針に影響を及ぼす要素

(1) 患者の受診姿勢

歯科医院を訪れる患者には，いろいろなタイプの人がいる．無条件に歯科医師の考える治療をそのまま受け入れるものもいれば，自らの希望を強く押しつけるものもいる．専門家としての最良の治療を施してほしいという患者は，何に価値観を求めているかもわからない．また治療に関して専門用語を使う患者もいる．医療者もつい手間を省きたい思いからか使ってしまうことがある．またインターネットで多くの医療情報が入手しやすいために専門用語を知っている患者も増えている．しかし専門用語を話すからといっても，具体的な内容を知っているとは限らない．むしろ誤った解釈をしている場合が多くみられるので，医療面接の流れの中で「解釈モデル」を聴取し一段落した後に，「相違の明確化」を患者が理解できる程度の

言葉で説明するとよい．

また，歯科治療を楽しみにくる患者はほとんどいない．治療をしなければ自然治癒がないことや，治療が痛くて怖い，治療費が高い，通院日数がかかる，放置すると見栄えが悪いなどと考えなければならない要因が多く，いやいやながらも葛藤を抱いて受診していると捉えたほうがよい．一方では，定期的に歯科検診のために受診する患者もいる．口腔衛生を重視し，ブラッシングも熱心で，食事内容にも意識するという価値観を持っている．このようにいろいろな患者がいるので，その場限りの治療となるか，定期検診までも期待するのか，患者の姿勢によって治療方針が変わることは事実である．

（2）誤診を導く判断心理

臨床における治療方針の判断は，歯科医師一人ひとりによって異なることが往々にしてある．その原因は，大まかには臨床能力の違いによって生じるが，単に知識が不足していることや，トレーニングがされていないから違う，というのでは医療を志すものにとって想定外の論議である．

それでは，なぜ個人差が生じるかについて，人間の認知機能を研究する認知心理学を用いて説明すると，知識の記憶の保持・再生（記銘）の仕方の違い，記憶として貯蔵できる知識の質・量の違い，提示された情報を処理するスピードの違い，また自己の認知過程を把握・監視するメタ認知の働きの違い，などの認知の個人差が関係しているといわれている．たとえば，いろいろなことを認知するときに，しばしばカテゴリー化（categorization）という認知機能が関わっている．臨床で修復物をみたときに，インレー，アマルガム，コンポジットレジンなどの区別を容易にすることができる．一方では，インレーといっても色，形，大きさとさまざまであるが，それにもかかわらず同じようなインレーであることを判断できる．これはカテゴリー，すなわち分類，同定という認知機能が働くために可能となるのである．このカテゴリーに含まれる事物や事象に共通する特性を抽象化したものが概念（concept）である．その概念にはプロトタイプ（prototype）という考え方がある．カテゴリーは，もっとも典型的な事例としてのプロトタイプを中心に家族的類似性（family resemblance）*に従って構造化されているといわれている[6]．

この家族的類似性による認識が，人間は優れているといわれているが，医療に関しては不確実な情報が多いために，その中から関連する特徴を抽出する仕方について経験を積むことで学ばなければならない．さらに仮説演繹法で用いる主観確率についても，経験を積むことでより現実的な数値を獲得して，正しい効率的な診断ができるようになる．ここで経験するという意味は，単に日常の診療を繰り返し行っているということではない．明らかになっているエビデンスがあれば，その知識を獲得し，体験したケースについては必ず振り返りを行い再確認することを重ねなければ，経験則の知識獲得はできない．

また，医療面接で新しい情報を聴取する際に，主観確率を大きくずらしてしまう心理的早道（heuristics）に起因した心理特性が存在することを忘れてはならない．heuristicsとは日常で判断する際，人はいつも論理的に筋道を立てて考えているわけでなく，直観的にいきなり結論づけることが多々ある．多くの経験を積み熟達することで，無意識のうちに思考プロセスをショートカットして結論づけられるので，時間もかからず判断することができるのである．しかし，一歩間違うと誤診を引き起こす危険性があることが知られている．

---

*家族的類似性（family resemblance）：
　認知心理学では，医療面接時に患者の訴える症状・徴候と頭の中に持つ知識とをマッチングすることで臨床判断していると考える．その際に，厳密な鍵と鍵穴の関係であるパターン認識を考えると，なかなか両者はマッチングしない．しかし，似かよった1群（兄弟や両親のような）の範疇でのマッチングと考えると答えを導きやすく，人間は非常にこの認識テクニックに優れているという特性を持っている．

4 診断の重要性

(3) コミュニケーションエラー

近年ではデジタルツールの普及で，それらを用いた他人とのコミュニケーション能力は進化しつつあるが，その一方で直接対面して話すコミュニケーション能力は衰退していると危惧されている．コミュニケーションには，必要な情報の伝達としての役割と情報の確認指摘としての役割がある．コミュニケーションでは，間違った情報やあいまいな情報を送るとエラーが生じることは当然であるが，いくら正しい情報を伝達しても同様にエラーが生じることがある．

なぜ，コミュニケーションエラーを起こすのか，その原因は人間が持つ情報処理の特性に起因しているので，いくら注意しても避けることはできない．コミュニケーションを含めて人間の情報処理は，効率性，柔軟性，適応性を優先し，論理的な処理プロセスを進めないことがわかっている．すなわち，コミュニケーションには必ずリスクが伴うことも意識しなければならない．

「送り手」から伝達すべき情報が与えられた場合，「受け手」にその情報を解釈する知識がなかったり，または背景（context）が認識されていなければ「送り手」の真意は伝わらない．とくに，歯科臨床場面においてコミュニケーションを通して診断する場合，対象となる common disease が少ないために，画一的な思考パターンとなり，さらに効率的な治療を優先した結果，誤診を導きやすくなる．

したがって，医療者の注意だけでは防ぎきれないヒューマンエラーが生じるので，判断にまつわる認知心理的な問題について熟知しておくことが大切である．

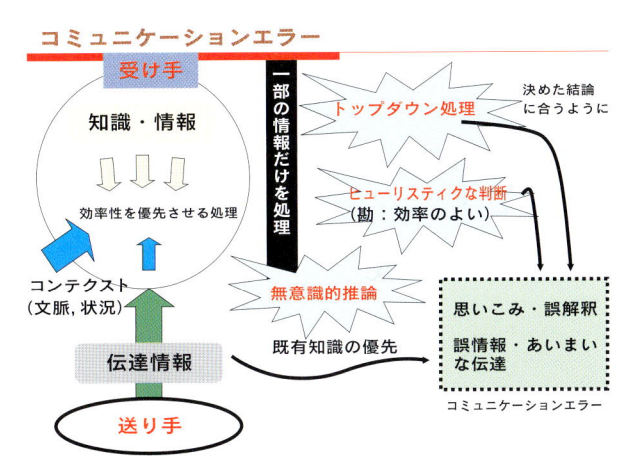

図4 人間のコミュニケーションプロセスとそのエラー（松尾太加志：心理学からみたコミュニケーションエラー防止．インターネット資料より引用）．

＜エラーを起こす認知心理的な問題点＞

1. 無意識的推論：
   伝達情報を解読するためには，認知の文脈や情報，既有の知識などのリソース（資源）に頼り，場合によっては自分の持っている知識を優先させてしまうことがある．

2. ヒューリステックな判断：
   与えられた情報をすべて処理するのではなく，一部の情報を利用して，論理的でなく，経験的な勘に基づいた判断を行っている．

3. トップダウン処理：
   情報処理が順次性に基づくボトムアップ処理よりも，先に結論を決め，その結論に合うような効率的な処理を行っている．

総論編　歯科臨床におけるコミュニケーション

<ヒューマンエラーの分類>

1．ミステイク・・・「誤認識」
　目的地に行くためには，上り電車に乗らなければならないにも関わらず，下り電車に乗れば目的地に行くと思っていた．「判断」（上り電車に乗る）が間違えている場合で，スリップに比べて深刻な損失を招く場合がある．

2．スリップ・・・「うっかり間違い」
　今回，目的地に行くためには，上り電車に乗らなければならないと知っているにも関わらず，いつも通勤で下り電車を利用しているので，いつのまにか下り電車のホームへ行ってしまった．「判断」（上り電車に乗る）は間違えていないが，「行為」（下りホームへ行ってしまう）を間違えた場合である．

3．ラプス・・・「ど忘れ」
　駅へ行ったが，どこへ行くのかを，忘れてしまった．

（4）患者の年齢

　患者の年齢は，年代ごとの背景要素の違いから治療方針を立てるうえで大きな影響を及ぼす．新規う蝕の90％が15歳までに発生していることや，12歳までのDMFT指数が2を割ろうとしていることも考えると，子供の治療については処置法の選択を考えるよりも，処置施行の是非を問題として考えなければならない．成人の場合は，仕事の関係があるので治療に費やされる通院時間・回数に制限がある．審美に配慮した治療法を希望することも多くみられるようになった．必要最小限(minimal intervention)の歯の切削を訴える患者も増えている．また，高齢者の場合も根面う蝕のリスクも高くなることから，充填材の選択もよく考えなければならない．

　また，人格の生涯発達の特徴を知ることで，年齢に応じたコミュニケーションのアプローチに応用できるので，理解されるとよい．以下に，Gouldの成人生活における発達モデルを挙げる．

表1　Gouldの成人生活における発達モデル

ステージ	推定年齢	発　　達
1	16～18	親から独立しようとする
2	19～22	仲間，友人との繋がり求める
3	23～28	自立を目指す：職業に就き自分の家庭をつくる
4	29～34	自分を疑問視する：役割葛藤，結婚生活，職業での不満に傷つきやすい
5	35～43	目標に達しようと焦る：時間が残り少ないことに気づく，目標の再体制
6	44～50	腰を落ちつける：自分の人生の受容
7	51～60	寛容さが増す：過去の受容，円熟に向かう

（無藤　隆，高橋恵子，田島信元：発達心理学入門Ⅱ－青年・成人・老人，東京，東京大学出版，初版，111-113，2001より引用）

　一人ひとりに応じた治療方針を説明するにあたって，これらの年齢による心理状態を意識して，インフォームドデシジョンを行うことが，より良好な患者-歯科医師関係を築く基礎となる．

4）診断の SHADE アプローチ

歯科医師が患者に医療面接をして，仮説演繹法という考え方で診断しているときに，その診断アプローチの各ステップを表わすキーワードの頭文字を並べたのが，SHADE である．

根拠のある教科書的な知識に対して，経験則から得られる知識についても，多用することで臨床推論は効率的に進展する．しかし，経験則はヒューリスティックなものであり，単純化しすぎる傾向があるので，ときによってはバイアスを生むことがあるので注意しなければならない．

＜診断の SHADE アプローチ；George Williams ＞[7]

① Symptom（症状）：痛みは睡眠しようとしたときに，さらにズキズキと増悪した．
② Hunch（勘）：急性化膿性歯髄炎
③ Alternatives（代替案）：急性根尖性歯周炎，辺縁性歯周炎の急性発作
④ Disease（疾患）：急性化膿性歯髄炎
⑤ Explanation（説明）：激しい自発痛を引き起こす，う蝕を原因とする急性化膿性歯髄炎
　このアプローチにより焦点を絞り，知識を活用し，分析能力を養うことができる．

---

① Symptom（症状）

患者の受診動機について，患者と歯科医師の双方が注意を向けて絞り込むことで主訴を明確にする．open-ended question を用いると，患者の動機，想い，希望などが自らの言葉でわかりやすく聴取できるので活用するべきである．

1 つの主訴，または症状に焦点を当てすぎると最初に持った印象を修正することが難しくなる．このようなバイアスを注意の投錨（anchoring）という．初診の場面では，情報を得ようという気持ちが強いので，よけいに印象が強くなり anchoring が起きやすい．いわゆる，ファーストインプレッションにまつわる過誤の特徴である．

② Hunch（勘）

患者の主訴を聴くプロセスで，無意識のうちに仮説を立てるべき勘を働かせる．患者のいう症状を聴くと，パターン認識により即座に 1 つの診断名が浮かび上がる．

教科書に書かれているような典型的なケースにあたると，即座にパターンマッチングして結論が得られる．これは代表性ヒューリスティック（representativeness）といわれ，診断するときに探し求めているものを見つけよう，聴きたいと思っていることを聴こうとする心理傾向が強いために生じるので注意が必要である．

③ Alternatives（代替案）

初期仮説が浮かび上がった後に，鵜呑みにすることなく，次の質問をしながら新たな診断情報の収集に努める．そして代替案をいくつも浮かばせる．内科では少なくても 5 つ程度の疾患はリストアップされるというが，歯科のリストは少ない．

リストアップする際に，あの疾患もあるし，この疾患も考えられるとすると，いつの間にか合計が 100％以上の主観確率値になってしまうので，事前確率に配慮することが大切である．また，鑑別診断のときに代替案を浮かべるが，利用ヒューリスティック（availability-heuristic）という経験則を使いがちである．利用性とは容易に頭に浮かびやすいことをいい，まれな疾患と遭遇するよりも，よくみられる疾患が非典型的な症状をあらわすほうが多いことを覚えておくべきで，仮説を思い浮かべるときに誤診を防ぐことができる．

④ Disease（疾患）

教科書知識と経験則から得られる知識を活用して，疾患のリストアップを効率よく行う．得られた診断情報を用いて，仮説疾患と逐一対比させながら仮説の検証を行い，可能性の低

いものは排除して，高いものを最後に残すように考える．

⑤ Explanation（説明）

最後のステップは，診断した内容を患者に伝えることである．疾患の存在を確信するだけでなく，原因と疾患，臨床症状が相互に関連づけられ，一貫性を持って説明がされなければならない．

以上のステップを順に繰り返し，追加情報を集め，信憑性を確認し，合意できるかどうかを反復して診断を下す．診断プロセスの5つのステップで，それぞれ何が起こっているかを理解することは有用である．

5）医療情報としての病歴聴取

<基本的な記載項目の例>

患　者：○○　○○，45歳，女性　　職　業：主婦
主　訴：歯肉が腫れている　　　　　　既往歴：胃潰瘍
家族歴：父は高血圧症で受療している
解釈モデル：以前に時間をかけてしっかりと治療したのに再発？その原因は何だろう．今回治療を受けて本当に治るだろうか．歯は抜きたくなくずっと使いたい．

現病歴は，疾患の発症と経過についての記載である．時間の経過に従ってまとめる．
①発症の日時：慢性疾患が主なので正確に覚えていないことが多いが，おおむねでも尋ねる．
②発症の部位：部位が明示できるか，わかりにくいか．
③発症の状況：何をきっかけに発症したか，または気づいたか．
④症状の性質・程度・持続時間：質・量・時間的な推移はどうか．
⑤誘因・増悪因子・緩解因子：引き金となった刺激は何かを記載する．
⑥現在までの経過：症状の推移を確認することで緊急性を要するかじっくりと精査に時間がかけられるか．
⑦治療歴：患歯がこれまでにどのような治療を受けてきたか，また受けた治療についてどのように思っているか．

その他の重要項目として，
⑧解釈モデル：患者からみた病気の原因，病態，望む診査や治療法と予後などのことをいう．これらを聴取することで，患者のデンタルIQ，さらに治療に対する期待がわかる．自分の考えた臨床推論との違いが明らかになり，患者とのギャップを埋めながら医療面接や説明ができるので，これらを記載することでトラブル防止にもつながる．

<歯科医師本位の現病歴>

現病歴：平成19年9月頃から，食事の際にときどき金属冠に違和感を認めるようになった．しかし，毎回ではなく，噛み方によって「ウッ」と痛くなることがある．痛みはそのときだけで消失してしまうため，鎮痛剤は服用していない．同年11月末頃に，痛みが少し続くようになり，次いで歯肉に腫れを認めた．痛みは軽度なので，鎮痛剤は服用していない．同年12月14日，歯肉の腫れが消えないので気になり，精査・加療を希望して受診した．

4 診断の重要性

> **＜患者本位の現病歴＞**
>
> 現病歴：平成19年9月頃から，以前にう蝕治療の際に被せた金属冠の歯が，食事の際にときどき違和感を認めるようになった．しかし，硬い物を嚙んだときだけたまに「ウッ」と痛くなる程度で，その後は消失してしまうため，鎮痛剤も服用せず様子をみていた．同年11月末頃に，嚙んだあとにも痛みが少し続くようになり，自発痛に続き，歯肉に腫れを認めるようになった．薬は極力飲まないようにしているので，我慢して鎮痛剤は服用していない．歯槽膿漏と思って歯ブラシでマッサージを行った．同年12月14日，痛みは軽減してきたが，歯肉の腫れが消えないためこのままでは自然治癒はないと思い，歯を失いたくないので精査・加療を希望して受診した．

歯科医師本位に医療面接を行った現病歴と，患者本位に聴取した現病歴の違いは明らかである．

患者本位の現病歴には，受診の動機や解釈モデルの記述が綿密に取られていることに気づくであろう．受診の動機は，患者が自分の健康問題について疑問や不安を抱き，相談しようと決心した動機である．動機イコール主訴ではない．歯科に対する患者の思い（歯科医療の特異性を参照のこと）が幾重にも重なり，葛藤を抱きながら来院していることを理解していただきたい．聴くことにより患者は思いを理解してもらえたという気持ちを持つので，安堵感を抱き，心理効果は大きなものとなる．

解釈モデル（explanatory model）とは，患者や医療者が考える病気の原因，病態，経過，病気の影響，望む治療法，期待感などの体系で，「この症状に気づいたきっかけについて覚えはありますか」などと開かれた質問（open-ended question）を用いて，共感的な態度で聴くコミュニケーションスキルを用いて切り出すとよい．患者と医療者の解釈モデルが一致している場合には問題がないが，個々の信念ともいえる偏った解釈モデルを一方が持ち，ギャップが生じたまま診療が進むと，トラブルの危険性が生じるので注意を要する．

以上のような受診の動機や解釈モデルを明確にしておけば，患者が健康問題についてどのように考えているか，また歯科に対する知識（デンタルIQ）をどの程度持っているかを把握することができるので，患者との良好な関係を構築するための情報としての意味は大きく，結果として医療過誤の防止，すなわちリスクマネージメントに役立つであろう．

参考文献
1. 伴 信太郎．臨床研修医の臨床能力評価について－臨床能力の評価技法－，日歯教誌1999；15：44-48.
2. 竹村洋典．臨床医になるための必修アイテム―医療面接から臨床判断学まで―第1版．東京：南江堂，2002；1-5.
3. 福井次矢．病歴・診察・迅速検査データの有用性―胸痛患者の診断プロセスにおける定量的評価―．日公衛誌 1990；37：569-575.
4. 福井次矢，奈良信雄．内科診断学 第1版．東京：医学書院，2000；4-21.
5. 森 敏昭．おもしろ思考のライブラリー 第1版．京都：北大路書房，2001；99-120.
6. 森 敏昭，井上 毅，松井孝雄．グラフィック認知心理学．第1版．東京：サイエンス社，1995；58-64.
7. Richard K. Riegelman，福井次矢（訳）．優れた臨床決断の技法―医療過誤最少化に向けて―第1版．東京：メディカル・サイエンス・インターナショナル，1999；3-66.

総論編　歯科臨床におけるコミュニケーション

5　コーチング

　ティーチング(teaching)は，指導者が指導を受ける者に一方的に知識，技術(スキル)を伝授することをいう．一方，コーチング(coaching)は，対人コミュニケーション技法を応用し，個人の持つ潜在能力を引き出すことによって自主的な行動の変容を促すという対人的技法である．コーチング(coaching)は，アメリカで1950～1970年代にスポーツやビジネスの指導技術として発展し，成功哲学，リーダーシップ論，カウンセリング，接遇，コミュニケーション，行動科学などをあわせて体系化されてきた．この技術はスポーツやビジネスはいうに及ばず，ソシアル，接遇，カウンセリング，教育，医療などのさまざまな分野に応用されており，それぞれの目的にあったコーチング技法として行われている．

1）コーチングとは

　コーチングとは相手の個性や特質・モチベーションを引き出し，相手自身の目的達成に向けて自発的行動を促す方法であり，そのために相手と対等な立場で，効果的な質問を投げかけ，気づきを促し，目標に向かって自発的に行動を変容(改善)させる手法をとる．

　コーチというとひたすら精神論を説くスパルタ式の鬼コーチを連想しがちであるが，各分野のコーチングに共通する基本理念は，「すべての人は無限の可能性を持つ」「人が必要とする答えはその人の中にある」とされ，「どうすれば一人ひとりの持つ力や能力を最大限に発揮できるのか？」ということを考えて行動するのがコーチャーの役割となる．

　「馬車」というコーチ(Coach)の語源(図1)からすると，「乗客が望む目的地(目標)へと

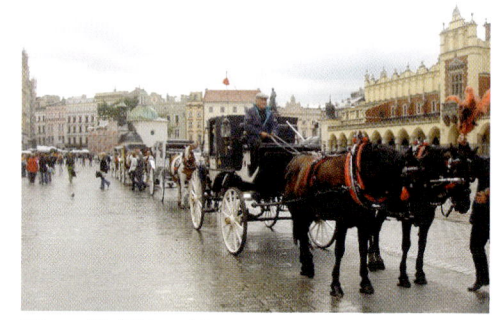

図1　馬車(Coach).

運ぶ」のが御者(＝コーチャー)の役割ということになる．また，これを医療に応用すると，患者(家族)を自らの目標へ運ぶのが医療者(＝コーチャー)の役割であるといえる．

2）コーチングと教育，指導

　学習者の行動変容を習慣づけることである教育は，外面からのアプローチであり，学習は個人が個人内での働きかけである．とすると，コーチングは自発的行動変容(学習)を促すための教育法の一つといえる．また，コーチングと同一視されがちな指導とは，ある意図された方向に教え導くことであり，これも外的なアプローチである教育に該当する．指導とは，特定の事項について明確な理由の下に，指導を行う者(指導者)がその相手方(被指導者)に尊重して取り扱われることを期待してなされる明示的な行為のことであり，被指導者の行動変容を促す技術としても用いられる．行政，スポーツ，教育，医療などにおける指導はこれにあたる．しかし，医療現場でよくみられるように，患者(指導される側)が尊重して取り扱う必要がある行為だとは思っていない(コンプライアンスの低い)場合には，指導は何の意味を持たないし効果もない．このようなときに，reflectionを起こさせるコーチングをはじめとする自らの行動変容を促す教育技法が必要とされる．

　しかし，ここで，コーチャーはティーチャーではないことには留意が必要である．しかも，医療者はティーチャー(教師)や指導者が小児，障害者教育そして成人教育において，それぞれの発達段階や個人の学習スタイルに応じて，ティーチングや指導法のみならず，コーチング法を使い分けていることを忘れてはならない．

3）コーチングのプロセス

　コーチングは，一般的にまず達成可能な具体的な1．Goal(G)：ゴール(目標)を決める，ゴールとのギャップ(距離)を知るために，2．Reality(R)：現状を把握する，そして，ギャップを埋めるための3．Option(O)：方法を選ぶ，最後に4．Will(W)：目標達成の意思確認というプロセス(GROWモデル)を経て，5．実行と6．到達度の評価を繰り返しながら，ゴール(目標)への到達を目指す(図2)．

　コーチングにとってもっとも大切なことは，相手に，具体的でしかも達成可能なゴール(目標)のイメージを持たせることができるかである．そのためには，傾聴，承認，質問，提案などのコーチングのスキルを的確に使う必要がある．

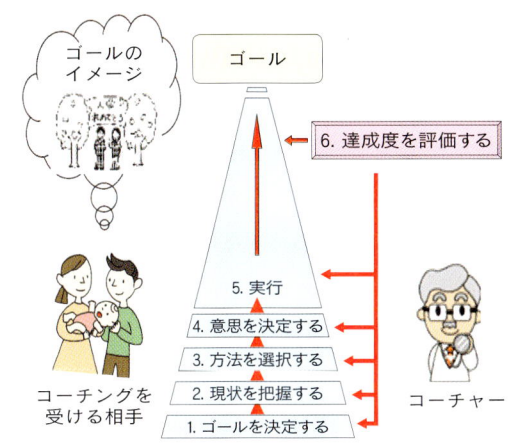

図2　コーチングのプロセス．

4）コーチングスキル

　コーチング技術には，①目標設定，②信頼関係をつくる，③環境を整える，④傾聴，⑤承認，⑥質問，⑦提案などの基本的スキルがある．これらの基本的スキルを構成するものはすべてが対人コミュニケーションスキルであり，それらは総論編の3で詳述されている．基本的にはコーチャー(コミュニケーション能力の高い)が，コーチングを受ける相手(コミュニケーション能力の低い)にあわせる〔調節(整)を行う〕ことであり，相手からの言語的・非言語的メッセージのコンテキスト，フレーム，メタメッセージ，メタコミュニケーションを見逃さない，また正確な解読をすることである．したがって，ここではコミュニケーションスキルのコーチングにおける特徴ある使い方や重要なポイントについての解説にとどめる(表1)．

表1　コーチングにおけるコミュニケーションスキルの特徴ある使い方

コーチング	マイクロスキル	特徴ある使い方や重要なポイント
①目標設定	具体的，現実的，達成可能，測定可能，時間的な制限などの目標設定	・相手に声(言葉)に出して言わせる ・目標をイメージさせる ・未来肯定形の質問法を使う
②信頼関係をつくる	ペーシング，ミラーリング	・コミュニケーションの調節(整)を行う ・相手の話す言葉や話し方に歩調を合わせる
③環境を整える	空間的・時間的配置，パーソナルスペース	・対面角度を90度法にこだわる必要はない ・コミュニケーションの調節(整)を行う
④(積極的)傾聴	うなずき，あいづち，オウム返し，言い換えて返す，要約して返す，共感する	・白紙の状態で聴く(考えながら聴かない) ・聴いていますというメッセージの伝達 ・積極的傾聴のコミュニケーションスキル
⑤承認	Iメッセージ	・相手を認めていますということを伝える 　例)「私は，貴方の頑張りに感謝しています」
⑥質問	開かれた質問 未来肯定形の質問	・総論編2の質問法(p.25)を参照 ・閉じた質問を開かれた質問に変える ・否定形質問を未来肯定形質問に変える 　例)「そのためにはどうすればよいですか？」
⑦提案	提案は一度に1つ，提案の前に許可を得る，自由選択	・具体的な達成可能な提案をする ・許可をとるメタコミュニケーションを行う ・Yes, Noで返事ができるようにする

総論編　歯科臨床におけるコミュニケーション

5）普通の会話とコーチングによる会話の違い

以下に，歯科診療所の院長とスタッフ（歯科衛生士）との会話例を示す．

歯科診療所における院長と歯科衛生士との普通の会話例：

院長：○○さん，お昼終わった？
衛生士：あ，はい．
院長：じゃあ，先週，頼んだあの患者さんの資料整理はできたかい？
衛生士：いいえ，まだです．
院長：え，まだなの？
衛生士：はい
院長：今日までといわなかったかな？
衛生士：はい，いわれましたが……．
院長：どうして，できてないんだ．
衛生士：忙しくて……．
院長：今まで，何をしていたんだ．
衛生士：………．
院長：時間はあっただろう？
衛生士：………．
院長：どこまでできているんだ？
衛生士：少しだけです．
院長：いつになったらできるんだ？
衛生士：え，はい，もう少し……．
院長：患者は明後日の予約だろう？
衛生士：はい……．
院長：それまでに資料の準備できるかい？
衛生士：なんとか……．
院長：なんとかじゃ困るね．
衛生士：はい．
院長：できるの，できないの，はっきりしなさい．
衛生士：できます……．
院長：じゃあ，明日の朝までに準備しなさい．
衛生士：はい……．
院長：必ずだよ．
衛生士：はい．

歯科診療所における院長と歯科衛生士とのコーチングの会話例：

院長：○○さん，お昼ご飯はもう済ませた？
衛生士：ええ．さきほど済ませたところです．
院長：休憩中に悪いけど，聞きたいことがあるんだが，今，時間はあるかい？
衛生士：はい．大丈夫です
院長：先週頼んだあの患者さんの資料整理だけど，進み具合はどうなのかな？①
衛生士：実は，まだ，途中までなんです．
院長：明後日に予約があるけど，どうしたらいいかな？②
衛生士：実は，ここ1週間は大変忙しくて，時間がとれそうもないんです．
院長：そうだったね．忙しくて，資料を整理する時間もなかったね．③
衛生士：はい．なかなか時間がとれなくて．
院長：今週は超勤もあったし，あなたの仕事ぶりには感謝していますよ．④
衛生士：いいえ，私が報告すればよかったのですが．
院長：そうしてもらえると助かるね．
衛生士：これからはそうします．
院長：明後日までに間に合わせるために，どうすればいいだろうか？②
衛生士：残業してがんばります．
院長：超勤が続いているのに大丈夫かい？
衛生士：はい，頑張って明後日まで準備します．
院長：余計なことだけど，□□さんに手伝ってもらったらどうですか？⑤
衛生士：ええ，ありがとうございます．手伝ってもらえれば助かります．
院長：じゃあ．□□さんに頼んでおきます．
衛生士：よろしくお願いします．
院長：時間がないようであれば，私も一緒に手伝いますよ．⑤
衛生士：はい．ありがとうございます．そのときはお願いします．

コーチングスキル

① 開かれた質問
② 未来肯定形の質問
③ 傾聴
④ I メッセージ
⑤ 提案

48

6）ステレオタイプ化による画一パターンの危険性

　　第一印象のほとんどは，身なり，服装，表情，視線，仕草などの非言語メッセージによって決まり，その第一印象を覆すことは容易ではない．日本人にありがちといわれているステレオタイプ化は，あの人はこういう人なんだ，あの人はこういうタイプなんだからという思い込みから始まる．これらがコミュニケーションに心理的，言語的ノイズとして作用し，ミスコミュニケーションにつながりかねない．たとえば，巷間にはあのタイプにはこのような言い方は避けるほうがよい，あるいはこのようなコミュニケーションスタイルが望ましいなど，まことしやかに伝えられている．ある意味では正鵠(せいこく)を得ている場合もあるが，まったく当てはまらないことも多い．

　　コーチングの目的である行動の変容を促すためのコミュニケーションプロセスにおいては，ステレオタイプで判断するとメッセージを誤って読解してしまうことになる．白紙の状態で(考えながら聴かない)聴くことが基本的スキルである積極的傾聴では，とくに慎重な対応が必要な事項である．

　　また，思い込みをするステレオタイプ化とは異なり，質問紙調査などを用いた心理学的な分析に基づくコミュニケーションスタイルの分類により，コミュニケーション技法を使い分ける手法がある．これらの個人のコミュニケーションスタイルの分析は，本来がセルフコーチングのような個人のための利用を目的とするものであり，個人がこの種の心理的分析調査に同意してはじめて他者が使うことができるものである．また，この種の調査結果はあくまでも統計学的データであり，調査の時期や個人の状態によっても変化するため，使用に際しては慎重な取り扱いが必要である．

7）コーチングと医療面接：初診面接，インフォームドコンセント，指導

　　医療面接(初診面接，インフォームコンセント，指導など)の医療における面接の目的を正しく理解し，それに必要な医療コミュニケーションの言語的・非言語的コミュニケーション(p.23)ならびに開かれた質問法(p.25)を十分に使い分けることができれば，本稿で述べるコーチング法を使う場面はそれほど多くない．しかし以下のような初診面接，インフォームドコンセント，指導および症例においてはコーチングを活用し，患者にどのようにしてやる気にさせるか，それぞれの患者に合った手法を用いることが必要である．

　　　＜初診面接＞　　・患者の問題点や解釈モデルを明らかにする場面
　　　　　　　　　　　・治療の目標を明らかにする場面
　　　　　　　　　　　・カウンセリングや指導などを必要とする場面
　　　＜インフォームド
　　　　　コンセント＞・治療への　協力の取り付けやカウンセリングを必要とする場面
　　　＜指導(教育)＞　・推奨，交渉や患者の自発的な行動変容を促す場面
　　　＜症例＞　　　　・コンプライアンスの低い症例

　　コーチングを行うには，コーチャーに高いコミュニケーション能力が要求されることは言うまでもなく，コーチングを使えばすべてうまくいくものでもない．クライアントであるコーチングを受ける相手や患者は個人のコミュニケーション能力のレベルにかかわらず，それをコーチャーや医療者に対して調節する必要性を持ち合わせてはいない．

　　つまり，コーチングを使ったコミュニケーションプロセスでは，コーチャー(医療者)が，クライアントである患者のコミュニケーションレベルに合わせることが求められるのである．したがって，若い医療者には，コーチング技術を修得・研鑽するにあたって，対人コミュニケーションの能力向上を図ってほしい．

総論編　歯科臨床におけるコミュニケーション

参考文献
1．奥田弘美，本山雅英．メディカル・サポートコーチング入門　第1版．東京：日本医療情報センター，2003．
2．武田　建．人を育てるコーチング　第4版．東京：誠信書房，2004．
3．武田　猛．コーチングの心理学　第1版．大阪：創元社，2007．
4．P. G. ノートハウス，R. L. ノートハウス．ヘルス・コミュニケーション　第1版．福岡：九州大学出版会，2000．
5．諸井克英，中村雅彦，和田　実．親しさが伝わるコミュニケーション　第1版．東京：金子書房，1999．
6．柳沢厚生，日野原万記，井原恵津子，清野健太郎．ナースのためのコーチング活用術　第3版．東京：医学書院，2005．

各論編
デンタルインタビューの実際 I
初診時の医療面接
主訴, 症候に応じた医療面接

各論編　デンタルインタビューの実際

1-1 咀嚼時の不快感（歯科の典型的な慢性疾患パターン）

初　診：40歳・男性，会社員
疾　患：歯肉のふくらみが気になる．
現　症：6̲に全部鋳造冠が装着され，頬側歯肉に乳頭状の瘻孔を認める．
　　　　打診にて違和感（±）があるが，根尖相当部の圧痛はない．
　　　　動揺は生理的範囲内である．
　　　　咬合，顎関節所見においてとくに異常はみられない．
　　　　エックス線所見では近心および遠心根尖部に透過像を認める．

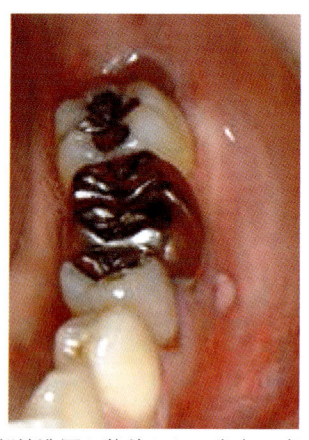

図1　6̲に全部鋳造冠が装着され，歯肉に瘻孔がみられる．

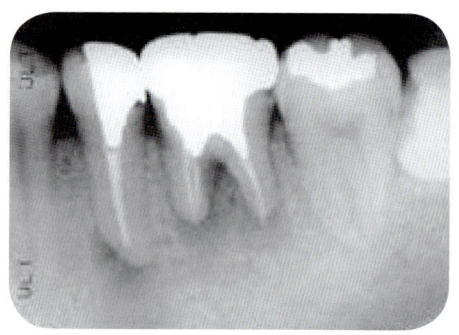

図2　根尖に達する根充剤を認めるが，近心および遠心根尖部にエックス線透過像がみられる．

症例のコンテクスト

　典型的な慢性根尖性歯周炎の疾患パターンである．根尖相当部のフィステルもよくみられるので，口腔内をひと目みると慢性の根尖性歯周炎であることを歯科医師はすぐにわかる．しかし，患者は思ったより普段からあまり口腔内に関心を抱いていないため，この事実に気づくと驚くであろう．また，治療したにも関わらず再発を繰り返すことに対しても，疑問を持つ患者がいることを忘れてはいけない．基本的に患者は，治療すればほとんど治るものと思っている．
　治療として施している感染根管治療は，原因となる嫌気性細菌を完全に除去することは難しく，再発しにくい環境をつくっているにすぎないことを患者に教えるべきであろう．

医療面接のポイント

　慢性根尖性歯周炎，すなわち急性炎のような除痛を早急に求められたケースではない慢性疾患の初診であるため，まずは良好な患者−医師信頼関係の構築を目的としたコミュニケーションを最優先する．その後に，鑑別診断のために閉じた質問（closed question）で自覚症状の推移を聞き出すようにする．
　患者に対して今回の来院の動機，それ以前に受けた治療歴について尋ね，どのようなことが起きて，どのような自己対処が行われていたか，また再発に対する患者の考えを聴く．これまで受けた歯科治療に対する「解釈モデル」を聴くと，患者のニーズ，デンタルIQがわかり，今後の治療方針の決定や治療に対する患者の動機づけに役立つ．

1-1 咀嚼時の不快感（歯科の典型的な慢性疾患パターン）

診断―推理・推論のための面接技法の会話例

＜途中経過＞

Dent：歯茎が腫れているのですね．痛みはありませんか？①

Pt：痛みはそれほどでもないですが，ふくらみが気になって．

Dent：そうですか．（うなずく）[腫れではなく，ふくらみ？そして痛みがない？もう少し自覚症状を聴いてみよう]それで．②

Pt：口内炎とも違うみたいだし，なかなか消えないし，舌で触っても気になるし，何か悪いものかと思って心配で……．

Dent：そうですか．（うなずく）②少し，口の中をみせて下さい．（ミラーを使ってサッとみる）[痛みもない，口内炎でもない，歯肉のふくらみか，そうなると多分，よくみられるフィステルかな]

Pt：どうですか？（あっ，すぐに確認してくれた）

Dent：たしかに歯肉が腫れていますね．何か原因について思い当たることがありませんか？③

Pt：そういえば，1か月前に食事中に堅いものを噛んだときに痛みがありまして，その後二，三日，食事のとき噛み方によって痛むことがありました．でも，我慢していたら消えてきたのでそのままにしてたんです．

Dent：1か月前に痛んだことがあるんですか．④そうですねぇ．この歯は，金属冠が入っていますが，いつ頃治療したか覚えていますか？

Pt：10年ほど前に虫歯で冠を被せてもらったと思います．

Dent：そうですか．（ゆっくりとうなずく）⑤[抜髄をしたのだろうか？]そのとき冠を被せる前に，歯の神経を取る治療を受けたかどうか覚えていますか？

Pt：はっきり覚えていませんが，注射をされて神経を取られたように思います．

Dent：そうですか．[根尖病巣があるのかも知れないぞ？だったらそこからのフィステルの可能性もある？]歯の根の先に炎症があるのが原因かもわかりませんね．のちほどお口の中を拝見したあとにレントゲンを撮って確かめてみましょう．

Pt：そうですか．何か変なものではないですか？

Dent：多分，根の先に膿がたまり，それが外に向かって出てきた出口だと思いますよ．[本当の受診動機はガンなんだ]⑥

Pt：それでは，歯が原因でできたのですか？（本当かなぁ，隠していないかなぁ）

Dent：そうですね．歯の根の先が化膿しているのでしょう．それが慢性に進行したのでしょう．

Pt：そういえば，以前にも同じような感じがあったような気がします．（あっ，そうか，そういえば，そんなことがあったなぁ．語尾に自信がある感じがするから，大丈夫かな）

Dent：それに，噛み方によっては痛むこともあるんじゃないですか？

Pt：そうですね，堅いものを噛むと，たまに「ズキッ」とすることがあります．（本当だ．へぇ～当たってる）

Dent：そうですか．（うなずく）

臨床決断スキル

患者とはじめて接するときに，考慮すべき疾患空間に限りはないが，歯科の場合は，医科と比べてよく遭遇する疾患（common disease）の種類が少ないため，限られる場合が多い．

■**主訴に焦点を当てる**

症例は典型的な慢性経過をたどる根尖性歯周炎であり，器質的変化としてフィステルを持つので，症状を主訴とした例よりも特徴を把握しやすく，勘を働かせればすぐにわかる．色，形ともに歯科特有の見ただけですぐにわかる疾患である．

しかし，早くから一つに焦点をあててしまうと，最初に持った印象が強く，修正をするのが難しくなり，誤診に導かれる可能性が高くなることに注意すべきである．このバイアスを**アンカリング**という．

この症例のような典型的な症候に焦点が絞られればよいが，ときに症状に特異性がない場合は袋小路に迷い込んでしまうので，ギアをバックにして戻り，再度焦点を見直すことも必要である．

患者に説明する前に，単に疾患の存在をいうのではなく，診断した疾患で患者の訴える臨床症状が説明できるかどうか，今一度見極めることが大切である．すなわち，**原因，疾患，臨床症状**が関連づけられなければならない

医療面接スキル
①焦点を当てた質問
②促し
③解釈モデル
④繰り返し
⑤非言語的コミュニケーション
⑥受診の動機

診断に必要な臨床知識

慢性根尖性歯周炎とは

　根尖性歯周炎とは，う蝕が歯髄炎に進行し，さらに歯根膜の部分に炎症が進行した状態をいう．主な原因としてはう蝕歯を治療せずに放置することで発症する．

　歯根膜に炎症が及ぶことで自発痛，接触痛，咀嚼時の咬合痛が生じ強烈な痛みが出る．根尖相当部の歯肉の腫れを伴うことがほとんどである．刺激を与えたときに痛みが出る慢性根尖性歯周炎と，何もしなくても痛みが生じ，患部周辺が腫れ，さらに熱の出る症状がある急性根尖性歯周炎がある．どちらも基本的な治療方法は同じである．炎症の程度にもよるが，膿瘍を形成すると局所麻酔下において切開し排膿を促す場合もある．根尖部病変が大きく歯の保存が困難な場合には抜歯が必要となる．

患者の訴え方

　「噛むと痛い」「歯茎が腫れている」「以前に歯の神経を取ったことがある」などと訴える例が多い．基本的には歯髄炎による感染が根尖へ波及する経路をたどる．歯冠がう蝕で崩壊している場合は，食片の圧入による不快感・違和感を訴えることもある．急性転化すると自発痛，咬合痛，歯肉の発赤，歯の動揺，歯の挺出感など，急性歯根膜炎の症状を訴える．

診断の進め方

　う蝕を放置して進行した場合は視診にて診断は容易であるが，歯髄処置後補綴装置を装着して数年経過後に発症する場合もある．未処置のう蝕歯の場合は歯髄の生活反応(冷温痛)があるかないかで，歯髄炎か歯周炎かは容易に診断することができる．しかし，処置歯の場合は，急性症状が出ている場合は歯髄炎か歯周炎かの鑑別が困難であり，エックス線写真に明瞭な透過像が出現した慢性根尖性歯周炎の場合は比較的容易である．

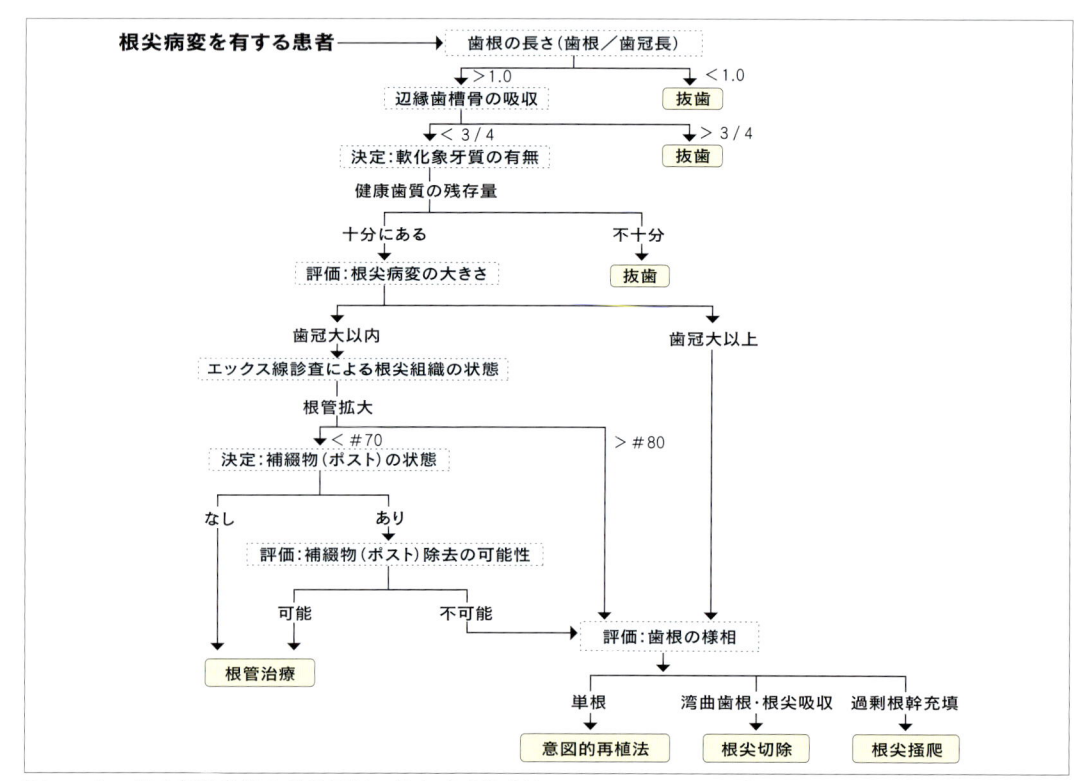

図3　ある臨床経験豊富な歯科医師の根尖病変治療法のフローチャートの例．

1-1 咀嚼時の不快感（歯科の典型的な慢性疾患パターン）

図3は根尖病変の治療方針決断の思考プロセスを表わしている．このフローチャートは，明確なエビデンスの基に作られたものではなく，ある臨床経験の豊富な歯内療法専門医の思考プロセスを記述したものである．

歯根の長さ，辺縁歯槽骨の吸収，健康歯質の残存量の3診査項目が基準を満たしていなければ，保存不可と判断して抜歯を決断する．失活歯の破折・亀裂は思ったよりも多くみられる．保存可能と判断すると，根管治療と根尖歯周外科処置の適用について考える．根尖病変の大きさ，とくに嚢胞の存在，根管の太さ，根管ポストの撤去の可否を重視する．

根尖歯周外科処置の中でも根尖搔爬術は対症療法に過ぎないため，根尖孔外に突出した根充剤の除去程度にしか使われない．

意図的再殖法および根尖切除の選択は歯根の様相に応じて決断される．また，何らの治療も施さない「経過観察」という治療選択肢もあることを忘れてはいけない．

＜治療の根拠となる疫学指数（主観確率）を持つことが処置方針決定に重要＞

ここに治療を必要とする100本の根尖病変があると，

90本→根管治療　　　　　根尖搔爬　　1本
3本→根尖歯周外科処置　　根尖切除　　84本
5本→抜歯　　　　　　　　意図的再殖　152本
2本→経過観察

患者本位な医療面接を行うには，このような臨床疫学データを持つことで，診断・推論がスムーズに進められ，ひいては患者とのコミュニケーション作りに対する注意資源*を配分することができ，認知的活動ができることを理解しよう．

このような根拠となる数値を個人または医療チームが持つことは，患者との会話の中でより具体的な数値が示され，患者にとってわかりやすい説明を受けることになる．

問題点の整理

本疾患のように自覚症状があまりなく生活上支障がない場合，患者が通院のための時間をつくるにはよほどの動機が必要となる．社会経済の影響を色濃く受け，仕事中心に考えている患者にとって行動変容は難しい．歯科疾患は処置なくして治癒があり得ないことを患者は知っているが，よほどの不安がない限り葛藤には勝てない．しかし，我慢して結局抜歯を行い，義歯やインプラントにして機能を回復させればよいかと考えているかと思うと，経済的な問題から必ずしも希望しているとは限らない．忙しいサラリーマンの時間のなさから，正しい歯科医学知識を身につける時間がないことも日本人の現実であろう．

また，「解釈モデル」については，患者の話せる時間はせいぜい2分程度である．解釈モデルを聞き出すことができれば，治療を行うにあたり患者のニーズ，デンタルIQがわかり治療方針の決定，患者教育，さらにはリスクマネジメントにも役立ち，患者本位な会話となり患者の発言が多くなる．歯科医師が聴き役となり，患者の考え方，解釈を引き出すことは重要なことである．

＊注意資源：
　認知心理学では，人間が同時に2つ以上の課題に対してすべてに注意を向けて，同時にそれらを情報処理するときには注意の分割が必要になるといわれている．その基となる注意資源（attentional resources）には容量（capacity）があり，一定の限界が存在すると考えられている．そして，この限界の範囲内で，種々の処理にうまく注意容量を配分しながら，認知的活動を遂行している（森　敏昭ほか：グラフィック認知心理学．サイエンス社，東京，1995より）．

各論編　デンタルインタビューの実際

I 1-2 舌が痛い（病変の特徴がない推論）

初　診：55歳・女性，食料品店パート員
疾　患：舌痛症
現病歴：半年前に風邪をひいた後から舌の右縁がヒリヒリ痛むので，炎症と思い内科を受診．ビタミン剤を投与され2週間服用するも変化なし．他の原因を考え歯科を受診した．歯の鋭縁を削って丸みをつけ，これで様子をみるよう指示されたがヒリヒリした感じは消えることはなく，徐々にひどくなっている．舌癌を気にして1日に数回，鏡で舌を観察しているとのこと．
現　症：舌背部に少量の舌苔を認めるが，ほかに病的所見は認めない．
既往歴：48歳のときに子宮筋腫の摘出手術を受けている．
家族歴：父は咽頭癌で亡くなっている（10年前）．
生活像：夫は胃癌で亡くなっている（5年前）．娘は結婚して別に住んでいる．性格は几帳面で素直な性格で，嫌なことは嫌といえずストレスを溜めてしまう傾向がある．喫煙，飲酒はしない．

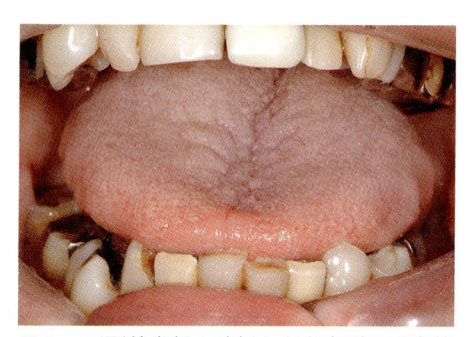

図1　下顎前歯部の咬耗と左右歯列の不良状態がみられる．

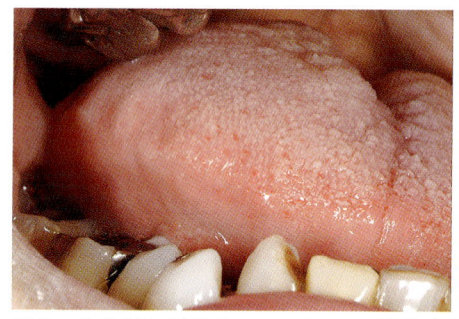

図2　舌乳頭に異常はみられない．舌側縁部の圧痕がみられる．

症例のコンテクスト

　舌の痛みを訴えて来院する患者は真面目で几帳面な性格で，40～60歳前後の女性に多い．器質的には舌に異常所見は認められないが痛みを訴える．歯科のcommon diseaseに慣れた歯科医は痛みがあれば必ずその原因となる疾患が周囲に存在すると考え，神経痛様疼痛に対しては明らかな視診所見がないので迷う．結局，消炎鎮痛剤や口内炎用の軟膏を処方したり歯の鋭縁を研磨したり，気のせいにして診療を終了する．しかし神経痛用疼痛が生じているのは事実である．医科を紹介し，抗うつ薬を中心とした薬物療法を受けることがベストと思われる．舌痛症は他科医に尋ね正しい知識を持たなければ適切な診断治療は難しい．

医療面接のポイント

　患者本位を心がけるためには，いつから，どの程度の痛みか，気付いたきっかけは何か，他院への受療行動はあるか，原因をどのように思っているか，将来への不安はないかなどを細かく尋ねることで，患者がこれまでの経緯を整理することができ，自ら語ることで安堵感が得られる．疼痛は食事や何か仕事に集中しているときは発症しないが，症状の背景には何らかの心理社会的背景が存在する．言語のみならず準言語・非言語的コミュニケーションによる共感的な患者対応は，原因不明な疼痛に対する配慮として重要である．わからないからといって聴かない態度を示してはならない．

診断—推理・推論のための面接技法の会話例

＜挨拶略＞

Dent：今日は，どうなさいましたか？①

Pt：舌に痛みがあって，なかなか治らないんですが……．

Dent：そうですか．[舌痛症？口内炎？それとも神経痛？]いつから，どのように痛むのか，ゆっくりお話ください．

Pt：はい．半年ほど前にひどい風邪をひき，喉が痛くて熱も続いて，咳もしばらく続いていました．その頃から舌の脇がヒリヒリ痛むようになって，風邪が治ってもずっと続いていました．内科の先生にみてもらっても異常はないといわれ，歯科医院にも行ったのですが何でもないといわれるし，いっこうに良くならないんです．最近はどんどん悪くなっているような気がします．

Dent：そうですか．（うなずく）②[風邪がきっかけで，舌痛症かな？発作的な発現はない？それとも何か誘因がほかにあるかな？]

Pt：もしかしたら，ガンじゃないかと思って……．

Dent：なかなか痛みが消えないと，何か悪いものがあるんじゃないかと気になりますよね．③

Pt：そうなんです．心配で夜も眠れないんですよ．

Dent：そうですか．夜も眠れないんですね．④[受療行動はどうかな？]もう少し詳しくお聞きしたいのですが，この半年の間，舌についてはどうされていたか教えて下さい．⑤

Pt：まず，かかりつけの内科の先生にみてもらいました．

Dent：そうですか．（うなずく）②[内科の見解はどうかな]その先生から，どんな病気だといわれましたか？

Pt：何も異常はなさそうだけど，念のため薬（ビタミン剤）を出してもらいました．先生の指示どおりに飲んでいましたが何も変わりませんでした．その後，歯科医院に行きなさいといわれ受診し，そこで歯がすり減って尖っているから舌に当たっているかもしれないといわれ，歯を丸めてもらいましたがやはり変わりませんでした．どちらの先生からも心配ないといわれているんですが．

Dent：（沈黙しながらうなずく）……②[視診所見は異常なし？]

Pt：実はつい最近，テレビで舌ガンのことを見て，自分もそうではないかと……．10年くらい前に父をガンで亡くしていまして，遺伝することがあると聞いたものですから．

Dent：[ガンを心配してるんだ]心配なのはよくわかりますよ．⑥

Pt：はい，不安で……．

Dent：[痛みの性状を精査しよう]痛みについてもう少し詳しく伺いますが，一日中ずっと痛いんですか，それとも何かをきっかけに痛みが強くなるんですか？⑦

Pt：一日中ずっと痛むことはありません．

Dent：[発作的な疼痛発現はないみたいだな，それとも忘れるくらいの痛みかな？]仕事をしているときとか，食事しているときとか，痛みが出るきっかけはありあますか？

Pt：そういえば，仕事をしているときはあまり感じないかな．食べているときもさほど感じないようです．

1-2 舌が痛い（病変の特徴がない推論）

臨床判断スキル

舌痛を訴える場合，炎症性か，口内炎や腫瘍による潰瘍性か，肉芽性か，三叉神経痛や舌咽神経痛などの神経痛によるのか，いわゆる舌痛症によるものかを考える．

患者から得られる情報として，舌は患者自身が視認することができるので，その変化を伝えやすい部位である．しかし，その反面心配となり，舌癌恐怖症となる場合もある．

患者自身の主訴が舌痛なので，形態的な舌の異常はなく，さらに受療行動の結果からも器質的な変化はないとみて，病名の推論をしてもよいと考える．

受療行動から得た情報は，速やかな診断を導いたり，治療効率を高め，誤診を防いだりすることに役立つ．

■痛みの性状

形態的に異常がみられなければ，あとは神経痛か心因性かを鑑別する．灼熱感，発作性疼痛，局所部位の痛みなど，痛みの範囲，口腔内乾燥感などを確認する．

舌痛症は心因的要素もあるが，痛みがあることは事実であるので，気のせいにしないことである．

異常が起きたきっかけと考えられる原因はどうか（感染，薬物，義歯，食物，ストレスなど）．

受療行動と解釈モデルを聴くことで，疾患に対する思いがどれほどあるか理解でき，さらにこれまでの医療者の対応がわかり，今後どう対処すべきか示唆してくれる．

医療面接スキル

①開かれた質問
②促し
③共感的態度
④繰り返し
⑤受療行動
⑥正当化
⑦焦点を当てた質問

診断に必要な臨床知識

歯科心身症とは

身体疾患の中で，その発症や経過に心理社会的因子が密接に関与し，器質的ないし機能障害が認められる病態をいう．ただし神経症やうつ病など，他の精神障害に伴う身体症状は除外する(日本心身医学会の規定，1981年より)．「心身症」という言葉は特定の身体の病気を指すものではない．さまざまな身体の病気の中に，心身症とみなされるものが含まれる．歯科領域で心身症がよく含まれる病気は，顎関節症，牙関緊急症，口腔乾燥症，三叉神経痛，舌咽神経痛，特発性舌痛症，義歯不適応症，ある種の口内炎(アフタ性・更年期性)，補綴後神経症，口腔・咽頭過敏症などが挙げられる．

舌痛症とは

近年，社会構造や人間関係の複雑さなどから，真面目で几帳面な性格の40〜60歳前後の中高年の女性に舌の痛みを訴えて来院するケースが多く，とりわけ舌痛と口腔内所見との間に乖離のみられるケースが多い．他覚的には舌の色調，形態，機能などに異常がみられず，臨床検査でもとくに異常値が認められないにもかかわらず，多くは舌尖部や舌側縁部に軽度な慢性の持続性表在性で限局性の自発痛をあらわす病態である．飲食時，談話時などでは痛みは中断し，舌の味・知覚に異常のないことがほとんどである．原因はいまだ十分に解明されていない．見た目で舌に異常がないため，痛みの原因は精神的な問題だと思われやすい．以前は「心因性」の痛みではないかと考えられていたが，近年では「神経痛」に近い病気で，痛みを伝達し知覚する神経回路に障害が生じているためだと考えられる．

患者の訴え方

舌が「ピリピリする」「ヒリヒリする」「しびれる」「熱い」「触ると痛い」，または「口の中がネバネバする」などが多くみられる．日常生活を送るうえでは気にはなるが，ほとんど支障はないと答える患者が多い．しかし，一部には気になって仕方がないと答える者もいる．随伴症状は唾液の異常感(唾液量が少ない，ネバネバ感がある)や口臭を訴える．

> ＜心身症を疑う患者にみられる主訴や行動＞
> 1．表情は暗く，感情を顔に出さずに，淡々と答える．
> 2．訴えが多く，その一つひとつが執拗である．
> 3．訴える部位や症状がいろいろと変化する．
> 4．症状は午前中より午後から夕刻にかけて増悪する．
> 5．症状経過が長いわりに全身の衰弱はあまりない．
> 6．転医を繰り返している．

診断の進め方

1）疼痛の性状について聴取する(疼痛の種類，日内変動の有無，付随する症状など)．
2）症状が発現した頃の心理社会的因子について尋ねる．
3）具体的にどんな病気を心配しているかについても尋ねる．
4）状況依存性の症状変化について尋ねる(どのようなときに疼痛がひどくなり軽くなるか)．
5）症状が遷延している背景としては，症状が徐々に増悪していることから，外部的な環境変化や患者自身の性格傾向が相まって症状が発生している可能性を考える．
6）検査で異常がなければ安心する患者は健康といえるが，安心するどころか，かえって落ち着かなくなるようなら心気症を考える．

1-2 舌が痛い（病変の特徴がない推論）

> **＜舌痛症の診断基準＞**
> 1. 舌に表在性の疼痛あるいは異常感を訴えるが，それに見合うだけの局所あるいは全身性の病変は認められない．
> 2. 疼痛あるいは異常感は，摂食時に軽減ないしは消失し増悪しない．
> 3. 経過中に以下の3症状のうち少なくとも1症状を伴う．
>   ① 癌恐怖．
>   ② 正常舌組織を異常であると意味づける．
>   ③ 舌痛症状を細菌あるいは保存補綴物などと関連づけて訴える．
> 4. うつ病，統合失調症などの内因性精神障害に基づく症状ではない．

（永井哲夫．日歯心身5(1) 9-14, 1990より）

　舌痛症を診断するにあたり，上記の項目1と4は必要条件である．しかし舌痛症の診断は簡単なように思われるが，実際の臨床場面では心気症に近縁な病態であり，心理検査による裏付けも難しく診察が重要な意味をもつ．

　舌痛症の医療面接はよく遭遇する歯科疾患と比べて，より多くの心身医学的アプローチが必要となる．初診時に主訴，現病歴などを聴取するときから閉鎖的な質問を繰り返すのではなく，患者本位に話しをさせ，歯科医師は積極的な傾聴を主体とすべきであろう．身も心も分けることなく，聞き役に徹して患者を観察することが大切である．不十分なインフォームドコンセントにより，患者に対して不安，不満を抱かせるような対応をすると，新たな疼痛の発現や増悪につながるので，細心の注意を払う．舌痛症のような心身症に対しては医療面接の中でも信頼関係の確立に趣を置き，カウンセリング要素を多く取り入れた形で会話を展開させたほうがよい．カウンセリング時の要点としては以下のとおりである．

> **＜カウンセリング時の要点＞**
> 1. 身体症状に付き合う．
> 2. 患者の病気に対する考え（解釈モデル）を聴く．
> 3. 心身相関を気づかせるようなアプローチをして，患者自身も心身相関に気づくようになると，セルフコントロールが可能となる．
> 4. 痛みとうまく付き合っていく方向で指導していく．

問題点の整理

1) 時間をかけなければならないか：歯科医院にとって，初診患者にかけられる時間は限られている．患者の話すままに時間をかければよいかというとそうではない．大切なのは，症状の背景には必ず何らかの心理社会的背景があるという気持ちで，患者と接する心構えを持つことである．

2) 患者との関係の深まりはどこまで：心理社会的背景を聞き出すといっても初回の診察で患者の問題点のすべてを把握する必要はなく，またそうしないほうがよい場合も多い．幾度か通院してもらううちに，雑談を交えながら診察の中から次第に患者の本当の問題点が明らかになっていくことが多く，患者の治療計画を踏まえた常識的な範囲の時間内にとどめるべきであろう．治療法としては他科医に尋ねたほうがよい場合は，その間にしっかりと情報を収集し，的確に紹介することも患者のためには必要である．しかし，紹介するからといって受療行動や解釈モデルを積極的に傾聴しないのはよくない．

3) 診断するための現病歴の記載だけでなく，患者プロフィール，すなわち1日の平均的な過ごし方，趣味，性格，家族関係などの生活像を傾聴し記録することは，患者信頼関係を確立するために有効である．

各論編　デンタルインタビューの実際

2-1 何度も腫れたが抜歯したくない（コンプライアンスが低い）

初　診：25歳・女性，会社員
疾　患：智歯周囲炎
現病歴：1年半前に右下奥歯あたりに痛みを憶え，歯科医院で抗菌剤の投与を受けた．抜歯を勧められたが，痛みが消えたので放置していたら気にならなくなった．半年前にふたたび痛みと頬の腫れが生じ，歯科医院で切開排膿と抗菌剤の処方を受けた．1週間ほどで痛みと腫れは治まった．3日前に軽い痛みが生じたので，飲み残しの抗菌剤を服用したが，痛みは消えず，薬をもらいたくて来院．少し腫れが出て口も開きづらくなってきている．
現　症：全身的所見でやや疲労感がみられる．局所所見では右顎角部は左に比べ腫脹している．また顎下リンパ節は示指頭大の腫脹を触れる．$\overline{8|}$は半萌出で周囲歯肉に発赤がみられ，頬側歯肉に圧痛がある．$\overline{7|}$の打診痛はみられない．エックス線所見では$\overline{8|}$は正常方向に萌出し，歯冠部遠心は歯槽骨頂と同じレベルにみられた．
医科的既往歴：特記事項なし
治療希望：あまり休めないので，痛みと開口障害を早くなくしてほしい．

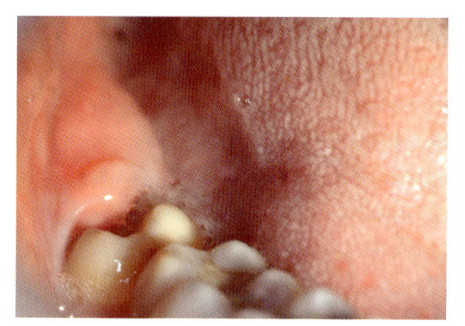

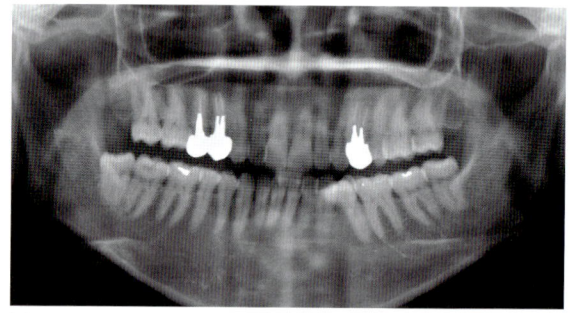

図1　口腔内写真．　　　図2　パノラマエックス線写真．

症例のコンテクスト

これまでに幾度か智歯の処方や治療を受けているが，抜歯を受ける決断ができない患者である．周囲の人から抜歯処置や術後の痛みの話しなどを聞くと，悪いイメージを想像し恐怖感をつくりやすい．智歯の予防的抜歯の必要性に関するエビデンスは，明らかになったという報告はこれまでにみられない．しかし一度消炎処置を受けた智歯については，再度急性発作が生じるケースは多くみられる．周囲歯肉の腫脹のみであれば問題はないが，顎下隙や翼突下顎隙などに進展すると炎症が増大することがあるので注意を要する．

医療面接のポイント

痛みと開口障害を伴った急性疾患である智歯周囲炎は，患者の苦痛を理解し，共感的言葉や態度を示すことが求められる．患者が抱く抜歯に対するイメージについては，受療行動や解釈モデルから推察する．患者が現在，痛みを訴えていることを念頭において，手際よく効率的に情報を得ることが重要で，そのためには開かれた質問により，患者が伝えたいことを言い終えた後は，診断名と進展状況を考えるために閉じた質問を効率的に勧める必要がある．医科的既往歴については，歯の治療にあまり関係ないと思っている患者もいるので，歯科治療を安全に行うために，必要であることを理解してもらうよう努める．

診断―推理・推論のための面接技法の会話例

＜途中経過＞

Dent：［腫れてるなあ］痛みますか？
Pt　：右下の奥が痛いです．
Dent：いつから痛いのですか？①
Pt　：3日前に軽い痛みが生じたので，以前にもらった化膿止めを服用しましたが，痛みは消えませんでした．今では，ズキズキするような痛みがあって，今朝から口も開きづらくなってきています．（不安そうな顔で）
Dent：［え，薬持ってんの］ご自分で化膿止めを飲まれたのですか．
Pt　：はい．以前にもらったのがあったので．
Dent：［前にも，幾度か Perico で服用してるな］どこかの歯科医院でもらったのですか．
Pt　：はい．
Dent：以前にも，親知らずが腫れたことがあったんですね．②
Pt　：はい．2回ぐらいあるかな．
Dent：いつごろですか？
Pt　：たしか，半年ぐらい前と1年半ぐらい前かな．
Dent：抜歯したほうがよいという説明は受けてないですか？
Pt　：え～．忙しくて．
Dent：……．（沈黙）③［何が問題かを少しは考えさせよう］
Pt　：抜かないとダメですかねえ．（なんか雰囲気よくないなあ）
Dent：ええ，でも忙しいんでしょう．口が開きにくくなってきているのはわかるでしょう．［少し脅したほうがよいかな］
Pt　：はい……．
Dent：膿がもっとアゴの下のほうに入って溜まると，もっと開かなくなってくるし，呼吸もできなくなって死ぬこともあるんですよ．④
Pt　：え～．本当ですか．うそでしょ．（おどかさないでよ）
Dent：稀ですが，そうなる可能性はありますよ．
Pt　：でも，抜くと痛いでしょう．
Dent：麻酔をして抜いた後は，鎮痛剤をうまく使えば，何とかなりますよ．
Pt　：そうですかあ．（本当かなあ）
Dent：少し時間はかかりますが，抜いたほうが何度も痛い思いをしなくて済みますよ．腫れが治まったら，抜歯しましょう．［やる気がないなあ］
Pt　：……．そうですかあ．（いやだなあ）
Dent：今日は，膿を出しましょう．そして，化膿止めを飲んでいただいて，腫れが治まったら抜歯しましょう．［まあ，次回までに少し考えさせるか．動機づけって難しいなあ］
Pt　：……はぁ．
Dent：その前に，歯の状態を細かくエックス線検査して確認しましょう．よろしいですか？
Pt　：……はぁ．

＜以下略＞

臨床決断スキル

■臨床行為の本質は，決断を下すこと

臨床医学は不確定要素が多く，その中で最良な決断をしなければならない．

できるだけ確実な情報を集め，リスクを予測し，それから生じるであろう結果を考え，効率よく最少リスクのもとで，患者・医療者がもっとも満足する判断を示唆すべきである．

■説得力

患者が何を求めているか，何を期待しているのか，何を知りたいのか，ということを感じながら話す．

持っている知識をすべて話せばよいかというと，それは単なる自己満足にすぎず，患者中心であることをつねに忘れてはいけない．

■LEARN[1] とは

解釈モデルを尋ねて，わかりやすい言葉で説明し，互いの見解の相違点，共通点を明らかにし，最適と思われる治療法を提案する．

そして，最後に医療者としての倫理的規範を乱さない程度に妥協して，両者の納得した治療法を話し合いで決断する．

医療面接スキル

■動機づけを促すことができない会話

①焦点を当てた質問
②誘導的な質問
③沈黙
④不公平な質問

②，④の質問は，できるだけ使用を避けたい質問法である．会話の流れの雰囲気からも，③は本来の意味と違ったとらわれ方となっている．

診断に必要な臨床知識

智歯周囲炎とは

　智歯周囲炎は智歯の萌出により周囲の歯肉に炎症が生じることで発症する．現代人は以前に比べて下顎骨の発育が小さくなる傾向があり，智歯萌出スペースがなくなることで，高い発症頻度で智歯周囲炎がみられる．6歳臼歯といわれる第一大臼歯も萌出時に周囲組織に炎症を起こすことがあるが，この場合は完全萌出すれば症状は消失するので，局所の清掃，消毒を行うだけでよい．しかし，智歯の場合は萌出スペースがないことが多く，完全な萌出が期待できなかったり，また炎症が咽頭に波及すると，嚥下障害を生じたり，口腔底の舌骨上筋に波及すれば開口障害を招く．さらに炎症が拡大し，増悪すれば縦隔炎を生じ，呼吸困難などを起こす可能性もある．このような症状がみられたら，速やかにPaO_2の測定，白血球数，CRPなどの血液検査を行い，炎症の広がりを判断して，CTなどの撮影も考慮に入れ，適切な対応が必要になる．

患者の訴え方

　患者は開口障害と「ズキズキするような痛み」を訴えており，その表現から痛みは拍動性を示している．これは急性の炎症性疾患にみられる訴えである．智歯の存在を自覚していれば，患者自身が智歯を原因歯と推察できるが，その自覚がなければ，原因がわからず不安を強く感じることになる．
　智歯周囲の歯肉に，初期には発赤，腫脹，圧痛がみられる．その後，さらに炎症が進むと，歯周ポケットからの排膿，腫脹が周囲粘膜組織へ波及し，開口制限，嚥下痛，顎下リンパ節の腫脹と圧痛がみられる．さらに口蓋扁桃部へ炎症が波及すると，悪寒戦慄を伴い38〜39℃の高熱，倦怠感，咽頭痛が生じ，摂食・嚥下も困難になる．患者はこれらの波及に応じた自覚症状を訴える．

診断の進め方

　患者が開口障害とズキズキした痛みとして表現している拍動性疼痛を訴えていることから，急性炎症性疾患がまず考えられる．医療面接により，過去において疲労時に右側下顎智歯付近に違和感を覚えていたこと，今回も同様な症状がみられたこと，その後，強い痛みに変わってきたことなどの情報を得たことから，智歯周囲炎の急性化が推察される．しかし，一般的によくみられる智歯周囲炎として，あまりに診断を早期閉鎖すると誤診を導く可能性がある．そのためパノラマエックス線撮影は，周囲にある病的所見の抽出や智歯抜歯を考えるうえでも，下顎管と根尖との位置関係を規格化した条件で撮影されるので，多くの情報が得られ，スクリーニング的にも有効な手段といえよう．

問題点の整理

　智歯周囲炎は，智歯の萌出時における周囲組織の炎症反応により発症する．近年，下顎骨の歯列弓が歯の大きさに比べて小さい傾向にあるため，智歯の萌出スペースがなく骨内に完全に埋伏していたり，歯肉に覆われて口腔に萌出しないケースも多々ある．しかし自覚症状はなくても，周囲歯肉には炎症が生じていることがよくある．体力が弱まったり，抵抗力が低下したときに発症する．頸部の炎症は種々の隙に波及して，縦隔炎のような重篤な症状を呈することがある．したがって，炎症の波及程度を判断するために，医療面接で嚥下痛の有無，疼痛の部位，変化を十分に聴き取ることが大切である．

2-1 何度も腫れたが抜歯したくない（コンプライアンスが低い）

顎骨周囲への炎症の波及（組織隙）

智歯周囲炎などの化膿性炎症がすう疎な結合組織である組織隙に拡大して，膿瘍や蜂窩織炎を生じる場合がある．組織隙は連絡しているために，容易に炎症を拡大させる．とくに下顎の智歯に起因する化膿性炎は近接する組織隙に拡大する傾向が多い．

舌下隙，顎下隙，オトガイ下隙から，さらに翼突下顎隙，側咽頭隙，後咽頭隙，頸部血管しょう，縦隔などへ波及する．

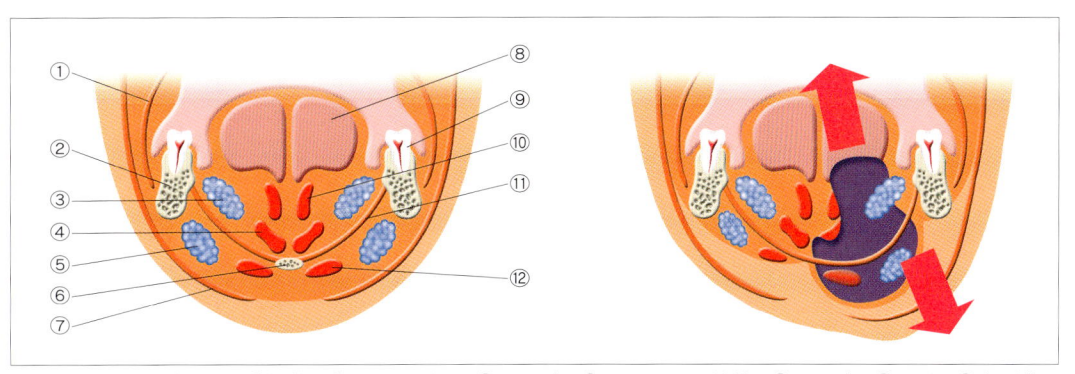

図3　左：正常模式図．①頰筋，②下顎骨断面，③舌下腺，④オトガイ舌骨筋，⑤顎下腺，⑥舌骨，⑦広頸筋，⑧舌，⑨｢6，⑩オトガイ舌筋，⑪顎舌骨筋，⑫顎二腹筋．右：顎下隙膿瘍と舌下隙膿瘍の合併（野間弘康，瀬戸皖一．標準口腔外科，第3版．東京：医学書院，2004より改変）．

智歯の抜歯

抜歯を行うにあたり，施行前に処置時間の予測をしてから実施するが，予想外に時間を要した経験があると思われる．

難易度A：
歯は直立しているが，歯冠を歯肉が覆い，埋伏あるいは半埋伏の状態である．比較的容易に抜歯できるケースが多いが，遠心部が骨に被覆されていたり，歯根の肥大・湾曲がみられると，難易度は高くなる．

難易度B：
歯は近心傾斜して，半埋伏している状態である．

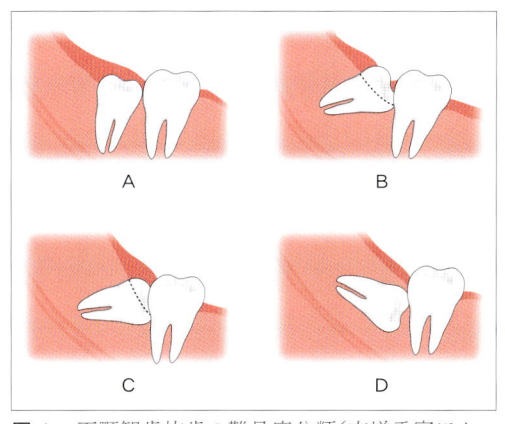

図4　下顎智歯抜歯の難易度分類（吉増秀實ほか，1992より引用）[3]．

難易度C：
歯は近心傾斜あるいは水平位な埋伏で，歯冠の一部は骨から出ているが未萌出な状態である．Bと比べて，歯冠を覆う骨を除去して歯冠を露出させてから歯冠分割を行う．しかし，第二大臼歯の遠心アンダーカットに歯冠は想像以上に入り込み，さらに削除方向を間違うと歯冠の一部が残り，なかなか脱臼できないことがある．

難易度D：
歯は深く完全に骨内にあり，水平位な埋伏状態である．厚い皮質骨の削除に時間を要する．歯槽頂方向からは切削器具が届かない場合が多く，頰側からのアプローチが大切である．

引用文献
1．飯島克巳．すぐに役立つ外来での患者対応学，第1版．大阪：永井書店，1998；21-30.
2．野間弘康，瀬戸皖一．標準口腔外科，第3版．東京：医学書院，2004.
3．吉増秀實，白鳥　満，斎藤正夫，天笠光雄．下顎智歯難抜歯における難易度分類と抜歯法および抜歯に要する時間についての検討．日本歯科評論 1992；596：167-174.

各論編　デンタルインタビューの実際

I 2-2 下唇の腫れが気になる（頻度の高い疾患から考える）

初　診：20歳・女性，大学生．
疾　患：小唾液腺（下唇腺）に生じた粘液瘤
現病歴：数か月前に右下唇に腫脹が現われ，その後自然に消退するが，再度腫れを繰り返し，次第に大きくなったので，心配になり来院した．
現　症：下唇右側の白唇との境界に近い赤唇部分が半球状に膨隆している．大豆大で，表層の粘膜は正常色を呈している．
　　　　境界がやや不明瞭な粘膜下腫瘤で，硬度は軟かく圧迫すると半透明となり波動性を感じ，内容液の貯留が考えられる．圧痛はない．
医科的既往歴・家族歴：特記事項なし

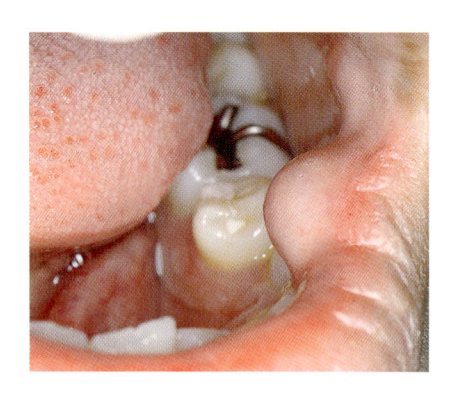

図1　口腔内写真．右下唇部に大豆大の腫脹がみられる．

症例のコンテクスト

　本症例は，発生部位，粘膜下の腫瘤，硬度や現病歴から，口腔軟組織に発生する囊胞の中でもっとも頻度が高い小唾液線由来の粘液瘤の典型例と思われる．以前に腫脹した部位が消退したにもかかわらず，再燃したことに不安を感じている．発生原因をわかりやすく説明し，治療は粘液瘤だけではなく，周囲の原因と思われる小唾液線の切除も必要であることを説明すべきである．

医療面接のポイント

　口唇に発生する粘液瘤は自発痛がなく，発育が緩慢であることから患者は緊迫した様子で受診することは少ない．発生年齢が比較的若いので，保護者と一緒に受診する場合が多く，病歴聴取，病状や治療の説明はしばしば患者と保護者の両方に行うことになる．本症は外科的切除を要することや，腫瘍と思って不安で受診する場合があることから，診察診断のプロセスは，患者の疾患に関する心理状態（悪性かどうかや手術に関する不安）に応じて，説明をわかりやすく行えば，患者は安心する．

2-2 下唇の腫れが気になる（頻度の高い疾患から考える）

診断—推理・推論のための面接技法の会話例

＜挨拶略＞

Dent ：[まずは受診にいたるまでの経緯を聴いて，患者の心理的背景や性格などを探ってみよう]下唇の右側の腫れがご心配で受診されたのですね．今から，少し詳しくお話を聞かせていただきます．よろしいですか？①

Pt ：はい（うなずく）

Dent ：腫れているのに気づかれたのは，いつ頃ですか？②

Pt ：10日ぐらい前からです．

Dent ：それで……．

Pt ：下唇が変な感じになって右側が少し腫れているのに気づきました．以前にも同じことを経験しましたが，1～2日で治ったので放っておきました．でも，今度は治らなくて触ったら「しこり」みたいなものがあります．痛みはありませんが，大きくなってきたので，心配になって来ました．

Dent ：自分で触った感じでは硬さはどうですか．硬さは変わってきましたか？

Pt ：軟らかく感じました．今日まで変わっていません．

Dent ：唇を触らせてください．なるほど，おっしゃるように軟らかいですね．（境界明瞭で，波動を触れ，内容液の貯留を確認する）[小唾液腺由来だとすると，腫れたりつぶれたりを繰り返している可能性があるかな]「以前に同じように腫れた」といわれましたが，何回腫れたか覚えていますか？

Pt ：数か月前に1度だけありました．でも，すぐに腫れは治まったのですが……．

Dent ：[噛んで開口部を傷つけていないかな]下の唇を噛む癖があるとか，最近打ったり傷つけたりしましたか？（腫脹の原因を考える）

Pt ：いいえ．ありません．

Dent ：[腫れが引いて治ったと思っているんだ．多分，噛んでつぶれたと思うけど]伺ったお話を整理しますと，10日ほど前に何の前触れもなしに下唇の右側が腫れて，徐々に大きくなってきた．軟らかくて痛みはない．以前も腫れを経験されたけど，すぐに治った．ということでよろしいですか？③

Pt ：はい，そうです．それよりも，小さくならないから腫瘍だと思うんですよ．若くても，ガンの可能性はありますよね．

Dent ：[本当に気にしているのはガンに対する不安なんだ]中に水が溜まっていますので，囊胞という病気が考えられます．あせるお気持ちはわかりますが，詳しい診察をした後でご病気について説明します．

Pt ：はい．（ガンじゃないみたい．少し心配したけど，よかった）

＜以下略＞

臨床決断スキル

■まずは頻度の高い疾患をリストアップ

よくみられる疾患名を想起するのが無難である．色，形，部位からいくつかの暫定診断名を思い浮かべ，これまでの経過を尋ね，視診所見を情報として求める．

腫れる原因は，腫瘍性と炎症性に大別される．鑑別には「自律性増殖」や「炎症の5症状」の有無を病歴聴取の段階から確認するように心がけ，そのためには日頃各種疾患の知識を整理しておく．限られた時間内に行う初診面接では，途中で診察（視診，触診）を簡単に行っておくと，質問内容が整理され面接が容易となる．本ケースは，部位や症状が粘液囊の典型例なので，現病歴や視診・触診から診断は容易となる．

非炎症性腫脹では，患者は潜在的に悪性腫瘍の可能性を考えており，診察者の言葉や表情の変化を注意深く観察している．くれぐれも不用意な言動を慎むべきである．

医療面接スキル

原因を探求するために閉じた質問の連続である．診断名を仮説演繹法で鑑別診断する典型的な問診である．
①承諾
②焦点を当てた質問
③要約

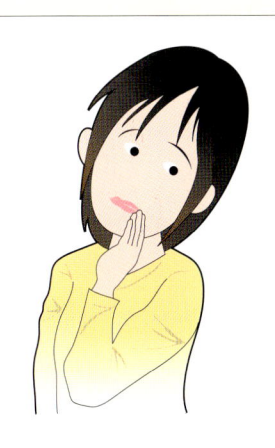

診断に必要な臨床知識

粘液瘤とは

　　口腔領域の軟組織囊胞は，唾液腺に由来するものと胎生期の迷入上皮に由来するものに大別される．唾液腺に由来するものは，小唾液腺に由来する囊胞が大半を占める．発生原因は小唾液腺の流出障害に起因するもので，粘液囊胞(mucous cyst)または粘液貯留囊胞(mucous retention cyst)の病名がある．一方，病理組織学的には裏層上皮が欠如しているので，粘液溢出現象(mucous extravasation phenomenon)ともいわれ，本来の囊胞とは別に扱う傾向にある．臨床的には一般に粘液瘤(mucocele)と呼ばれ，口唇，とくに下唇の正中と口角の間に発症する例が大半を占める．上唇はまれである．直径数ミリから1cmの半球状の腫瘤で，無痛性で透明感があり波動を触れる．被覆粘膜は正常色を呈する．なお，舌尖部や舌下部にも発症し，この場合は前舌腺由来であることから同腺の別名を冠し，Blandin-Nuhn 囊胞と命名されている．

　　発生年齢は30歳以下が大半を占める．成因は外傷による導管の破綻や閉塞による排出障害が考えられているが，原因となるような外傷の既往は患者から聴取できないのが普通である．粘液瘤は外力を受けやすい部位に発症し，容易に破れて粘稠な内容液を排出すると消失するが，原因を除去しない間は短期間で再発し，徐々に固くなる．治療は粘液瘤が破綻しないように一塊として切除する．さらに粘液瘤だけではなく原因と思われる周囲の小唾液腺を含めて切除することが肝要である．

患者の訴え方

　　前述のごとく，無痛性の膨隆を訴える．症例によっては何度か腫脹と消失を繰り返し，徐徐に硬くなったと訴えるケースが多くみられる．

診断の進め方

　　粘液瘤の診断は，発生部位，大きさや症状を考慮すれば容易である．肝心なことは，触診で境界明瞭であること，粘膜下腫瘤であること，波動を触知することを確認することにある．鑑別診断は血管腫が挙げられるが，圧迫により脱色がなければ除外できる．軟組織腫瘍との鑑別は，硬度が決め手になる．

　　診断に際して，注射針を刺して内容液が粘稠であることを確認すれば確実である．

―――

＜軟組織に発生する囊胞＞

1）粘液囊胞
　　下唇，頬粘膜：粘液瘤
　　舌下面：Blandin-Nuhn 囊胞
　　口底：ガマ腫(ranula)
2）類皮囊胞，類表皮囊胞
　　口底正中，オトガイ下部(黄色がかった弾力性腫瘤)
3）側頸囊胞
　　側頸部の捏粉様腫瘤

鑑別診断のプロセス

　鑑別診断を行う際に用いられる診断様式(diagnostic strategies)に「仮説演繹法」がある．主訴を聞いた段階で，いくつかの診断名が頭の中にリストアップされる．次いで，5W1Hの法則に基づいて病歴聴取が行われる．いつ頃からか，どうして気がついたか，どこの部位か，などと尋ねながら，順次診断名を絞ったり，または新たに診断名を加えたりしていく．
　本ケースのような「下唇の腫れ」を主訴とした鑑別診断のプロセスに関しては，数か月前に気がついたが，部位はよく噛みやすい口角内側の下唇ということから粘液囊胞の好発部位であることや，これまでに腫れと消退を繰り返し，硬度は軟らく，特別な色彩はなく口唇色であることから，口唇の唾液腺に咬傷や他の原因による障害がきたし，唾液の排出障害による貯留が関与した疾患であろうと推理される．歯科の軟組織疾患は視診により得られる色や形などの情報から，内科領域と比較すると仮説演繹法はさほど深い思考を必要としない．そのため，視診情報を重く考えすぎると，疑うことなく誤った診断名を導いてしまうこともある．したがって，エラーを導きやすいheuristicの存在を忘れてはいけない．

１）仮の診断名のリストアップの際に注意すること
　①明らかな異常所見は最後に注目し，できるだけ広い視野からみる．
　②頻度の高い疾患のみられるケースは多い：
　これは，まれな疾患が典型的な現われ方をするよりも，頻度の高い疾患が非典型的な現われ方をするほうが多いという意味である．
　③急を要する疾患や見逃してはいけない疾患から先に考える．
　④必ず処置をしなければならない疾患から先に考える．
　⑤探したい，見てみたいという思いがあると，その疾患を探そうとする心理的傾向がある．

２）鑑別する際に考える軸
　①解剖学的な軸から考える：
　診断名をリストアップするときに，口唇なのか，頰部なのか，舌なのか，口蓋なのか，歯槽なのか，などと解剖学的に網羅する．
　②病態生理学的な軸から考える：
　炎症なのか，腫瘍なのか，変性なのか，自己免疫・アレルギーなのか，外傷なのか，神経系なのか，などを考えて，リストアップを補強する．

問題点の整理

　本疾患は良性であるが，比較的若い年齢に発症することや，切除が必要であることが問題点として挙げられる．したがって，本人はもとより保護者への十分な説明が必要である．腫瘍性病変ではないこと，切除すれば治癒することを患者および保護者の理解力にあわせて説明することである．

各論編　デンタルインタビューの実際

I 2-3 舌側の隆起が気になる（共感的な姿勢）

初　診：56歳・男性，会社員
疾　患：下顎骨隆起
現　症：下顎骨小臼歯部舌側に左右1個ずつの半球状の骨隆起を認める．表面粘膜は正常であるが，隆起部分の圧迫により痛みを生ずる．全歯的に著しい咬耗を認める．

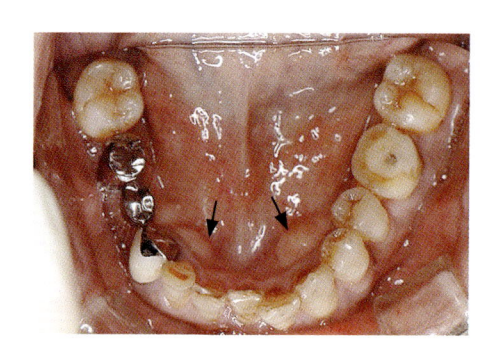

図1　口腔内写真．下顎骨小臼歯部舌側(矢印)に骨隆起を認める．

症例のコンテクスト

　下顎骨隆起は下顎骨小臼歯部の舌側にみられる限局性の骨隆起である．半球状や丘状のものなど，形も大きさもさまざまであり，左右1つずつ認められる場合が多いが，複数個の場合もある．患者の自覚症状はほとんどなく，診察で指摘されてはじめて隆起の存在に気づいたり，また患者自身が偶然気づいて歯科医院に相談に訪れることも多い．ある日，突然隆起に気づくために，患者は悪性のものではないかと不安になっている場合がある．
　患者には，悪性の病変ではないので隆起の軽度のものは放置してよいことを，また粘膜の損傷や義歯装着に支障がある場合には骨瘤の除去を行うこともあると説明すべきである．

医療面接のポイント

　下顎骨隆起は，顎骨に生じる病変の中で遭遇する機会が多い病変である．生理的に増殖するもので腫瘍ではなく，骨隆起の軽度のものや無症状のものは放置して問題ない．したがって，急を要する処置や検査は必要なく，まずは良好な患者-医師信頼関係の構築を目的としたコミュケーションを最優先する．なぜなら，患者は下顎隆起に何かの拍子に偶然に気づき，急に大きくなったと勘違いをし，悪性のものではないかと不安になっている場合もあるからである．その後に，鑑別診断のために閉じた質問(closed question)で骨隆起の状態の変化や自覚症状の有無を聞き出すようにする．
　また，日常生活上の不都合があるかどうか，たとえば食事中に粘膜損傷があるか，発音がしにくい場合があるか，また下顎に義歯が装着されている場合には，その着脱時に障害があるかどうかを聴くと，今後の治療方針の決定や治療に対する患者の動機づけに役立つ．さらに，加齢とともに増大傾向を示し，その個数も増えていく可能性があることを十分に説明しておくべきである．

2-3 舌側の隆起が気になる（共感的な姿勢）

診断─推理・推論のための面接技法の会話例

＜途中経過＞

Dent：下の歯茎にふくらみあって，そこが痛くなったわけですね？
Pt ：はい．今まで痛みはなかったんですけど，昨日急に．
Dent：そうなんですか．（うなずく）①[腫れではなくふくらみ？そして今回痛みが出た？もう少し自覚症状を聴いてみよう]それで？②
Pt ：口の中をのぞいてみたらふくらんでいる所がちょっと赤くなっていたんです．
Dent：そうですか．（うなずく）① 痛くなったのははじめてなんですね．原因について思い当たることがありませんか？③
Pt ：昨日の夕食中に，硬いものを噛んでいるときに当たって痛くなりました．
Dent：それで，口の中をのぞいてみたらふくらんでいる所がちょっと赤くなっていたんですね．④
Pt ：そうなんです．いままで食べ物が当たる感じは何回かあったんですけど．
Dent：何回か当たる感じがあったんですね．④[ふくらみが原因かな]ふくらみに気づいたのはいつ頃ですか？
Pt ：じつは，歯茎のふくらみはちょっと前から気づいていたんです．2か月くらい前かなぁ．
Dent：気づいたのは，何かきっかけがありましたか？
Pt ：いや，たまたまなんです．歯みがきのあと口の中をのぞき込んだら，下の歯茎の内側にふくらみができていたんです．
Dent：そのとき，痛みとかはなかったですか？
Pt ：はい，痛みはとくになかったです．ただ気になってぎゅーと押さえると少し痛みがありました．
Dent：ふくらみに気づいてから大きさに変化がありましたか？
Pt ：気づいてから気になって見ていましたが，大きさは変わらないです．触らなければ痛みもないから，そのうちなくなると思って．それが昨日急に痛くなって，心配で……．
Dent：それは心配ですね．口の中を見せていただいてもいいですか．（ミラーを使ってサッと見る）[下顎小臼歯部歯肉の舌側面に半球状の骨隆起がある．しかも左右対称に2つある．あっ，左側の隆起の粘膜に損傷があって，出血跡が]
Dent：たしかに，下の歯茎の内側にふくらみがありますね．左右に1個ずつあって，赤みは今はありませんね．[たぶん，下顎隆起だと思うけど，骨腫の可能性もあるので，さらに確認していこう]
Pt ：そうですか．昨日は赤くなっていたんです．痛みもあったので何か悪いものじゃないかと，心配で．
Dent：たぶん骨が増殖してふくらんだもので，悪いものではないのですが，今回のように硬い食べ物で痛みが出たり傷ついたりすることもあります．

臨床決断スキル

患者とはじめて接するときに，考慮すべき疾患空間に限りはないが，歯科の場合は，医科と比べてよく遭遇する疾患(common disease)の種類が少ないため，限られる場合が多い．

■**主訴に焦点を当てる**

症例は典型的な下顎骨隆起である．患者が歯茎の硬いふくらみに突然気づいて，心配になって診療室に訪れることや，歯科検診で指摘されてはじめて気づく場合も多い．

その形態と発生部位から診断は比較的容易であり，見るとすぐわかる疾患である．しかしながら骨腫などとの鑑別が必要である．

患者は，ある日突然隆起に気づくために，悪性のものではないかと不安になっている場合もある．

そこで，患者には悪性の病変ではないので，隆起の軽度のものは放置してよいことを，また粘膜の損傷や義歯装着に支障がある場合には，骨瘤の除去を行うこともあると説明すべきである．

また，加齢とともにその大きさや数が増加していく場合が多く，その結果外科的処置が必要になることもありうると，追加説明しておくことも必要であろう．

医療面接スキル

①非言語的コミュニケーション
②促し
③解釈モデル
④繰り返し

各論編 Ⅰ 初診時の医療面接

診断に必要な臨床知識

下顎骨隆起とは

　下顎骨隆起とは，下顎骨小臼歯部舌側の内側にみられる骨隆起である．半球状や丘状の隆起が左右対称に1個ずつ認められることが多いが，複数個存在する場合もある．まれではあるが，頰側にみられることもある（図2a）．顎骨の周辺性の過剰な骨増殖であり，口蓋骨の正中縫合部に発現するものは口蓋隆起（図2b）と呼ばれている．真の原因は不明であるが，歯ぎしりや嚙みしめなど過度の咬合力が関与する，あるいは遺伝的な要因が関与するといわれている．いずれにせよ，病的なものではなく，生理的な現象であるという点で意見の一致をみている．幼小児期に認められることは少なく，青年期以降に認められることが多い．加齢に伴って数，大きさともに増加する傾向がある．日常生活に影響がない場合は経過観察でよいが，粘膜にびらんや潰瘍をたびたび形成する場合，また義歯装着に障害となる場合（図2c）には外科的除去が適応となる．

＜骨隆起＞

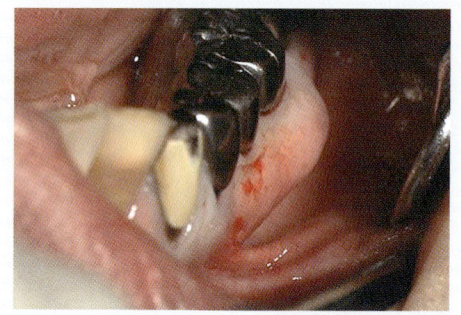

図2a　頰側に認められた下顎骨隆起．

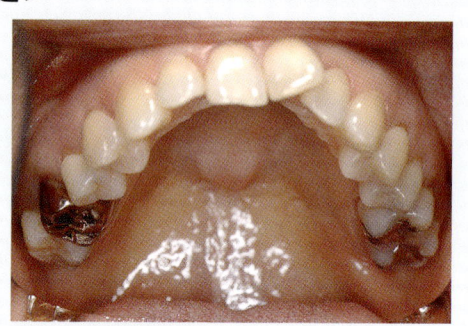

図2b　口蓋隆起．

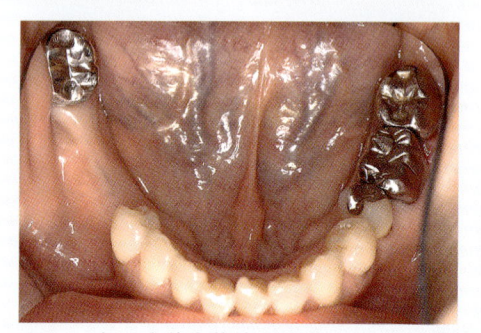

図2c　部分床義歯装着の障害となった下顎骨隆起．

患者の訴え方

　通常は本人の自覚症状はほとんどなく，何かの拍子に偶然気づいたり，歯科医院で指摘されてはじめて骨隆起があることに気づく例が多い．無症状で数，大きさが増加するため，本人が気づいたときには，急に大きくなったと勘違いをし，悪性のものかと不安を感じる場合もある．隆起の高度な症例では発音障害を訴えたり，本症例のように食事時に隆起を覆う粘膜が傷つき一時的な疼痛を訴えることもある．また義歯の着脱時に不都合を生じるため，歯科医院で除去を勧められることもある．

診断の進め方

　　下顎骨隆起は，その発現部位ならびに形状より視診にて診断は容易である．下顎骨小臼歯部の舌側にできることが多いが，上下顎の頬側にできる場合もある．その個数は左右1個ずつが多いが，複数個あるいは左右非対称に出現することもある．

　　通常は本人の自覚症状はなく，ゆっくりと増殖していくため，何かの拍子に気づくことが多い．しかしながら，増殖が高度の症例では発音障害，または口腔粘膜のびらんや潰瘍形成を訴えて来院する場合もある．歯の動揺，打診痛などは認められない．エックス線的に限局した不透過が認められ，組織学的には正常な緻密骨からなっている．本症は骨増殖疾患である骨腫との鑑別が必要である．

　　骨腫は，初期においては無症状に経過することが多いが，進行するに従い顔貌の変形，神経症状，歯の転移による咬合障害などを訴えるようになる．

問題点の整理

　　下顎骨隆起は，生理的に増殖するもので腫瘍ではないため，基本的には経過観察をしていく疾患である．しかしながら突然骨隆起に気づいた患者は，悪性のものではないかと心配して来院する場合が多い．その際には，本疾患の成因と今後どうなるかをしっかり説明することが必要である．

　　通常は本人の自覚症状はほとんどなく，また病的なものではないため経過観察を行うことになる．しかしながら日常生活上の不都合がある場合，たとえば食事中に粘膜をたびたび損傷する，発音がしにくい，また義歯の着脱に障害となるときには，外科的な処置が必要となってくる．

　　下顎骨隆起は経過が長く，臨床症状がある場合もあれば，症状がまったく出ず日常生活になんら影響がない場合もあるため，本疾患の患者が来院した場合には，骨隆起の状態の変化や自覚症状の有無を聞き出すようにし，日常生活上の不都合があるかどうかも確認することが，今後の治療方針の決定や治療に対する患者の動機づけに役立つ．

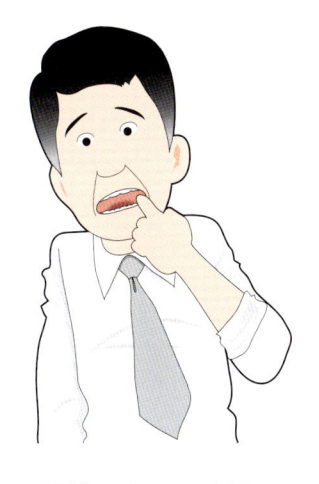

悪性のものか心配…

各論編　デンタルインタビューの実際

3-1 歯茎からの出血がある（POSによる問題点の抽出）

初　診：46歳・女性，専業主婦
疾　患：慢性（成人性）歯周炎，咬合性外傷
現　症：全歯の歯肉辺縁部が退縮し，3|，上下顎臼歯部，下顎前歯部が顕著である．歯肉の炎症は全歯について軽度から中等度ある．3|の③２１①ブリッジ支台歯周囲では，唇側に8mmの歯周ポケットがある．歯の動揺はない．また，咬合・顎関節の異常はみられない．

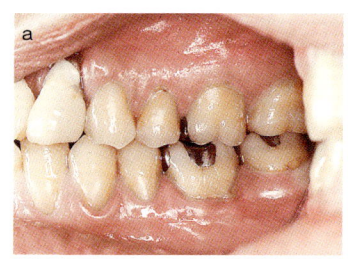

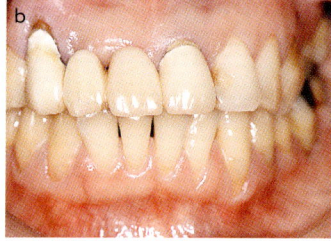

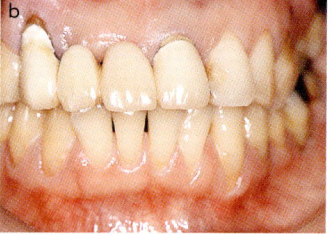

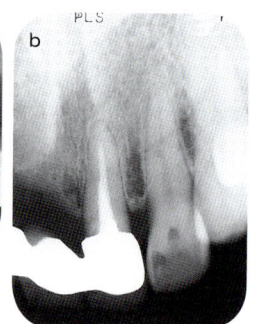

図1a,b　全歯に歯肉の退縮が著しい．

図2a,b　3|歯根長の1/3に達する透過像がみられる．

症例のコンテクスト

　　エックス線所見から，全歯の骨レベルが下がっていることがわかるが，歯間部の著しい水平吸収像はない．典型的な慢性（成人性）歯周炎の初期タイプである．エックス線所見に一致して，頰側の歯頸部が露出するような著しい歯肉退縮があり，症候性の咬合性外傷が疑われる．また，口腔内の衛生状態は比較的良好であるが，誤った方法で過度の歯みがき圧という外的要因も考えられる．普段より口腔内には関心がある患者だが，出血があると患者は認識していても，それがどの程度悪いのかは容易に理解できないし，とくに③２１①については，10年ほど前に，ある歯科医院で２１|を虫歯のために抜かれ，ブリッジにされたとのことである．歯肉出血というよりも，これ以上歯を失いたくない，また歯肉退縮という審美的なことを何とかしてほしいという思いがある．

医療面接のポイント

　　歯周病自体は鑑別が比較的容易であるため，主な症状のみを聞いて簡単に口腔内を見たあとに，レントゲンや歯周組織検査を優先してしまう場合が多々ある．歯周病の場合には，治療期間が長期にわたることが多いため，患者にとっては治療のゴールが見えにくいし，ステップごとの再評価によっては治療計画やゴールの変更もありうる．また歯周治療のみならず，う歯，補綴，矯正治療，そして全身的な方面からのアプローチが必要であり，包括的歯科医療として治療に取り組む必要がある．そのため十分な患者-医療者間の信頼関係を構築させ，患者の解釈モデルはもとより，NBMを中心とする患者の病気の物語としての背景の聴取を十分に行う必要がある．

　　また，歯周病では進行が緩やかなのかあるいは急速性のものかの見極めのほかに，喫煙などの生活習慣や代謝性，循環器性，血液性，感染性などの全身的な危険因子が関係することが多いため，システムレビューなどを利用し，聴取する必要がある．

POS（問題思考型解決法）における問題点の抽出と分析のための面接技法の会話例

＜途中経過＞

Dent：どのあたりですか？

Pt　：あちこちですが，とくに左上の糸切歯あたりからよく血が出ます．

Dent：[歯茎(肉)から血が出るというのが問題点かな？]左上の糸切歯あたりですね．それでは，気づき始めてから今日までのことを詳しく聞かせてください．①

Pt　：はい．2か月ぐらい前からですが，はじめは歯茎（歯肉）が腫れた感じがして，強めに歯みがきしていたのです．それで，少しは出血が減った感じでしたが，その後もずっと続きますので心配になってこちらに来ました．

Dent：[出血するから強くみがくというのは，どこかで指導を受けたことがあるのかな？]それは心配になりますね．それで……．

Pt　：はい．その部分は，10年ほど前に歯を2本も抜かれて，4本の差し歯になったところなので，これ以上歯がなくなるのがいやなのです．前歯ですので．

Dent：[女性だし，年齢からしても，前歯が2本欠損だと，これ以上抜かれたくないというのもうなずける．とくに前歯だし，これが問題点かな？]そうですか．前歯を2本もなくされたのですね．これ以上抜かれたくないという気持ちはよくわかります．②

Pt　：はい……（わかってもらえそうな気がする）

Dent：それで，歯みがきを強めにされたわけですね．

Pt　：はい．（歯みがきのことが何でわかったんだろう）

Dent：前の歯医者さんで，血が出るときには強めにみがきなさいと指導されましたか？

Pt　：いいえ．雑誌やテレビで歯を白くすることや，歯周病での歯みがきのことについて知りましたので，それで……．

Dent：[やはり，歯を失いたくないというのが問題点だ．そして審美的な欲求も問題点かも知れないな]そうですか．[白い前歯を気にしているな]強めに歯みがきしたのは，これ以上白い前歯を失いたくないという気持ちが強かったからですか？③

Pt　：ええ，そうなんです．（何で白い歯のことがわかったんだろう．これなら本当の気持ちを話してもいいかも）④実は，歯茎（歯肉）が下がってきて，歯の黄色いところが見えてきているのも気になっているんです．

Dent：[やはり，審美的な欲求も問題点のようだ．歯肉出血だけではないぞ]そうですか．見た目は誰でも気になりますね．とくに前歯を2本も失くしていますから，なおさらですね．⑤

＜途中経過（システムレビュー）⑥＞

Dent：これから，お身体のことについていくつかお聞きします．

Pt　：はい．

Dent：今，どこかに医院か病院に通院されていますか？

Pt　：いいえ．

Dent：現在，ずっと飲まれている薬はありますか？

Pt　：いいえ．

＜以下略＞

臨床決断スキル

POS（問題志向型解決法）

情報の収集

・初診医療面接
　問題点に焦点を当てる．
　何が問題点なのか？

患者の問題点は，解釈モデルや愁訴，希望，来院動機などに含まれていることが多い．また，心理的，社会的，経済的背景などに潜んでいることもある．

医学的な見地での問題点は，口腔内診察や検査の情報から抽出されるが，初診の医療面接時にも抽出することができる．

問題点を，
1. 医学的適応，2. QOL，
3. 患者の意向，4. 患者周囲の状況に分けて捉えることも必要である．

・診察
・検査

問題の抽出と並べ替え

情報の整理・明確化

問題点の分析

病態の分析
病態生理学的仮説

問題解決法の作成

治療方針，治療計画，対策

医療面接スキル

①開かれた質問
②問題点の抽出
③推理・推論
④動機づけ
⑤共感・受容
⑥システムレビュー

各論編　デンタルインタビューの実際

診断に必要な臨床知識

慢性(成人性)歯周炎

　歯周病はわが国においても高い罹患率を示し，全身疾患と密接なかかわりがあることから，その予防と治療の社会的意義は大きい．歯肉炎と歯周炎は歯頸部付近のプラークにより惹起される慢性炎症であり，破壊が歯肉組織にとどまるものを歯肉炎，破壊が歯肉から歯根膜や歯槽骨組織まで及んでいるものを歯周炎と呼ぶ．歯周炎の主な臨床症状には，腫脹，出血，歯周ポケット，歯槽骨吸収，歯の動揺，歯の病的移動，口臭，排膿，歯周膿瘍がある．また，歯周炎は進行程度と発症時期により，慢性(成人性)歯周炎と侵襲性歯周炎に分けられる．前者は進行が緩徐で，主に35歳以降に発症し，臨床上遭遇する歯周炎の多くはこの慢性(成人性)歯周炎であり，その治療は図3のようなプロセスで行われる．一方，後者は主に20歳代から発症し急速に進行する．罹患率は低い(0.05〜0.1％)が，慢性(成人性)歯周炎とは治療法が異なるために鑑別診断が重要である．

図3　歯周病の診断・治療計画立案と治療のプロセス．

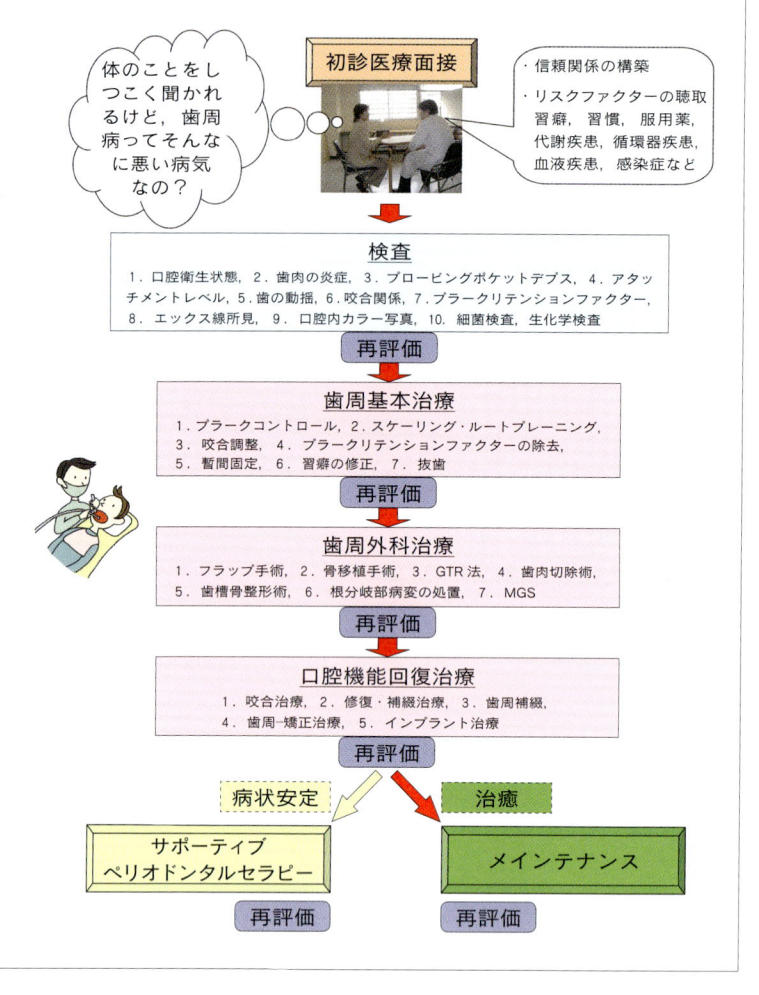

患者の訴え方

　「歯茎(肉)から血が出る」のほか，「膿が出る」「膿の臭いがする」については比較的わかりやすいが，「口臭がする」「歯がしみる」「歯が浮いたような気がする」「歯茎(肉)が腫れた」「腫れて痛い」「噛むと痛い」「歯がぐらぐらする」という訴えの場合には，他の疾患との鑑別が必要である．また「歯が動いてきたような気がする」「歯が長くなってきた」「歯が伸びてきた」という訴えもあり，これらの場合には比較的重症のケースが多い．

POS(問題志向型)の進め方

　患者の問題の解決には，従来から行われている疾患対応型(DOS)と，問題志向型(POS)と呼ばれる手法がある．前者は疾患中心の考え方で行われるのに対して，後者は問題中心で行われ，総合医療，家庭医医療，かかりつけ医療あるいは臨床現場で求められる手法である．これは患者の抱える痛み，病苦や症状とともに患者の病苦に影響を及ぼしている心

#	問 題 点	発生日	活動性	解決日
1	歯を失いたくない	初診より10年前	活動	
2	歯ぐき(肉)が下がり，見た目が悪くなっているのが気になっている	かなり前	活動	
3	咬合性外傷による歯周炎の疑いがある	初診時	活動	
4				

図4　問題点の抽出と並べ替え(プロブレムリスト)．

3-1 歯茎からの出血がある(POSによる問題点の抽出)

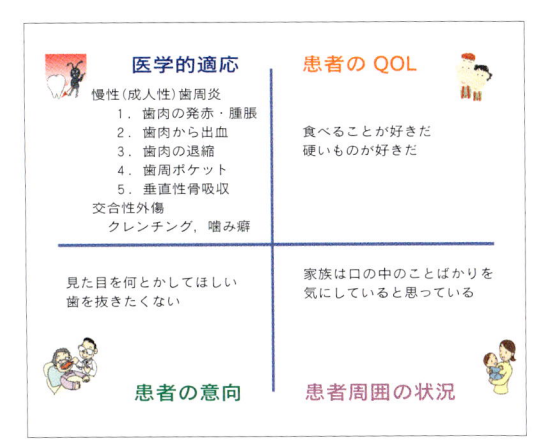

図5 臨床倫理的判断：Jansenの4分割．（Jansen A.L. ほかより）．

図6 POSに基づく診療記録の書き方．

理あるいは社会的背景などの要因をも含めて，患者の問題として総合的に捉えようとする方法であり，これからの歯科医療に欠くことのできないものである．図4は，本症例における医療面接時のプロブレムリスト例である．この後，口腔内診察と検査による客観的情報から，さらに問題点の抽出・分析と並べ替えが行われる．その際には，図5のような臨床倫理的判断による分析をも加味すると，よりPOSに沿ったものとなる．

POSでは，情報収集，問題の明確化，問題を解決するための計画立案，計画の実施，計画評価，というプロセスを踏むことによって，より問題解決を的確に行うことが可能といえる．問題点のリスト，それへの対応である初期治療計画，ならびに実施結果，そして評価を診療記録に残すが，それをPOSに基づく診療記録という意でPOMR(図6)と呼ぶ．これには，患者からの主観的情報(Subject)，その患者からの主観的情報に対する医療側の客観的事実・情報(Object)，それらについての評(Assessment)から論理的に導きだされる治療計画あるいは処置(Plan, Procedure)の順に記載され，POSを進めていくうえで大変有用である．また，患者にとっては自分の治療の物語が理解できる記録となる．

診断はエックス線所見で一目瞭然であるが，歯周炎のリスクファクターについての情報収集が重要なポイントである．つまり，局所の因子のほかに，喫煙などの生活習慣や代謝性，循環器性，血液性，などの全身疾患が関係するものかどうか，あるいは急速進行性のものかの見極め，予断と偏見，先入観に左右されないようにするために，システムレビューなどを利用し，聞き漏らしがないようすることが肝要である．

問題点の整理

慢性(成人性)歯周炎では，次のことに留意しながら医療面接を行う必要がある．

①**人間関係の構築**：歯周炎では，患者の感じているよりも疾患が進行している場合が多い．「そんなに悪くなっていない」のような問題点(解釈モデル)，そして，愁訴，希望，来院動機や背景に潜む問題点の抽出を早い段階で聴取できることが求められる．

②**情報収集と分析**：危険因子リスクファクターについての情報収集がかかせないが，歯科にきてなぜ全身のことまで聞かれるのかと不思議に思う患者も多いので，許可を取るメタコミュニケーションも必要である．また，順序立てて情報収集するためのシステムレビューの利用が望ましい．

③**動機づけ**：歯周病の治療は，治癒後のメインテナンス期間も含めると長期間を要するため，初診医療面接での治療への動機づけ(目標あるいはゴールの設定と協働作業)が大変重要となる．

各論編　デンタルインタビューの実際

4-1 歯の外傷（パターナリスティックな対応）

初　　診：13歳・男性，中学生
疾　　患：歯をぶつけて動いてしまった．
現病歴：昼休みに友人とふざけて遊んでいるときに，友人の拳が上顎前歯に強く当たり，左側の中切歯と側切歯が舌側転位した．歯肉から出血があり，上下の歯をかみ合わすことができなくなり歯科医院を受診した．しかし消毒処置をされただけで大学病院を紹介され来院した．
現　　症：上顎前歯部歯肉は出血による血餅で覆われ，|1 と |2 は口蓋側に転位し，浮遊状態を呈していた．上口唇はわずかに腫脹しているが，裂傷はみられない．意識障害もなく，独歩で来院した．
エックス線所見：左側上顎前歯部根尖に骨折線らしき透過線がみられる．
医科的既往歴：特記事項なし

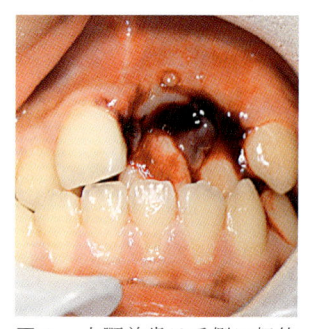

図1　上顎前歯は舌側に転位し，脱臼している．
図2　前歯部は歯槽骨の骨折が疑われる． 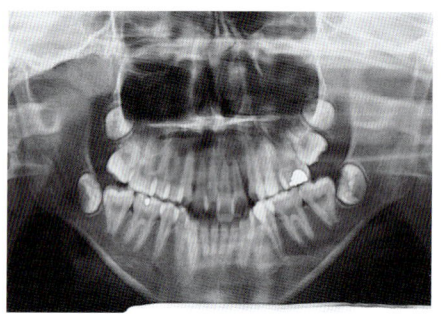
図3　矯正用ブラケットで整復固定． 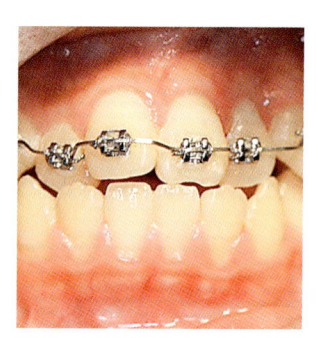

症例のコンテクスト

　　外傷は急性期疾患であり，状況を早期に判断することが求められる．外傷が頭部に及ぶ場合は，歯科的処置を後にしなくてはいけない状況も生じてくる．医療面接を行う前に，バイタルサインのチェックを行い，意識レベルの低下や嘔吐がみられる場合は，脳障害も疑えるので全身的管理を優先しなければならないこともある．そのため診療室に入室するときの歩行状態なども観察する必要がある．全身的には問題ないことを確認しながら，患者に安心感を与えられるように，医療面接を進めていかなければならない．
　　脱臼歯の再殖は，受傷後30分以内だと90％以上の確率で歯根吸収を免れる．90分以上になると歯根吸収が高い確率でみられるため，可能な限り早く再殖する．

医療面接のポイント

　　受診後，早急に外傷歯の処置を行いたいので，閉じた質問を効率よく行い診断することが重要である．よく遭遇する慢性疾患の医療面接とは異なる．
　　歯の外傷は歯槽骨や頭部への波及もあるので注意が必要である．外力の大きさや位置，角度を聴き出すことが障害の程度を判断するのに有効となる．そのため，医療者主体で閉じた質問を効率よく行い診断を進める．視診ですぐにわかる歯の障害程度だけでなく，歯槽骨の骨折片の偏位についても，骨に付着する筋肉とその作用について知識を整理しておく．診査時に的確な顎運動を指示して鑑別診断ができないと骨折を見逃すことがある．

診断―推理・推論のための面接技法の会話例

<挨拶略>

Dent：紹介で来られたんですね？どうされましたか？
Pt　：前歯をぶつけました．
Dent：[痛そうだな．原因だけ聞いてから，早くエックス線撮影をしよう]
　　　いつ，どのような状況でぶつけたのですか？①
Pt　：今日の休み時間に友達とふざけて遊んでいて，友達の拳が顔に当たり，歯がぐらぐらになってしまいました．
Dent：そうですか．友達とふざけていて②……．それで，痛みは？
Pt　：何もしなければ痛くないです．
Dent：どんなときに痛みますか？
Pt　：歯や歯茎を触ったり，舌で触れると痛いです．
　　　（口腔内をミラーで診る）
Dent：かなり強くぶつけたねぇ③[閉じた質問で効率よく進めよう]
　　　今日ここに来るまでに何か処置を受けましたか．
Pt　：近くの歯医者さんで消毒をしてもらいました．
Dent：[頭部まで影響はないかな]口以外で痛いところや，吐き気や眩暈を感じることはありますか？④
Pt　：とくにありません．
Dent：頭は打っていませんか？
Pt　：はい．
Dent：口を大きく開けたり，咬み合わすことができますか？
Pt　：開けられますが，噛めません．
Dent：噛むと前歯が当たって痛くて噛めないのかな？
Pt　：はい．
Dent：このあたりのアゴは痛くない？（顎関節部を触れて）
Pt　：はい．大丈夫です．
Dent：[骨折片の偏位はないかな]ゆっくり開いたり，閉じたりしてみて．はい．
Pt　：ん．（開閉口する）
Dent：[大丈夫だな．前歯だけかな]はい，わかりました．歯が内側に動いているね．もっと細かく骨の状態を確認するのでエックス線写真を撮りましょう．
Pt　：はい，お願いします．

<エックス線撮影後>

Dent：大丈夫ですか．これから説明しますね．
Pt　：はい．
Dent：これが現在のレントゲン写真です．前歯以外はとくに問題がないようですね．これから口の中を拝見してから歯を残せるかどうか決めましょう．
Pt　：お願いします．（どうなっているんだろう．もっと説明してくれるんだ）
Dent：内側に入った歯を元に並べて固定しましょう．前歯だからうまく骨がくっつけば見た目にもいいですものね．
Pt　：はぁ．（よかった）

<以下略>

臨床決断スキル

■歯科で早急に処置を行いたい場合

医療面接と身体診察を一緒に進める方法も急ぐ場合は必要である．
脳障害などが疑われる際には，効率的な情報収集と診断を早急にすべきである．普段の歯科治療で求める相互参加型の歯科医療とは異なり，患者―医療者関係において，患者は受動的で，パターナリスティックな関係である．

■仮説設定の早期閉鎖による誤診に注意する

外傷は外面にとらわれずに，深部への進展についても，閉じた質問を効率的に用いて鑑別診断を進める．

医療面接スキル

①閉じた質問で効率よく聴く
②オウム返し
③評価的態度(よくない)
　頭で思っていることが，言葉と非言語(表情，態度など)に一致して表わすと，患者は悲観的になり困惑する．患者が感情を表わしている瞬間に気づくよう注意深く観察することが大切である．
　患者の抱いている感情は，医療者自身の心の動きを反映していると考えるべきである．
④二重質問

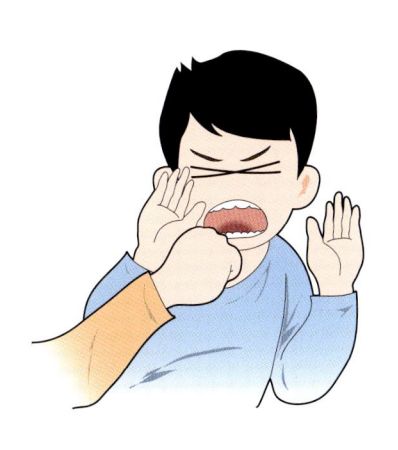

診断に必要な臨床知識

歯の外傷・脱臼の診断

　歯の外傷はまず，歯だけに傷害が及んでいるのか，または周囲歯槽骨に傷害が及び，骨折を起こしていないかを観察することが重要になる．特定の歯を動かしたとき，隣在歯にも動きが波及すれば，歯槽骨の骨折が疑われる．さらに外力を受けた歯の周囲だけではなく，離れた場所に外力が集中し，介達骨折（とくに下顎の前歯に外力が加わった場合は関節頭などの骨折を生じる）などがないか，診査することが重要である．そのためにはデンタルエックス線だけでなく，パノラマエックス線写真を撮影する必要がある．また関節頭などに介達骨折を起こしていれば，開口障害や関節頭部の圧痛もみられる．開口障害があれば，眼窩関節撮影法などによるレントゲン的診査も必要になる．

　骨折などの傷害がみられないことが確認できたら，外傷を受けた歯がどの程度の傷害なのかを判断することが求められる．歯冠部に限局した傷害か，歯髄が開放されているか，歯根の破折があるのか，歯の動揺度はみられるのか，またどれくらいか，などにより脱臼が生じているかどうかの判断を行う．歯の外傷・破折・完全脱臼などを Ellis らの分類に従って診断を行い，治療することが求められる．

＜ Ellis の分類＞

Class 1　単純な歯冠破折：破折が象牙質まで達しないものと，わずかに象牙質に達するもの
Class 2　広範囲の歯冠破折：破折は象牙質まで及んでいるが，歯髄にまで波及していないもの
Class 3　広範囲の歯冠歯折：破折は象牙質まで波及し露髄を伴うもの
　　　　1 類-露髄
　　　　2 類-生活歯髄切断
Class 4　非生活歯となった外傷歯（歯冠部の喪失の有無を問わない）：
　　　　1 類-生活歯
　　　　2 類-非生活歯，歯髄腔が破折によって開放されている場合
　　　　3 類-非生活歯，歯髄腔が破折によって開放されていない場合
Class 5　外傷による歯の喪失：
　　　　1 類-修復処置
　　　　2 類-隣接歯の移動，歯の喪失に伴い他の歯を誘導し欠損部の修復を行う．
Class 6　歯根の破折：歯冠部の喪失を伴うものと，伴わないもの
Class 7　外傷による転位歯：歯冠あるいは歯根の破折のあるものとないもの
　　　　1 類-局所の軽度な転移
　　　　2 類-局部的な重度の転移
　　　　3 類-脱落
Class 8　歯冠全体の破折とその修復

患者の訴え方

　「歯がぐらぐらになった」との訴えから，患者自身は歯が完全脱臼に近い状態にあることを理解している．この状態では歯を保存することが困難ではないかと不安を強くしている．今回の症例では歯に刺激が加わらなければ疼痛はみられない．しかし歯の位置異常により咬合ができなくなったと訴えている．このように咬合に変化がみられるときは，歯の位置異常が生じているか，顎骨骨折があり咬合の偏位が生じていることが考えられる．

4-1 歯の外傷（パターナリスティックな対応）

診断の進め方

　　歯の外傷・脱臼の診断を行うにあたって重要なことは，傷害の範囲を正確に把握することである．そのためには医療面接で受傷時の状況を聞きだすことが重要である．外力の大きさや角度，部位などを聞かねばならず，頭部に外力が加わった可能性があれば，現在意識レベルに異常がなくても，頭部の CT などが必要になる．

　　その後，受傷後咬合の変化がないかを聞くことによって下顎骨，関節頭などの骨折がないかどうかの参考になる．受傷の力の加わり方や骨折の好発部位については必ず確認する．また骨と筋肉の付着から，顎運動による骨折片の偏位がみられるので，その動きから骨折部位を推測することができる．よく見える歯については，次いで歯の動揺度，歯髄反応，打診反応などの口腔診査を行う．そして，パノラマエックス線撮影によって顎骨骨折の有無を確認する（図4）．

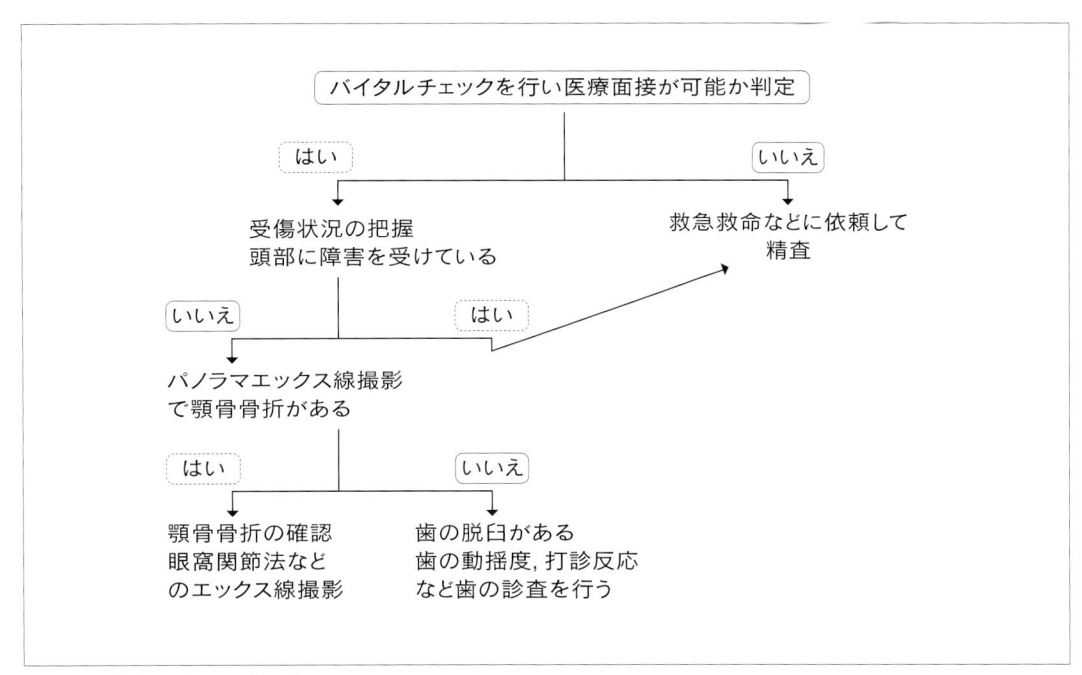

図4　外傷歯の診断の進め方．

問題点の整理

　　歯の外傷・脱臼の診断を行うにあたって重要なことは，傷害がどの程度か，生命に対する影響があるのか，ないのかを速やかに判断することがまず求められる．そのためにはバイタルサインのチェックを行い，中枢に対する傷害の恐れが少しでもあれば，頭部の CT などを撮影する．

　　歯と周囲組織に対する傷害の場合，歯を保存するか，抜歯するかどうかを診査するが，可能な限り歯の保存が望まれる．また傷害において第三者がかかわっているときは，保険等社会的問題が発生することがあるので，医療記録を正確に記録し，口腔写真等の撮影も含めてしっかりと保存することが大切である．

各論編　デンタルインタビューの実際

5-1 義歯への不満を訴える（解釈モデルを活かした姿勢）

　　初　診：50歳・女性，主婦
　　疾　患：部分床義歯装着による咀嚼時痛
　　現　症：顎堤粘膜に潰瘍を認める．
　　　　　　義歯は3か月前に近医で作製し，破損等は認められない．健康保険の範囲で作製した一般的な形状である．
　　　　　　義歯の適合は部分的に不良な部位が認められる．
　　　　　　咬合，顎関節所見はとくに異常がみられない．

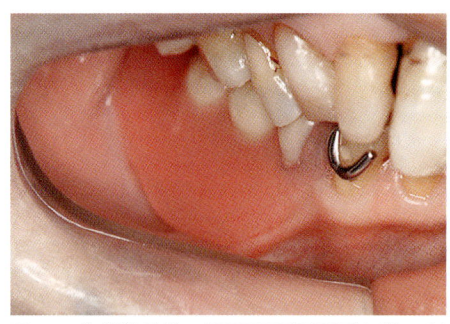

図1　義歯装着時．$\overline{7654|567}$欠損に対して，両側遊離端の部分床義歯が装着されている．

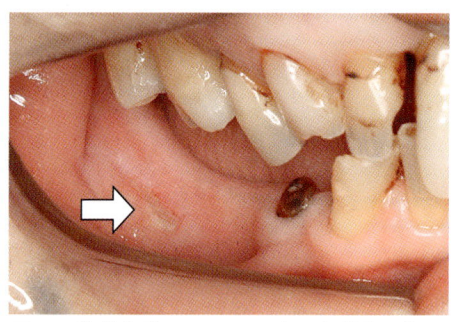

図2　義歯を外したとき．右下欠損部顎堤の部分床義歯頬側床縁に相当する部分（矢印）に白い潰瘍が認められる．

症例のコンテクスト

　有床義歯装着後，さまざまな要因により新しい義歯になじめず，「痛い」「噛めない」「食べられない」「しゃべりにくい」「義歯が不安定」，などの不満を訴えるという典型的な疾患パターンである．多くの場合，患者は粘膜に痛みを生じている部分に対応する義歯内面を削れば，痛みは消失すると考えている．それは，義歯自体を口腔外へ取り出し，患者自身が「評価」できることにも関連している．しかしながら，義歯床粘膜面が粘膜を過圧することだけが痛みの原因とは限らない．ここでは，患者の意見を十分に聞き取りつつ，客観的に診断していく過程が重要となる．

　一方，新義歯装着後のトラブルは，歯科医師による義歯調整により解決していくものであるが，現実には生体側の順応能力にも大きく依存する．この点については，治療時における患者への情報提供，患者教育が必要となってくる．

医療面接のポイント

　欠損補綴治療においては，生体側に由来する問題と，補綴物に由来する問題の双方に対してアプローチする必要がある．まずは患者の訴え（主訴，愁訴）を十分に聞き取り，どこをどうしてほしいのか，またどうしてそうなったと思うのか，などの「解釈モデル」も含めて明確にすることが，治療を円滑に進める最短コースとなる．さらに可撤性義歯は，患者自身が口腔外に取り出して五感で観察できるため，一般の歯科疾患とは異なる極めて主観的な「解釈モデル」を有していることが多い．そのため，患者との信頼関係を早期に確立し，主訴，愁訴，解釈モデルを的確に把握する必要がある．

　一方，高齢になると一定の割合で存在すると報告されている認知症患者の存在も考慮する必要があり，医療面接には細心の注意が払われる必要がある．

診断─推理・推論のための面接技法の会話例

＜途中経過＞

Dent：この入れ歯はいつ頃作られたのですか？
Pt　：3か月ほど前に近所の歯医者さんで歯を抜き，そのときに作ってもらったものです．
Dent：入れ歯を装着していると，痛くて食べられないんですね？さぞお困りだったでしょう．①
Pt　：入れ歯の入っていない左側でほとんど噛んでいます．
Dent：そうですか（うなずく）．②［苦労しているみたいだな］噛む場所を意識しながらの食事はあまり楽しくありませんね．
Pt　：こんな状態がもう1か月も続いているんですよ．十分噛めないまま飲み込んでいるので，胃の調子もおかしいような気がしています．
Dent：そうですか，それは大変でしたね．①［食事のときの痛みか，義歯の不適合によるものか，または食片が床下に入ってしまっているのかな？］少し，口の中と入れ歯を見せて下さい．（ミラーを使って口腔内をサッと見て，義歯を口腔外に取り出す）
Pt　：どうですか？（あっ，すぐに確認してくれた）
Dent：たしかに歯肉が傷ついていますね．何か原因について思い当たることがありませんか？③
Pt　：そういえば，1か月前に食事中にこのあたり（歯肉の傷部分を指差しながら）に痛みがありました．でも，我慢していたら消えてきたのでそのままにしていたんです．ところが最近になって，また同じ所が痛くなってきました．入れ歯の形が悪いんじゃないでしょうか？④（きっとそうに違いない）
Dent：詳しくは後で検査してみましょう．1か月前に痛んだことがあるんですか．⑤そうですねぇ．この入れ歯は，少し外れやすい気がしますが，気になりませんでしたか？
Pt　：おっしゃるとおりで，歯にかかっている留め金が少し緩いような気がしています．（そういわれれば，たしかに緩いな）
Dent：そうですか．（ゆっくりとうなずく）②［食事のときがきっかけで痛みが出ているということは……］そのほかには，何か問題がありましたか？⑥
Pt　：入れ歯の取り外しのときに，同じところが痛むことがあります，毎回ではないんですが……．
Dent：そうですか．多分，歯を抜いた後の穴がふさがっていく過程で，顎の骨の形に変化があらわれているのが原因のひとつでしょうね．
Pt　：でも入れ歯の形も悪いんじゃないですか？（入れ歯を入れているところが痛いんだから，そうに違いない）
Dent：そうですね，入れ歯の形が良いか悪いかは，調べてみないとわかりませんが，少なくとも入れ歯と歯を抜いた後の歯肉の形が適合していない可能性はありますね．それと，留め金が緩み，入れ歯が動きやすいので，入れ歯の裏側に食べ物が入りやすくなっているのも原因と考えられます．
Pt　：なるほど．よくわかりました．

■主訴に焦点を当てる

本症例は有床義歯装着後，高頻度に発生する義歯と粘膜との適合に関わる問題である．

患者の訴えは，主として摂食中に生じる疼痛に焦点が当てられているが，食事中の義歯の動き（動揺）や口腔周囲組織の状態を想像すれば，そのほかにどのような情報を入手すべきか自ずと導き出される．たとえば，クラスプの適合，維持力や，顎堤の形態など．

義歯着脱時における床と顎堤粘膜との接触は，顎堤の形態（骨隆起や粘膜におけるアンダーカットの存在）によっては症状を増悪させる因子であり，確認しておくべきである．また，顎堤の経時的な形態変化の可能性も認識しておく必要がある．

■有床義歯患者の特徴

有床義歯治療は他の歯科疾患とは異なり，患者が治療の対象物を自由に口腔外へ取り出し，さまざまな角度から観察したり，場合によっては自分で修正を加えたりすることを許容する補綴物である．そのため，患者の「解釈モデル」を構築する材料には事欠かず，きわめて主観的なナラティブ（物語）を形成している場合がある．

このような患者に対する医療面接を行う際には，患者の主張を十分吟味しつつも，きわめて客観的な思考が必要となる．

医療面接スキル
①共感的理解
②非言語的コミュニケーション
③開かれた質問
④解釈モデル
⑤繰り返し
⑥原因

診断に必要な臨床知識

新義歯装着後に生じるトラブル

　一般に新義歯を作製，装着後，咀嚼，発音，嚥下など各種機能が正常に営まれるのには，一定期間（2〜3か月）は必要であると報告されており，本症例のように抜歯直後の場合，抜歯窩が治癒し歯槽骨が安定するには，年齢にもよるが数か月以上を要する．したがって，このような情報は事前に患者に十分説明しておく必要がある．

　これらの順応プロセスにおいて発生しうる問題は多岐にわたり，主として義歯側に原因がある場合と，生体側の原因に大別される．義歯側の原因としては，義歯床の適合や形態，人工歯の排列状態や形態，色調，咬合関係，清掃状態など，生体側の原因としては顎堤の形態，被圧縮性，骨隆起，舌房，粘膜の性状などが関与する．痛みを伴う問題に対しては早急な解決が必要となるが，重要なのは原因を手際よく，かつ的確に絞り込むことである．

　明確となった問題点は可能な限り解決されるべきであるが，一方で義歯に対する生体側の「順応」を待つことも必要となってくる場合がある．たとえば，患者の希望に沿った必要以上の義歯粘膜面のリリーフは，義歯の維持安定に直接的に影響を与える辺縁封鎖を損なう原因ともなり，同部が粘膜になじむまでしばらく経過を見ていくことも必要な場合がある．歯科医師による義歯の調整と患者による義歯への順応は，双方がどのレベルで折り合いをつけるかにかかっており，医療者−患者間のネゴシエーションが必要となる．そのためには，患者にも自由にものをいえる雰囲気を医療現場に構築する必要があり，環境の設定はとても重要である．

患者の訴え方

　義歯と顎堤粘膜の不適合に由来する症状では，多くの場合「噛むと痛い」「くいしばれない」「入れ歯が歯肉に食い込む」「取り外しのときに痛い」など，極端な場合「痛くて使っていない」と訴える．さらに機能的な要素が加わると「硬いものが噛めない」「発音時に入れ歯が不安定」「食べ物が入れ歯の裏側によく入る」などと訴えるようになる．これらの訴えに対して，医療者はしっかりと患者自身を受容し感情面への配慮を行ったうえで，患者の生活背景等を考慮し，情報としての信頼性を確保する努力をすべきである．現病歴などをより正確に聴取するためには，義歯等に関する補綴学的な知識をよく理解していなければならないことは当然であるし，義歯作製や装着後に生じやすい問題などを知らずに医療面接を行うことは不可能であろう．

　一方で注意すべきなのは，患者の訴えはあくまで患者本人の主観であり，客観的根拠を伴わない場合も散見される点である．高齢者においては自分自身の症状を正確に伝えることすらできない場合（認知症など）も存在する．正確な診断を下すために必要なのは，エビデンスに基づく医療者のニュートラルな思考プロセスである．また，表面的な訴えの背後にさまざまな不満（愁訴）が隠されている場合もあり，患者とのコミュニケーションを通じて本質的な問題点を浮き彫りにしていく必要がある．

診断の進め方

　一般に医療においては，患者の訴える症状，徴候から仮説演繹法を用いて推理・推論し，まずは臨床診断名を決定したうえで，処置方針が決められていくのが通常である．しかし，補綴・修復物に問題が生じたケースでは，これらの推理・推論プロセスとは大きく異なり，問題の対象が一目瞭然である点から，病名の決定プロセスなどがショートカットされる場合が多い．

5-1 義歯への不満を訴える(解釈モデルを活かした姿勢)

このようなケースにおける思考プロセスでは，患者の受療行動や解釈モデルを理解するといった発想が起こりにくく，即物的な対応に終始することから，患者との「信頼関係の構築」という点ではマイナスの効果を及ぼす可能性があるため注意を要する．

義歯に対する順応プロセスで生じる問題を考える場合，スタートはまず患者の主観である「主訴」である．「主訴」が歯科医師の実施する診査・診断により確保される理論的根拠を有した場合，解決されるべき「問題点」となる．この「問題点」は単独である場合は少なく，複数のものが複雑に絡み合っていることが多い．そのため生体側の因子，義歯側の因子，さらに義歯側の因子では人工歯の問題，粘膜面の問題など論理的に問題解決を図るよう診断を進めていく必要がある．図3に，義歯装着後に生じるさまざまな症状，原因とその対応の例について示す．

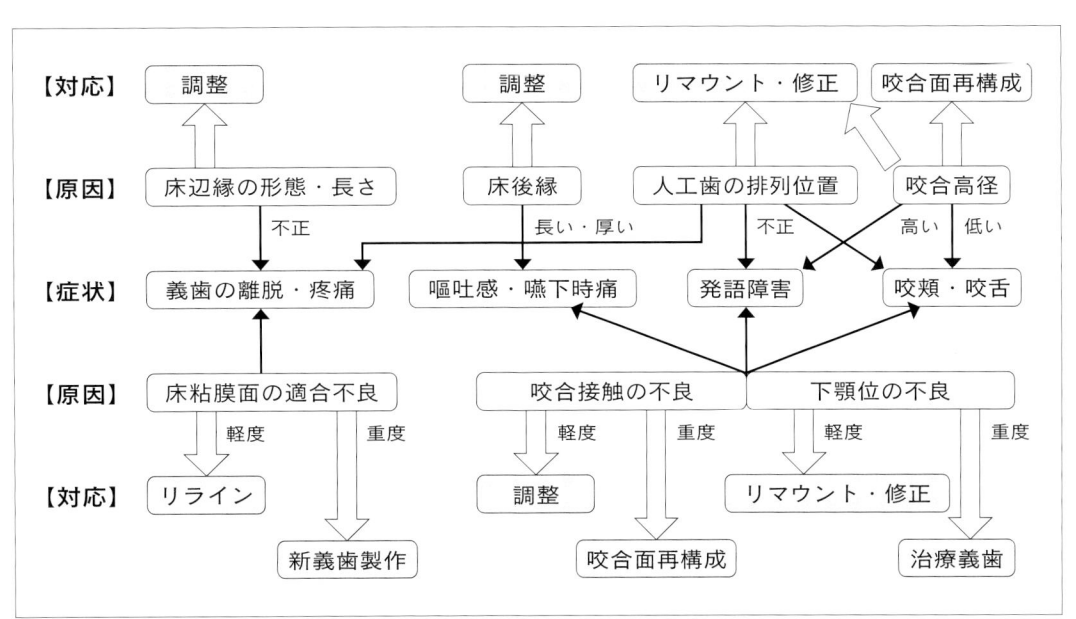

図3 義歯装着後に生じる症状，原因とその対応(日本補綴歯科学会編「有床義歯補綴診療のガイドライン」より引用一部改変).

問題点の整理

有床義歯における問題は，生体に対して深刻な影響を与えない反面，咀嚼機能，嚥下機能，発音機能や審美性に関連するなど，患者の生活の質(Quality of Life)に直接的に影響を与える．患者個々において満足しうる生活の質は多様であり，それぞれの価値観によって大きく異なる．とすれば有床義歯治療においても患者の求めている最終ゴールは異なる場合があり，治療を行うに先立ち患者と十分コミュニケーションをとったうえで最終目的地を明確にしておく必要がある．とりわけ，有床義歯を使用している患者は高齢である場合が多く，大きな年齢差を有する歯科医師にとって，患者の価値観が理解できない場合が多い．その溝を埋めるのは，言語，非言語のコミュニケーション以外になく，医療者と患者の積極的な関わりあいが求められる．

「解釈モデル」は有床義歯患者において特有の傾向を示す．すなわち義歯に問題を抱える患者は，自分の持ち物である「義歯」を口腔外へ取り出し，自分自身で評価し，その処置方法まで考えている．ときにはそれをヤスリやサンドペーパーなどを用いて，実際に対処している場合すらある．したがって歯科医院へ訪れた患者の主訴は，多分に思い込みの強い状態である場合がある．医療者が治療を行うに際して，情報の取捨選択には注意を払う必要があるが，逆にその意見の中には患者の意向(希望，愁訴など)も含まれている場合が多く，有効に活用すれば治療効果も大きいものとなる．

各論編　デンタルインタビューの実際

I 5-2 多数歯う蝕で咬合崩壊（歯科恐怖症への対応）

　　初　診：35歳・男性，会社員
　　疾　患：全顎的，とくに臼歯部を中心としたう蝕による歯質欠損と，それに伴う咬合崩壊
　　現　症：多数歯にわたるう蝕と全顎的な口腔衛生状態の不良を認める．
　　　　　　臼歯部における咬合の支持が不足しており，とくに大臼歯での咬合は崩壊している．顎関節所見はとくに異常はみられない．

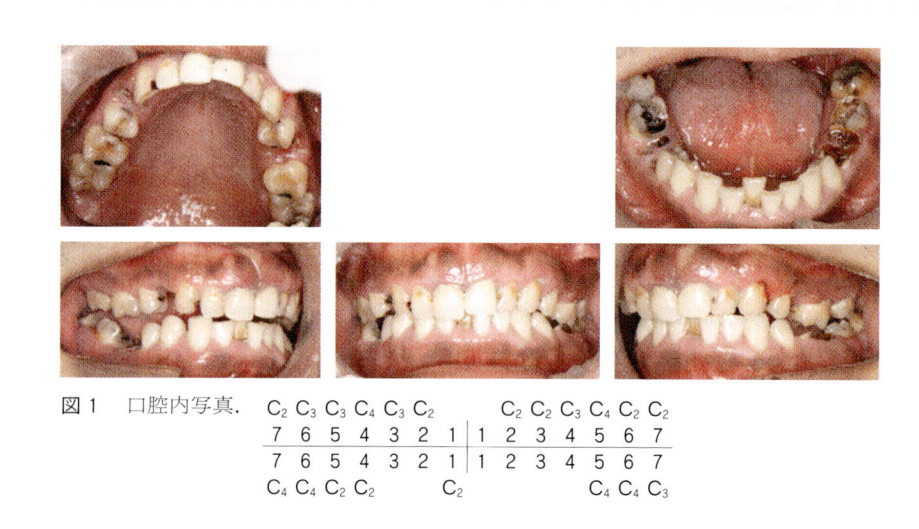

図1　口腔内写真．

	C_2 C_3 C_3 C_4 C_3 C_2		C_2 C_2 C_3 C_4 C_2 C_2
	7 6 5 4 3 2 1	1 2 3 4 5 6 7
	7 6 5 4 3 2 1	1 2 3 4 5 6 7
	C_4 C_4 C_2 C_2　　C_2		C_4 C_4 C_3

症例のコンテクスト

　う蝕歯や少数歯欠損の放置により，両隣在歯，対合歯の傾斜，挺出，捻転，移動が生じ，咬合平面が乱れ，咬頭干渉を生ずるなど複雑な病態を呈する．また歯周疾患の存在などにより部分的な歯の欠損が生じ，咬合関係を維持することが不可能となるケースが存在する．

　多数歯う蝕で咬合崩壊しているような場合，その本質的な問題は口腔内ではなく患者自身のバックグラウンドに存在することが多い．たとえば，乳幼児であれば食習慣や生活環境に起因するランパントカリエス，高齢者，障害者では身体機能低下による口腔衛生状態の低下などが挙げられる．一般歯科診療所においてよくみられるのは，歯科医療に対して過度の恐怖を抱えているケースで，このような患者の口腔衛生意識は低く，多数歯のう蝕を発症しており，痛みなどの苦痛が受診への恐怖心を上回った場合にのみ来院する．

医療面接のポイント

　患者の抱えている苦痛は，受診への恐怖心を上回るほど深刻なものであり，処置を行ううえで情報を正確に入手する必要がある．しかしながらここでの問題は，患者の歯科医療に対する潜在的な恐怖心であり，歯科医師に対して完全に信頼を寄せていない，または心を開いていない可能性があるということである．まずは医療面接を開始する以前に，患者自らが自分の言葉で症状を訴えられるような良好な患者医師関係を構築する必要がある．

　入手すべき情報は，基本的に通常の医療面接と大きな違いはないものの，このような状態になるまで放置された原因に関連する情報は得ておく必要がある．たとえば生活環境，職業，歯科医院受診歴，またその際の恐怖体験などは，治療方針の決定等に大きく影響する情報となる．一方，患者に対して責めたてるような対応は一切慎むべきである．患者が口を閉ざしてしまうばかりか，歯科医院への受診を遠のかせるだけである．

診断―推理・推論のための面接技法の会話例

Dent：今日は，どうなさいましたか？
Pt：右下の奥歯が痛いんです．
Dent：そうですか，その奥歯の痛みはいつ頃からですか？
Pt：さあ……．（うつむいて目を合わせない）
Dent：[歯科は苦手かな]では，その痛みはどのような痛みですか？
Pt：いえ，そんなに痛いわけではないんですが……．
Dent：それほどの痛みではないのですね．[ではなぜ来院したんだろう？]でも奥歯が痛いとお食事などもお困りでしょう？
Pt：いえ，それほどでもないです．（やっぱり来るのをやめたほうがよかったかな……）
Dent：そうですか，お食事には差し支えないのですね．[本当に困っていないのかなあ？]
Pt：はい．
Dent：奥歯でお肉などを噛むのは難しくありませんか？
Pt：あまり硬いものは食べないので難しくありません．
Dent：そうですか，よくわかりました．[まずは患者のニーズを把握しよう]では，今回どういった治療をご希望でしょうか？
Pt：ええ，右下の奥歯を痛くないようにしてほしい，それだけです．（よかった，本当に言いたいことがいえた）
Dent：わかりました．ところで，差しさわりのない範囲でお聞きしたいのですが，歯科治療は怖くありませんか？
Pt：ええ，とても怖いんです（やっとわかったのかなあ）
Dent：そうですか．気づくのが遅くなって申し訳ありませんでした．歯科治療のどのあたりが怖いのですか？
Pt：歯医者を想像するだけでだめなんです．とくに麻酔の注射や歯を削るときのドリルの音や臭いもだめなんです．
Dent：そうですね，あまりお好きな方はいませんものね．[この段階で歯を抜く必要があることはいうべきではないな]今ご自身のお口の中の状態について，どのようにお考えですか？
Pt：前歯はきれいだと思いますが，奥歯はどうかなあ．小さいころに行った歯医者でとても痛い思いをして，それ以来歯医者が嫌いで……．
Dent：それは大変でしたね．今後治療を進めていくわけですが，処置の内容は必ず事前にご説明いたします．その中で，一番ご希望にあったものを選択してください．
Pt：はい，ありがとうございます．

＜以下略＞

■患者の行動観察

患者の行動を観察することは，円滑な診療を行っていくうえで，口腔内外から得られる情報とともに多くの情報源となる．たとえば，院内を歩行する姿や表情をみて，全身的な体調や，痛みの程度，部位なども推測できる場合がある．

歯科医師が観察可能な患者の行動は，患者がすでに診療台上に座っているため，顔の表情や四肢の動き等に限られる．患者が本当に考えていることは，診療室へ入る前，すなわち医院の玄関を入ってくるときや，待合室で待機している際に，感情（不安や恐怖，あるいは急いでいる，付き添いがいる，子供連れであるなど）を行動で（暗に）訴えている可能性がある．したがって，これらを観察できる院内のスタッフは常にそのような情報に気を配り，歯科医師と共有していく必要がある．

このケースでは，特定の患者の行動に注目する必要がある．
1）最初の会話で目を合わせない．
2）患者の言葉と客観的な臨床症状との間にずれがある．
3）おびえた感じの話し方．
4）額に汗をかいている．
などは，いずれも歯科治療に過度の恐怖を感じている患者の特徴である．

歯科治療に過度の恐怖を感じている患者は多くの場合，歯科治療が歯科医師またはそのスタッフが，自分の予想していないような不快なこと（突然，口腔内にミラーを入れるなど），または痛いことを断りもなく次々と行い，それを自分が制御できない，ということに強い不安を感じている．患者が治療に参加し，治療の内容も選択できるなど，治療をコントロールできるという印象を持たせると，恐怖は徐々に軽減していく可能性がある．

各論編　デンタルインタビューの実際

診断に必要な臨床知識

多数歯う蝕

　　　う蝕が口腔内全域にわたり多数発症すると，それに由来する歯髄炎を中心とした病態と，口腔衛生状態の不良に由来する歯肉炎，歯周炎を中心とした病態などが引き起こされる．このような場合，既存の保存，補綴，口腔外科などの学問領域を越えた複合的アプローチが要求され，より柔軟な思考と推理・推論能力が求められる．

　　　処置に際しては，単にう蝕歯の処置や抜歯，歯周，補綴治療を行い，見かけ上の治療を行っても，根本的な原因へアプローチしなければ，いずれまた同様の状態を繰り返す恐れがある．まずは歯科医院へ来院した最大の原因の除去を早急に行う．その後，疾病を発症させた患者の背景に対する働きかけを行うことにより，自らの口腔衛生状態に対して興味を持たせること(行動変容)ができれば，処置後の経過は大きく改善していくことが予想される．

歯科恐怖症とは

　　　恐怖とは脅威や危険を察知した際に生じる情動反応であり，「歯科恐怖症」とは歯科治療に対する必要以上の激しい恐怖感を抱く反応である．実際の危険性に比べると明らかに過剰の反応であり，恐怖自体が苦痛の原因になったり，社会生活や仕事を成し遂げる際に支障をきたす．この恐怖心は理屈で説明できるものではなく，自分で抑制できないものである．

　　　歯科医院へ訪れるという行動は，誰しも多少の不安を抱えているものである．不安の程度は人それぞれであり，不安を抱えたままでもちゃんと受診できる人もいれば，不安が強すぎ恐怖感となり，歯科医院への受診を回避する行動をとる．このように，医療者はそれぞれの患者がどの程度の不安感を抱えているかを，初診時にある程度把握する必要がある．

患者の持つ「恐怖」の評価

　　　歯科治療時における患者の「恐怖」の表現方法は，次の三種類に大別される．
　１）**患者の行動**：チェアのアームをしっかり握っている，眉をひそめ恐怖を耐えている．
　２）**生理的反応**：早い呼吸，手のひらや額に汗をかいている，震えている．
　３）**会話の内容**：自ら「怖い」と表現する．
　　　これらは単独で表現されることもあり，複合している場合もある．大切なのは患者のちょっとしたサイン(ボディランゲージ)を見逃さず，医療スタッフと情報を共有して的確に対応することである．

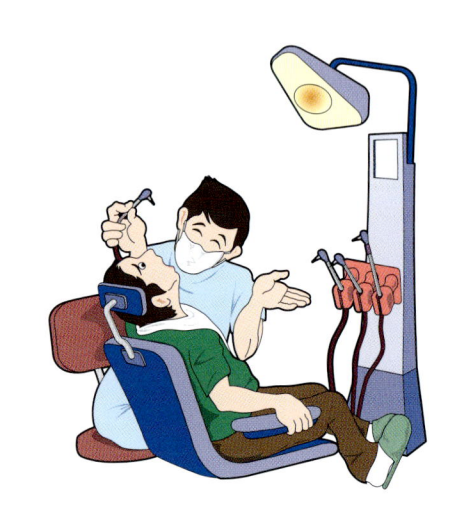

患者の訴え方

　　　「噛めない」「食べられない」「歯が痛い」「歯茎が痛い」「顎が痛い」など，多様な表現をする可能性がある．一般に歯科治療に対して過度の恐怖感を抱いている患者の場合，客観的に想定される症状の程度と比較して，控えめに表現する傾向にある．たとえば，眠れないほどの痛みを抱えてきても，表現としては「結構痛かった」と告げるだけであったり，臼歯部の歯冠が崩壊して咀嚼が十分できないと想定されても「ほとんどのものは食べられる」と表現する場合がある．これらは自分の告げる症状の程度が，その後に続く処置内容に影響を与えるとの発想から，患者自身で表現を調節する結果と考えられる．客観的かつ手際の良い診査を心がけ，

最初の段階では応急処置を行うための最低限の情報収集を行うよう努める．なぜなら，口腔内診査に時間をかければかけるほど，恐怖心の強い患者は不安が増すことになるからである．

初診時の医療面接から治療への進め方

歯科恐怖症を有している，または歯科治療に対して極度の不安，緊張状態を示す患者に対しては，以下の流れに従って医療面接，および応急処置を行っていく．

```
＜歯科恐怖症を有する患者に対する医療面接の流れ＞

1．患者-医師関係の構築
  1）患者がリラックスできる環境の設定
  2）患者自身に治療選択の自由があるということを理解させる
  3）自由に意見を言える雰囲気の構築
  4）何を行うに際しても，患者の了解を得る
2．情報の入手
  1）できるだけ手短に，正確に
  2）多彩な症状を有するため十分な鑑別診断を行う
  3）説明も簡単かつ正確に
3．治療計画の立案
  1）患者が何を求め，何を大切に思っているか，何を怖いと思っているかについて情報を
     入手し，それに基づき治療計画を立案する．患者の意向に極力合わせるようにする．
  2）抜歯を必要とする場合，できれば治療計画の後半に持っていくのが望ましい．患者に
     とって抜歯のイメージは，「痛い」，「苦痛」，「恐怖」であり，抜歯後しばらく欠損とな
     ること，見た目が悪くなることもマイナスの要因となる．
4．応急処置
  1）十分な除痛（局所麻酔剤，鎮痛剤）．局所麻酔が拒否されれば，麻酔が不要な処置から
     始める．
  2）初回は必要最低限の内容
  3）治療中は休憩をしっかり取る
  4）必要に応じてバイタルサインのチェック
5．次回の予約
  1）予約の間隔は個人差があるが，長期間あけると治療の成果がみられなくなるばかりか，
     新たな対症療法が必要となる．引き締まってきた歯肉やきれいになった前歯などを後
     日確認させることは，治療に対するモチベーションを上げることにつながる．
  2）治療に対する恐怖がある場合，予約のキャンセルが発生する．ただ数回治療を続けて
     いくと，治療に対する恐怖は減少し，キャンセルは減ってくる場合が多い．
```

■患者に与える第一印象が大切

歯科恐怖症患者のみならず，大半の人は歯科治療に対してよい思いを抱いていない．歯科治療は「痛い」から「怖い」「嫌い」といった単純な構図である．しかも多くの場合，「虫歯」は他の疾患と違って，自然に治ることはない，ということも知られている．このように身体的，精神的に非常に追い詰められた患者は，不安や苦痛に負けたか，または理性に勝って歯科医院へ来院することになる．このような思いを抱いているからこそ患者に与える第一印象は大切で，医療者の言葉だけでなく，顔色やしぐさ等から発するボディランゲージなどもつぶさに観察されていることを忘れてはならない．

各論編　デンタルインタビューの実際

6-1 口臭が気になる（受容を基本とした対応）

初　診：25歳・女性，会社員
疾　患：口臭症
現病歴：中学生のころ母親に口臭を指摘され，そのころはあまり気にならなかったが，高校のころより気になるようになり，ブラッシングを丁寧に行うようになった．人が近くで手を鼻に当てたりすると，自分の口臭のためかと考えるようになり，歯科を受診しスケーリング等の処置を受けたが，症状は改善しなかった．その後も数件の歯科を受診したが異常はないといわれた．内科にも受診したが同様で，今回は口臭の測定を希望し来院した．
現　症：処置歯はなく智歯は4本とも抜歯されている．顕著な歯周疾患やう蝕は認められない．軽度の口腔乾燥が認められた．口臭測定器のハリメーターの値は36で異常は認めず，エックス線所見にも顕著な異常は認められない．
歯科的・医科的既往歴：特記事項なし
家族歴：両親健在，弟が一人である．

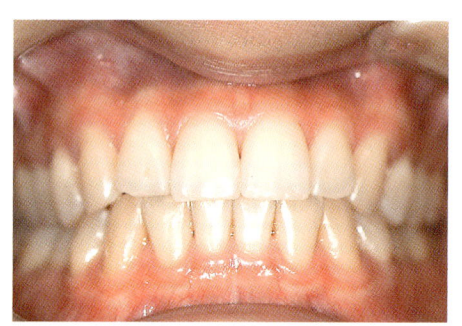

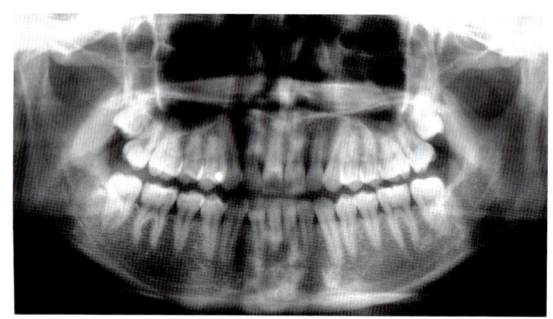

図1　口腔内写真．　　　図2　デンタルエックス線写真．

症例のコンテクスト

　口臭を訴えて来院する患者の大多数は，実際に口臭がすることは少ない．多くの患者は口臭に敏感になっており，他人が手を鼻にやる，咳払いをするなどの行動が，自分に口臭があることを証明していると考えている．また，他人の「何か臭う」などの言動も同様に患者に不安を与えることになる．

　歯科医院での対応が難しく，治療内容は歯石除去，ブラッシング指導，舌の清掃，含嗽などが多く行われているのが現状である．また精神神経系に対する対応は自院では難しく，まずは内科領域の器質的疾患（胃腸系など）を受診させたり，鼻疾患を疑い耳鼻咽喉科を勧められている．

医療面接のポイント

　口臭を訴える患者は，対人関係に不安・緊張を持っていることが多い．このため，医療面接は患者の訴えを共感的に傾聴することが大切である．「口臭はありません」などといっても患者は簡単に納得してくれず，医療者が理解したということを伝えるためには，患者の訴えに否定的な態度を出さないようにする．納得がいかなければ，「そこが少しわからないので，もう少し詳しく話してください」などと話し，口臭に悩む患者のつらさを理解することである．このような医療者の態度により患者の不安が軽減していき，医療者の病態に対する説明に耳を傾けるようになる．

診断―推理・推論のための面接技法の会話例

＜途中経過＞

Dent：問診表を拝見しましたが，口臭が気になるのですね．そのことについて少し詳しくお話をお聞かせください．①

Pt：はい．口臭が気になりだしたのは，だいぶ以前からですが，高校生になってからとても気になるようになりました．

Dent：高校のころから気にされていたのですか．それではかなり長くつらい思いをなさっていたのですね．②口臭が気になるきっかけのようなものはあったのですか？［最初のきっかけって，結構，身内が多いんだよな］

Pt：きっかけは，中学生のころ母親に口臭があるといわれ，それ以来気になるようになりました．

Dent：［母親かあ］高校生のときに，とくに気になるようになったようですが，何かあったのですか？

Pt：部活で，誰かが「腐ったようなにおいがする」といったので，自分ではないかと思い，それからとくに気になり出しました．

Dent：そう考えると，部活はつらかったでしょうね．②

Pt：はい．でも頑張って3年間続けました．

Dent：［こういうケースでは，ほとんどの場合は部活はやめてしまうんだけど，何がそうさせたんだろう］とても頑張ったのですね．③ところで，口臭について，歯科でみてもらったことはありますか？

Pt：はい．3軒の歯科医院に行きました．歯石を取ったり，歯磨きの指導を受けましたが，口臭に変化はありませんでした．最近行った歯医者では，とくに異常はないといわれています．

Dent：［やはり3軒も受診しているんだ．それなら，口腔清掃に問題はないな，ほかはどうかな］内科などでもみてもらいましたか？

Pt：はい．とくになんでもないといわれました．

Dent：そうですか．口臭の原因については，どのようにお考えですか？④

Pt：歯医者に行っても原因がないといわれているので，あまり外出したくありません．でも，友人や会社の同僚と話をすると，相手が口に手を当てることがあるので，口臭がすると思っています．

Dent：［原因は明らかにならないから困惑しているな，自臭症の可能性が大きいな］ご自身では，口臭を感じますか？

Pt：いいえ．あまり感じたことはありません．

＜以下略＞

臨床決断スキル

■患者の解釈モデルを医学的モデルに変換する

　口臭を気にするようになったきっかけから解釈モデルを把握したが，受療行動からも並行して鑑別診断を進めていく．

　他院での結果からも，口臭はなく自臭症が疑われるが，計測機器を介した客観的な数値が，患者にとっても認知するために必要であろう．

　自臭症になる患者は，神経質で几帳面な人に多くみられる．このような難しい患者とうまくコミュニケーションを取るための鍵は，共感的なコミュニケーションにある．

　共感的なコミュニケーションは，個々人に生来備わった性格や養育環境で自然に獲得できるものではない．やはり，意識的に理詰めで学習しなければマスターすることは難しい．

医療面接スキル

①開かれた質問
②受容・共感
③尊重
④解釈モデル

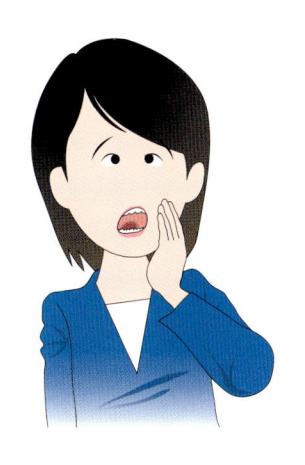

診断に必要な臨床知識

口臭症の診断

　　口臭症には，口臭が存在する場合と口臭が存在しないにもかかわらず，口臭があると考え悩んでいる場合がある．口臭が認められる場合，その原因を追究する必要がある．もっとも一般的なものは，歯周病やう蝕である．これらが認められないにもかかわらず口臭がある場合は，内科的な疾患を考えるべきである．

　　今回は，口臭が認められないにもかかわらず，口臭を訴える患者について考えてみたい．これらの患者の中で，訴えが妄想的（「道の反対側の人が口に手を当てていたのは，自分の口臭のためだ」などと訴える）場合は精神科等の受診を勧めることが望ましい．しかし，精神科受診を勧めても，口臭にこだわり，しつこく治療を要求する症例がある．一方，患者の訴えが了解可能であり（友人と話をしていて，友人が鼻に手を当てたので口臭があると感じた等），こちらの説明を受け入れる症例であれば，歯科での治療の対象となりえると考える．

患者の訴え方

　　患者のほとんどが，「口のにおいが気になる」，「口臭を指摘された」などと訴えて来院する．多くの患者は「自分では口臭を感じないが，他人の仕草で口臭があると感じる」と訴える．また，ある時期に「口臭を指摘され，以後気になるようになった」と訴える場合もある．多くのケースでは数軒の歯科医を受診しており，異常はないと診断され悩んでいる．

診断の進め方

　　口臭を訴える患者の診断治療については，医療面接が重要である．とくに口臭のあらわれ方や，口臭へのとらわれ方などにより，図3のように鑑別を行うことが必要である．

　　口臭が実際に存在すれば，口臭の原因を除去する処置を行うべきである．

　　口臭が存在しないにもかかわらず，口臭を訴える症例のケースでは，患者の訴えが比較的了解可能である場合，歯科においての治療が可能である場合が多い．これは，口臭についての病態説明や，口臭測定器を用いることで，認知療法的に口臭を気にしなくてもよいことを理解できるからである．

　　しかし，現実検討が認められないような口臭の訴えをしているような場合，歯科における治療は困難であり，早期に精神科への紹介が必要と考える．

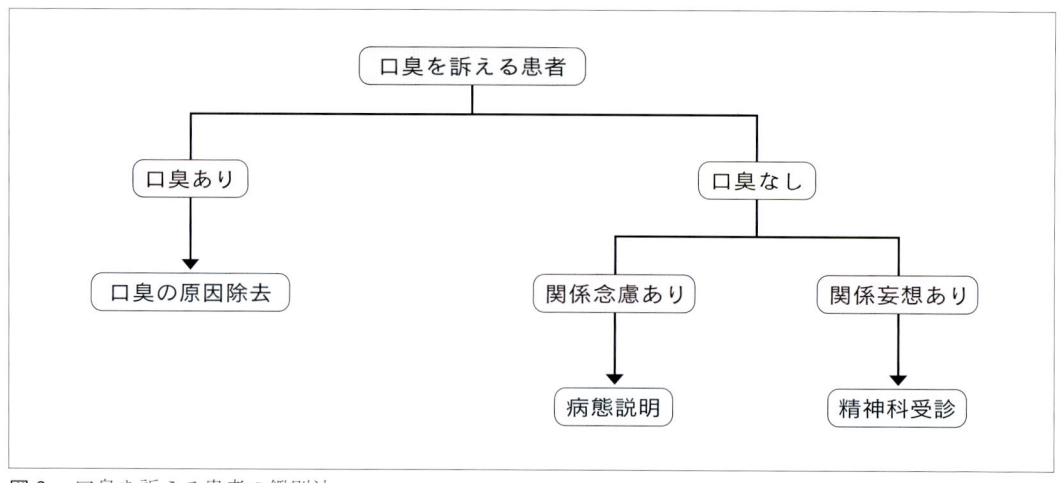

図3　口臭を訴える患者の鑑別法．

6-1 口臭が気になる（受容を基本とした対応）

問題点の整理

　　口臭を訴え来院する患者の多くが，客観的に口臭を検出できないケースが大多数を占めている．これらの患者の医療面接では，患者の話を少し聞いただけで，口臭はないと説明しても納得は得られないことが多い．この場合，患者の訴えをじっくりと傾聴し，患者の口臭に対する悩みに共感することが重要である．傾聴しているうちに医療者の心の中に，「この患者の話を聞くのはとてもいやだ，もう聞きたくない」などの気持ちが出現してくることがある．その際には共感的に，患者は訴えを聞いている医療者よりもっとつらい日常を送っているのだと考えるべきである．患者には，「とてもおつらい気持ちがこちらに伝わりました」などと共感的言葉や態度を示すことにより，医療者に患者が心を開き，病態説明を受け入れる余裕ができてくる．これにより，さらに治療が進められると考える．

　　一方，関係妄想が強い場合には，精神科に受診してもらうことが重要である．精神科に受診させる場合，多くの患者は不安・恐怖が強く，これを取り除くことが治療では必要であることを説明し，さらに口腔内のケアは今後も行っていくことを保証することが必要と考える．

簡易精神療法

　　簡易精神療法（brief psychotherapy）は，診療内科医が用いている交流分析法，行動療法，自律訓練法などの心身医学的精神療法と比べて容易で使いやすく，広く一般的に行われている療法である．

　　医師が患者の話を聞き，いろいろなアドバイスをしたり，患者からの質問に対して適切な説明をしたり，会話を交わしながら進めていくものである．すべての心理療法の基本となるもので，これだけで症状がよくなるケースも少なくない．また，歯科領域でも外来で行うことができる．

　　基本となるのは，受容，支持，保証，説明である．

　　受容は，患者の発言に対して傾聴することで，疾患名やその先に何を言おうとしているのかがわかっても，患者が安心して話せるよう，口を挟まずに患者の訴えを聴くことである．

　　支持とは，患者の訴えや気持ちを支えてあげることで，YOUメッセージのような評価的な発言ではなく，I（アイ）メッセージのように支持していますという表現で表わしたほうがよい．

　　保証とは，理解できるように説明をして，治療を受け入れればよくなることを保証することで，ずっとあなたを援助しますという態度と言葉で表わすことである．

　　説明とは，原因，診断結果，治療方針，予後までも，患者の理解しやすい言葉や写真や模型を用いて説明することである．話す際は理解されているかも確認しながら行うことである．

　　これらの受容，支持，保証，説明を繰り返し，用いていく療法である．

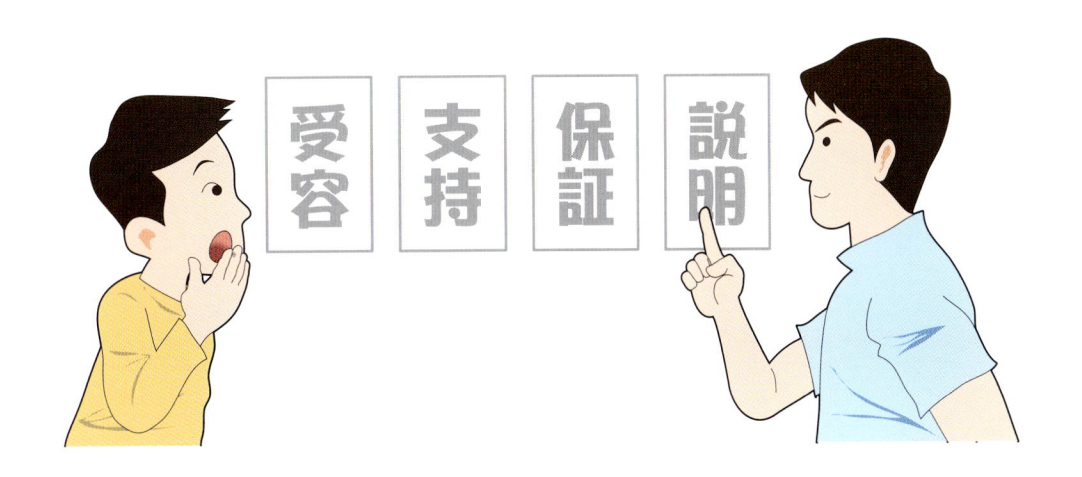

7-1 口が開かない（除外診断による思考）

初　診：22歳・女性，学生
疾　患：開口障害が生じている顎関節症Ⅲb型
現病歴：5年位前から開閉口時に右顎がカクカク音をしていたが他に症状がないためとくに気に留めず，1年位前から起床時に開口障害を認めるときがあったが，しばらくすると開口できたため放置していた．3日前から起床時に開口障害を認め，今回は開口障害が解除できずに持続しているため来院．
現　症：最大開口量は上下中切歯間距離で24mm．最大開口時，下顎は右側に偏位し，同部に疼痛を認める．噛みしめ時に疼痛は発現しないが，左側側方運動が行いにくい．両側咬筋中央部に圧痛を認めるが，右側顎関節周囲に発赤，腫脹等の炎症所見は認めない．パノラマ撮影，パノラマ顎関節撮影法からも両側下顎頭および関節窩に病的所見は認めないが，両側とも開口時に下顎頭は関節結節の手前に位置し，滑走運動量の低下を認める．医科的既往歴，家族歴に特記事項なし．

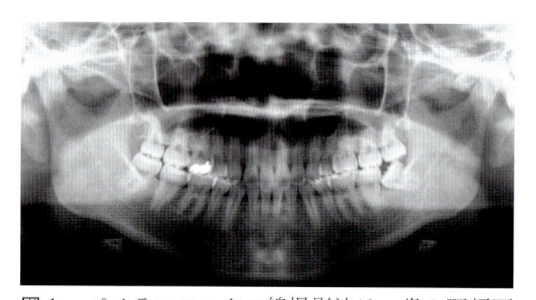

図1　パノラマエックス線撮影法は，歯や顎顔面領域のスクリーニング診断に適している．

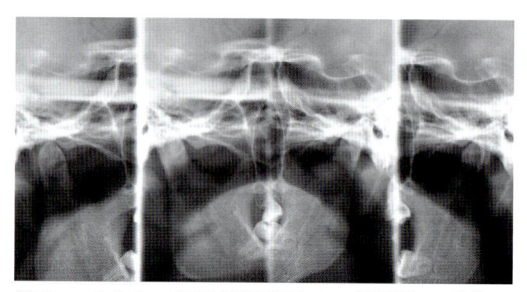

図2　パノラマ顎関節撮影法は，顎関節の形態を比較しやすく提供してくれる．

症例のコンテクスト

　　顎関節痛の中でもⅢa型は相反性クリックが主症状で多くみられるが，よほど気になる患者以外は来院しないのが現状であろう．よく鳴らして話題にしたことがあるという患者もいる．しかし一転して関節円板の復位が伴わなくなり，ロックした状態になると将来どうなるのだろうかと不安感が強くなる．原因はまだ特定されていないが，持続的な強い力が関節や筋へ加重負担する結果と考えられている．代表的なものにブラキシズムがあり，くいしばりと歯ぎしりが含まれる．100%症状をなくすことは難しく，日常生活に支障がない程度まで症状を緩和させることが目標で，患者を治療に参加させることが大切である．

医療面接のポイント

　　顎関節症の中でもⅢb型は顎が開かないために痛みはなくても日常生活に支障が生じる．とくに原因がう蝕や歯周炎と違い，患者自身も知識がないために不安感が生じやすい．症状の経過を細かく尋ねられることで，患者はしっかりと聴くようになり，症状の変化が整理され不安感が減少する．閉じた質問(closed question)の積み重ねも心理的には効を奏することもある．その後，病状や治療法の説明を患者が理解できる言葉や模型，図解などによる説明用媒体を用いて行うと，さらに顎関節症の患者受容としてのモチベーションの向上へとつながる．近年の顎関節治療法の中心は，疾患の理解と生活改善であることから，人間行動を理解した説明スキルを実施できることは，歯科医師として具備すべき条件といえる．

診断（病型診断）— 推理・推論のための面接技法の会話例

<挨拶略>

Dent：[開口障害か，智歯周囲炎による場合や顎関節症のタイプⅢbがあったな，外傷は大丈夫かな]いつからアゴが痛くなったんですか？

Pt：3日前の朝です．

Dent：口が開かなくなったのは今回がはじめてですか？

Pt：以前にも，何回か朝起きたら口が開かなくなったことはあります．そのときはすぐに開いたんですが，今回は3日経っても口が開かないので心配になってきました．

Dent：[何回かこれまでにある？腫れて開きにくいとは違うようだな]痛みは口を開いたときだけですか？

Pt：はい．口を開けなければ痛くはありません．

Dent：[炎症の波及ではないと思うけど，いちおう……]奥の親知らずは痛くありませんか？

Pt：いいえ，痛くありません．

Dent：[顎関節症の問題かな，外傷はないと思うけど確認しよう]アゴをぶつけたことはありませんか？

Pt：いいえ，ありません．

Dent：以前，口を開け閉めする際にアゴがガクガクしたり，音がしたりしませんでしたか？[顎関節症で多いのはⅢ型だけど]

Pt：ずいぶん前から，右アゴは口を開け閉めするとカクカク音がしていましたが，痛くはありませんでした．

Dent：[前から，クリッキングがあったんだ]今は音がしますか？

Pt：いいえ．口が開かないせいか音はしません．

Dent：そうですか．[寝ているときに歯ぎしりしていないかな]今回は，何か思いあたることはありませんか？②

Pt：とくに，何もないと思います．（しばらく考えてから）（朝起きたら，開かなかったから何だかわかんないよ）

Dent：[歯ぎしりや食いしばりが大きな因子だけど……]歯ぎしりをしているといわれたことがありませんか？

Pt：いいえ，ありません．

Dent：食事で大きな口が開けられないと困るでしょう．③[食べにくいから，食事が美味しくないだろうなぁ]

Pt：ええ，とても食べにくいです．おかゆを食べてました．

Dent：そうですか．（うなずく）困りますよね．伺ったお話をまとめます④と，以前から右アゴがカクカク音がして，たまに開かなくなることがあって，今回は3日前から同じように開かなくなり，現在も続いているんですね．痛みは口を開けたときに右アゴのあたりに出ますが，口を開けなければ痛みは出ない，ということでよろしいですか．

Pt：はい，そうです．（伝えたい内容はちゃんと伝わったみたいだな）顎関節症って，聞いたことがあるんですが，それですか？

Dent：ご存じなんですか？

Pt：（やっぱり，そうなんだ）はい，雑誌でみたことがあります．

臨床決断スキル

顎関節症の基本的な診断手順は，まず他疾患との鑑別診断を行い，次に顎関節症の類型診断を行う．症候群的な診断根拠に基づく病名決定を行うため除外診断法を用いている．

事前確率としてはⅢa型が多く，疾患の頻度を知っていると鑑別診断で的を絞る場合に役立つ．また受診行動としては耳鼻科から訪れる患者も少なくはない．

この疾患は患者の主訴が状態を明確に示してくれる．

外傷等による頭蓋顔面の構造上の障害なのか，智歯周囲炎の波及か，顎関節または咀嚼筋による障害なのかを一つずつ除外して診断する．本例では，自発痛（−），運動時疼痛（＋），関節音（＋→−），開口障害（＋）が診断のkey pointになる．

病因についてはevidenceに基づいた説明は難しく，身体的要素だけでなく，精神的要素も多く含むのが疾患特性であり，これを踏まえて対応することが必要がある．

医療面接スキル

①開かれた質問
②解釈モデル
③共感：共感的な言葉は使うタイミングが非常に難しく，日本人は苦手である．そこで，逆に歯科医師側から働きかけるのも効果的である．ただし，あまり誘導的にならないよう注意する．
④要約と確認

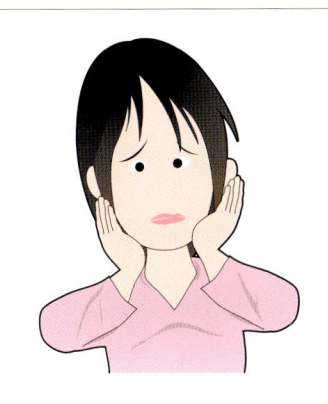

診断に必要な臨床知識

顎関節症の診断

　　顎関節症の診断は，顎関節や咀嚼筋等の疼痛，関節(雑)音，開口障害，顎運動異常の主要症候のうち，少なくとも1つ以上を有することが必要で，エックス線検査やMRI検査などで骨組織や関節円板に異常が認められても，主要症候のいずれも患者が訴えない場合は顎関節症とは診断できない．原因に関しては現時点ではしばしば他因子的であり，普遍的な因子は存在しないと考えられているが，さまざまな発症に寄与する因子を確認することで満足のいく管理がはじめて可能となる．通常，これらの因子については患者への医療面接からその多くが得られる．したがって，医療面接による主訴，現病歴，既往歴，家族歴，生活像などの聴取は，顎関節症の診査の中で最も重要な部分の1つである．

患者の訴え方

　　「噛むと痛い」「口を開けるとアゴが痛い」「口を開けるとカクンと顎関節に音がする」「大きく開けられない」「肩が凝る」「首が痛い」「耳鳴りがする」などと訴える例がみられる．顎関節症の疼痛は外傷や感染性の炎症などとは異なり，自発痛を訴えることは少なく，開口，咀嚼などの下顎を動かすことに伴う疼痛を訴えることが多い．このため，強い自発性の疼痛や下顎安静時の疼痛のほか，腫脹，発赤，熱感などの炎症所見を認めるようであれば，他の疾患を疑う．また，鋭痛を訴えることはまれで，鈍痛を訴えることが多い．

　　クローズドロック(非復位性関節円板前方転位)は，復位性関節円板前方転位から進行する．すなわち，クリック音や一過性の開口障害を認めていた後，クリック音の消失とともに開口障害が発症する．症状側の下顎運動が制限されることにより，患者は開口障害と症状側顎関節部付近の疼痛を訴える．また，開口時，下顎の症状側へ直線的に偏位することにより，まっすぐ口が開かないと訴えることがある．

診断の進め方

　　顎関節症における主訴は，複数存在することはめずらしくない．その場合は，患者本人によって重大な順に記録すべきである．治療の成功の鍵はそれらの症状の軽減または除去を意味するので，治療開始前に再度確認すべきであろう．顎関節症の主要症候を訴える症例では，はじめに顎関節症と同様の臨床症状を呈する疾患群(顎関節症と鑑別を要する疾患)との鑑別診断を行う．日常臨床において，智歯周囲炎，急性根尖性歯周炎のような歯科疾患でも強固な開口障害を呈することは多く，"開口障害＝顎関節症"と関連付けて考えないことが大切である．全身的，局所的な既往歴をよく聴くことである．

　　視診：医療面接時に患者の表情や反応を観察することで，精神的な背景や症状の重篤度がおおよそ判断できる．また，顎顔面・頭部の腫脹，肥大，形態異常，左右対称性を観察して顎関節部の炎症，筋の肥大，顎変形を確認する．

　　家族歴：家族に顎機能障害，慢性関節リウマチ患者などがいないかを確認する．

　　生活像：職業，趣味，嗜好，習癖および職場や家庭での人間関係は，発症・増悪因子の診断の参考になるので，聴取しておく．

＜顎関節症以外で開口障害を伴う疾患＞

炎症性：智歯周囲炎，蜂窩織炎，口蓋扁桃周囲膿瘍，顎放線菌症など
腫瘍性：骨腫，軟骨腫，悪性腫瘍など
外傷性：下顎骨骨折，関節突起骨折，頬骨骨折，顔面頬部損傷など
神経性：破傷風，三叉神経痙攣など
心因性：ヒステリー，心身症
瘢痕性：放射線治療後，手術後の瘢痕など
機械性：筋突起過長症，顎関節形成不全など

7-1 口が開かない（除外診断による思考）

＜上記疾患を鑑別するのに必要な情報は？＞

炎症性：炎症の徴候（疼痛，腫脹，発熱），経過の確認．
腫瘍性：知覚異常の有無を確認．画像診断（CT，MRI），組織検査が必要．
外傷性：外傷の既往を聴取し，現在の症状との時間的関係を確認．
神経性：破傷風では，突発した開口障害，嚥下障害があり，顎関節や筋突起に異常がないことが特徴．また，抗菌薬を点滴静注しても無効である．神経障害では異常緊張や麻痺の有無を確認．
心因性：精神状態（うつ，不安など）や睡眠障害を確認．顎関節部以外の症状を訴えることも多い．
瘢痕性：放射線治療，手術既往の確認．
機械性：エックス線検査により形態異常の確認．

＊ 鑑別診断にて顎関節症と診断後，症型診断を行う．診断は病態，病期，重篤度を判定し，予後とそれに基づいた治療目標の設定まで行うため，症型診断を的確に行う必要がある．

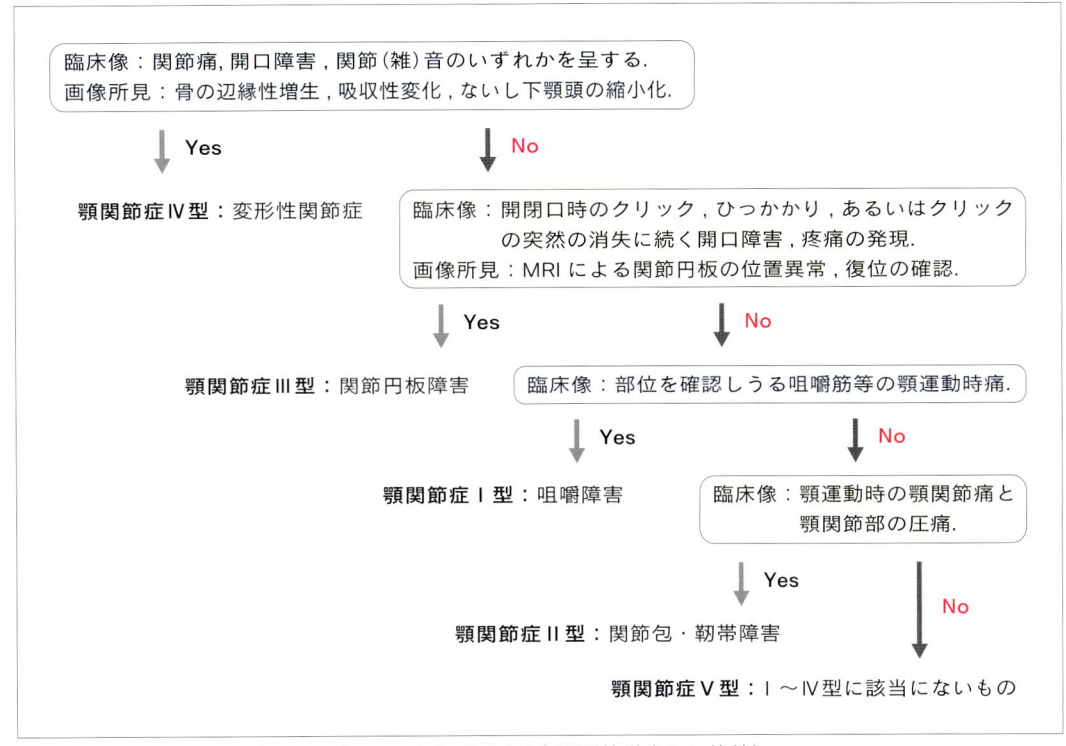

臨床像：関節痛，開口障害，関節（雑）音のいずれかを呈する．
画像所見：骨の辺縁性増生，吸収性変化，ないし下顎頭の縮小化．

↓ Yes　　　　　　　　　　　　　　　↓ No

顎関節症Ⅳ型：変形性関節症

臨床像：開閉口時のクリック，ひっかかり，あるいはクリックの突然の消失に続く開口障害，疼痛の発現．
画像所見：MRIによる関節円板の位置異常，復位の確認．

↓ Yes　　　　　　　　↓ No

顎関節症Ⅲ型：関節円板障害

臨床像：部位を確認しうる咀嚼筋等の顎運動時痛．

↓ Yes　　　　　↓ No

顎関節症Ⅰ型：咀嚼障害

臨床像：顎運動時の顎関節痛と顎関節部の圧痛．

↓ Yes　　　　　↓ No

顎関節症Ⅱ型：関節包・靱帯障害

顎関節症Ⅴ型：Ⅰ～Ⅳ型に該当にないもの

図3　顎関節症の症型分類の手順および診断基準（日本顎関節学会から抜粋）．

問題点の整理

　顎関節症は Self-limiting な疾患であるとされている．このためクローズドロックにおいても慢性であれば，円板転位，変形が進行することで下顎頭の滑走運動量が増加し，開口障害は徐々に改善する場合がある．治療方法は Self management と合わせ，NSAIDs の投与と開口訓練の徹底がもっとも改善率が高いとの報告がある．しかし急性のクローズドロックでは，復位性関節円板前方転位から非復位性関節円板前方転位に進行した病態を元に戻し，物理的障害による開口障害を解除することで患者のQOLを早期に回復できる可能性がある．このため急性のクローズドロックでは早期に診断を行い，関節円板の復位を目的とした治療が選択される．また，病因として精神社会的因子が注目されているため，医療面接における病態の把握と，治療に対するインフォームドコンセントを確立させ，患者の社会的背景を把握し，患者管理においては精神社会的因子も含めた配慮が重要である．

各論編　デンタルインタビューの実際

8-1 口が渇く（病態・原因疾患の特定）

初　診：50歳・女性，専業主婦
疾　患：口腔乾燥症
現病歴：1か月前に口腔が乾燥しているのに気がついた．自覚当初は喉の渇きと思ってお茶や水を飲んで乾燥感に対応していた．しかし，喉の渇きとは別に会話のときに口腔粘膜同士がくっつき話しにくいことや，食事の際に唾液が少なく，咀嚼しても食片がなかなか泥状にならず，嚥下しにくいことに気づいた．3日前より舌がピリピリしてきたので気になり来院した．
現　症：舌，頬粘膜，口唇などの口腔粘膜は乾燥し，唾液は少なく，小さな泡状に付着している．舌尖から舌側縁部粘膜は発赤し，接触痛を認める．ドライアイ（眼の乾燥）は認めない．
医科的既往歴：とくになく，服用薬剤もない．
家族歴：特記すべきものはない．

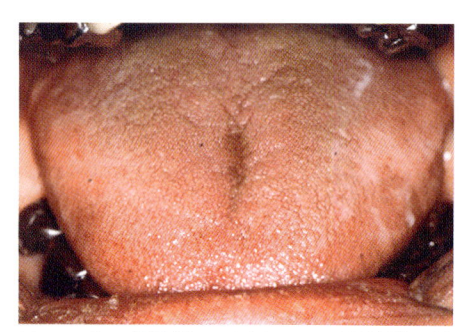

図1　舌，頬粘膜，口唇などの口腔粘膜は乾燥して，唾液は少なく，小さな泡状に付着している．

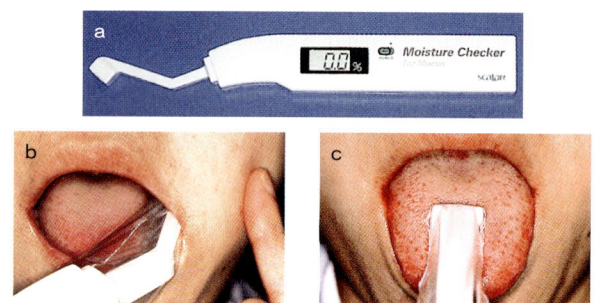

図2a〜c　a：口腔水分計，b：頬粘膜の湿潤度測定，c：舌背部の湿潤度測定．

症例のコンテクスト

　　口腔乾燥症は，原因を特定することは非常に難しいが，問診と視診所見から臨床診断することは難しいことではない．
　　口腔乾燥があると，唾液の持つ自浄作用の低下や粘膜の潤滑作用がなくなるために，う蝕，歯周炎，粘膜障害，義歯の使用ができないなど多くの障害がみられるようになる．さらには，口腔粘膜の症状だけでなく味覚障害，嚥下障害，そして心身状態のバランスを崩すことが生じる．とくに，高齢者や要介護者の場合は，嚥下機能，舌運動機能，咳反射が低下することで，口腔内や咽頭部に存在する細菌が肺に進入して肺炎（誤嚥性肺炎）を起こすことも考えられる．

医療面接のポイント

　　口腔乾燥症の臨床診断は，比較的難しくはないが，原因の特定と治療が容易ではない．年配の患者にとっては，QOLに関係した徴候なために生活上の重みを感じているものが多い．そのため，医療面接時に自覚症状を一気にはき出す患者がみられる．心理社会的背景を踏まえて，開かれた質問，解釈モデル，来院動機の聴取，受容共感的な積極的傾聴を基本とする．その後，検査の重要性を説明することも重要である．歯科領域の検査はエックス線が主であるが，これ以外の重要な検査も多い．口腔乾燥症では，感覚症状を裏付ける検査データとして，また原因究明のために検査は重要な位置づけになることを患者に教示しなければならない．

診断─推理・推論のための面接技法の会話例

Dent：○○さん，こんにちは．本日はどうされましたか．

Pt：約1か月前から口の乾燥に気がついたのですが，喉が渇いているのかと思ってお茶などの水分を取るようにしていました．でも，朝起きたときに強い乾燥感がありますし，フランスパンやカステラを食べるとなかなか喉へ落ちていきません．そんな状態が続いていたのですが，3日前から舌がピリピリして醤油やワサビに触れるととても痛いのです．何も食べられなくなりました．昨日からは義歯が粘膜にあたってとても痛くて，今ははずしています．

Dent：[思いをたくさん，一気に話したな．つらいんだろうなぁ]それは大変ですね．①[口腔乾燥症かな？]それまで，義歯は問題なく使っていましたか？

Pt：はい．3か月に一度くらいは，定期的に歯医者さんで見てもらっていましたし，とても具合が良かったのです．でも，急に合わなくなったのか，痛みが出ました．(もう，つらくて，この気持ちわかってくれないかなぁ)

Dent：(うん，うん)②そうですか．[唾液が少ないので，義歯が使えないんだな]これは，義歯だけの問題ではないと思いますね．もう少しお話を聞かせてください．③今まで大きな病気はしていないようですが，1か月前に今の症状に気づく前に，食事や生活に変化はなかったですか．味が変わったとか，食欲が低下したり，疲れたりしたとか．④

Pt：……(なんか，あったかなぁ)

Dent：[患者が自覚した1か月も前から口腔乾燥症が発症していれば，そのときからすでに乾燥した食品や刺激物を避ける傾向がみられるはず．眼の乾燥があったなら，シェーグレン症候群の可能性も考えられる．既往症になくても，花粉症など季節性のアレルギーで抗アレルギー薬を服用していたかも知れない．夜間の排尿回数が多くなっていれば糖尿病も考えられる．家族関係や仕事上のストレスがみられれば口腔乾燥症でなく歯科(口腔)心身症かも知れないし，入眠薬を必要とする精神疾患があると神経性や薬物性の可能性も]テレビを見ているときや，新聞などを読んでいるときにも口の乾燥が気になりますか．それとも食事の際にだけ困りますか．

Pt：何もしなくても口が乾燥しているように思いますが，食事のときがいちばん困ります．ゆで卵が食べにくいし，お茶や水がないとごはんが食べられません．

Dent：そうですか．[少し，検査を進めてみよう]ではまず口腔水分計で口腔粘膜の乾燥程度を簡単に調べましょう．唾液が出なくていちばん困るのは食事のときのようですから，ガムを噛んでいただき10分間でどのくらい唾液が出るか調べましょう．10分間で10ml以上出ればまず問題はありませんが，もし十分な唾液が出ていなければシェーグレン症候群という口腔や眼の乾燥を起こす病気の場合もあります．そのときは必要な血液検査を行いましょう．いろいろ調べて，もし全身の病気が原因の口腔乾燥症でしたら，専門の診療科をご紹介しますから一緒に診ていきましょう．

＜以下略＞

臨床判断スキル

「口渇」には，「喉が渇く」と「口が渇く」の二通りの訴えがみられる．

口腔乾燥感の場合は，「口が渇く」と訴えることが多いので，この表現も原因を診断するのに有効である．

■主訴に焦点を当てる

この症例は，唾液量の減少に伴って生じる自覚症状が多いこと，そして口腔内の視診所見から，臨床診断名の推論としての仮説検証が比較的しやすい．

日常生活におけるQOLに関する愁訴が多いので，開かれた質問により患者中心に話をさせ，情報の収集に役立たせる．

■検査をオーダーする前に，疾患の原因となる確率を考える

口腔乾燥感を訴える患者の場合，シェーグレン症候群などの自己免疫疾患や，服用薬の副作用に起因したものが多くみられる．

真の口渇をきたす疾患の中でも，糖尿病はよく考えられるが，初期の場合は口渇以外の自覚症状に乏しいことがあるので注意を要する．

医療面接スキル

①共感的言葉
②共感的態度(うなずき)
③焦点を絞った質問
④選択肢型の質問

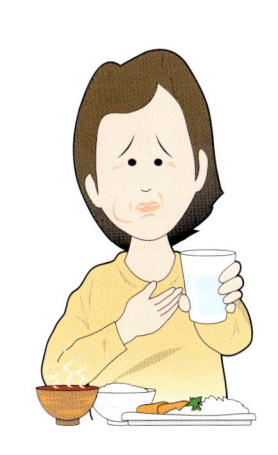

各論編　デンタルインタビューの実際

診断に必要な臨床知識

口腔乾燥症とは

　　口腔内の唾液が減少したため，口腔粘膜の湿潤度が低下している．口腔粘膜は乾燥し，食品や歯，そして金属冠や義歯などの補綴物との接触刺激で容易に損傷し，びらんや潰瘍を起こす．自発痛，接触痛がみられ，泥状の食塊を形成できないので，咀嚼障害だけでなく嚥下障害もみられる．口腔内の粘膜同士がくっつき，スムーズな会話もできない．

患者の訴え方

　　歯科においては，口腔乾燥感や唾液量が少ないという訴えで来院するよりも，口腔乾燥症がもたらす影響によって生じる自覚症状を主訴とするケースが多い．たとえば，「話しにくい」「飲み込みにくい」「口の中が痛い」「味がない」などがある．

　　医科に来院する患者は，真の口渇感(水分摂取の不足，腎からの水分喪失，口渇中枢異常)の場合，「喉が渇く」と訴え，口腔乾燥感の場合は「口が渇く」と訴えることが多い．

診断の進め方

1）口腔乾燥を訴えている場合は，自覚症状としての乾燥感なのか，他覚的にも唾液分泌量が少なくなって口腔粘膜が乾燥しているのかを，視診と触診によって確認することが重要である．
2）会話困難，嚥下困難，口腔粘膜の疼痛，味覚障害などの訴えについては，それぞれの原因疾患の有無を確認し，もしそれらの疾患を有する場合，なぜ口腔乾燥症が起こるかを知ることも大切である．
3）口腔乾燥症とは別に，歯科(口腔)心身症のひとつの症状としての口腔乾燥は除外する．
4）口腔水分計やガムテストなど唾液分泌状態の客観的指標となる検査を実施する．多少でもシェーグレン症候群を疑う場合は，必要な血液・生化学的検査等を実施する．
5）シェーグレン症候群，放射線照射，移植片対宿主病，サルコイドーシス，後天性免疫不全症候群，悪性リンパ腫など口腔乾燥症の原因となる疾患を十分理解しておかなければならない．また，神経性口腔乾燥症や薬物性口腔乾燥症の原因も知っておく必要がある．全身性疾患あるいは代謝性のものについては，原疾患や口呼吸の原因となる状態を理解しておくことも大切である．
6）服用薬(降圧薬，抗うつ薬，向精神薬，抗利尿薬など)の副作用，タバコによる場合があることを理解しておくことも大切である．

口腔乾燥症の分類

　　口腔乾燥症の分類は現在，日本口腔粘膜学会の用語・分類委員会で検討されているが，まだ確定していない．現在，考えられている案を下記に示す．いずれの場合も，唾液分泌量の減少あるいは唾液腺機能低下があり，自覚的ならびに他覚的口腔乾燥症状があるものを対象としている．

1）唾液腺自体の機能障害によるもの
（1）シェーグレン症候群(1999年改訂の本邦の診断基準を満たすもの)
（2）放射線性口腔乾燥症(放射線治療あるいは被爆の既往があるもの)
（3）加齢に伴うもの(年齢が80歳以上)
（4）移植片対宿主病 GVHD(血液幹細胞あるいは臓器移植後の GVHD と診断されたもの)
（5）サルコイドーシス

(6) 後天性免疫不全症候群(AIDS)
(7) 悪性リンパ腫
(8) 特発性口腔乾燥症(上記のいずれにも該当せず,原因が特定できなかったもの)

2) 神経性あるいは薬物性によるもの
(1) 神経性口腔乾燥症(恐怖,興奮,ストレス,抑うつなどの精神状態,脳炎,脳腫瘍,脳外傷などの中枢性病変,顔面神経上唾液核や顔面神経分泌枝の障害などの唾液分泌の神経系の障害などがあるもの)
(2) 薬物性口腔乾燥症(向精神薬,抗不安薬,抗うつ薬,抗ヒスタミン薬,降圧薬,利尿薬などを服用しているもの)

3) 全身性疾患あるいは代謝性のもの
(1) 全身代謝性口腔乾燥症(熱性疾患,発汗過多,脱水症,下痢,尿崩症,糖尿病,甲状腺機能亢進症,心不全,腎機能不全,貧血,過度のアルコール飲用,過度の喫煙などがあるもの)
(2) 蒸発性口腔乾燥症(口呼吸,過呼吸,開口,摂食嚥下障害などを有し,口腔の環境変化による水分蒸発といった局所的代謝異常があるもの)

なお,「心因性で口腔乾燥を訴える患者」とは,自覚的口腔乾燥症状はあるが,他覚的口腔乾燥症状と唾液分泌量の減少がない場合で,ここで扱う口腔乾燥症には入らない.

問題点の整理

1) 口腔乾燥症とは自覚的症状と他覚的症状が一緒にあれば,分類で記載したようにその原因を探り,原疾患に対する治療方針が立てられる.まず口腔水分計やガムテストで客観的なデータを得る必要がある.
2) 診断基準(表)が明確なシェーグレン症候群との鑑別は重要である.
3) 神経性や薬物性などは原因が判明しても即治療に結びつけられないことがあり,医療面接には細かい配慮が必要である.
4) 歯科(口腔)心身症との鑑別も重要であり,心身症患者に対する医療面接は慎重に行う.
5) 粘膜の乾燥感を自覚しなくても,味覚異常や義歯装着時の粘膜痛などが口腔乾燥症により発現する.このことは患者にとって理解しにくいことなので十分な説明が必要である.

＜シェーグレン症候群の日本改訂診断基準(1999年)＞

1. 生検病理組織所見で次のいずれかの陽性所見を認めること
    A) 口唇腺組織で4mm^{2}あたり1 focus(導管周囲に50個以上のリンパ球浸潤)以上
    B) 涙腺組織で4mm^{2}あたり1 focus(導管周囲に50個以上のリンパ球浸潤)以上
2. 口腔検査で次のいずれかの陽性所見を認めること
    A) 唾液腺造影でStage 1(直径1mm未満の小点状陰影)以上の異常所見
    B) 唾液腺分泌量低下(ガム試験にて10分間10ml以下またはサクソンテストにて2分間2g以下)があり,かつ唾液腺シンチグラフィーにて機能低下の所見
3. 眼科所見で次のいずれかの陽性所見を認めること
    A) シャーマー試験で5mm/5分以下で,かつローズベンガル試験でスコア3以上
    B) シャーマー試験で5mm/5分以下で,かつ蛍光色素試験陽性
4. 血清試験で次のいずれかの陽性所見を認めること
    A) 抗Ro/SS-A抗体陽性
    B) 抗La/SS-B抗体陽性

以上の4項目のうち,いずれか2項目以上を満たせばシェーグレン症候群と診断する.

各論編　デンタルインタビューの実際

I 9-1 歯肉が黒く気になる（喫煙の行動変容を促す）

初　診：30歳代・男性，会社員
疾　患：メラニン沈着
現　症：上顎は左右犬歯から中切歯近心の辺縁歯肉までメラニン色素の沈着が認められる．下顎は左犬歯の辺縁歯肉から右犬歯辺縁歯肉まで連続したメラニン色素の沈着が認められる．

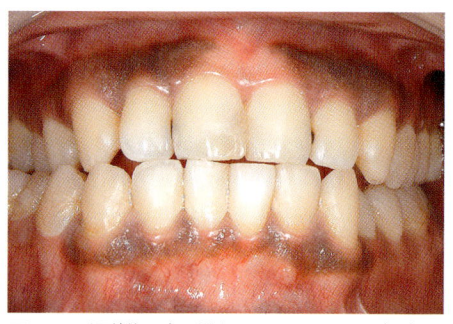

図1　正面観．上下顎ともにメラニン色素の沈着がみられる．

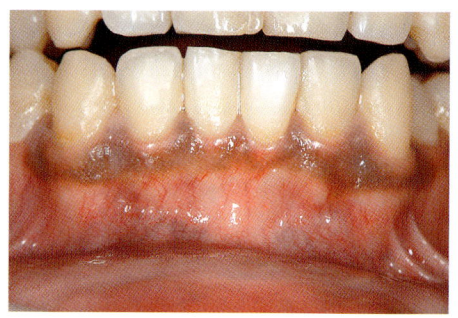

図2　下顎全体．連続的にメラニン色素沈着がみられる．

症例のコンテクスト

　典型的なメラニン沈着の症例である．上下顎前歯の歯肉に黒い部分があり，少し気になっていたが，とくに痛みや不快感もなく，そのまま放置していた一例である．最近，妻から歯肉の黒さが増したのではないかといわれ，インターネットで検索してみるといろいろな病気についての記載があり，心配になって来院したケースである．
　上顎は左右犬歯から中切歯近心の辺縁歯肉までメラニン色素の沈着があり，下顎は左犬歯の辺縁歯肉から右犬歯辺縁歯肉まで連続したメラニン色素の沈着が認められる．患者の仕事は商事会社の営業で勤務時間は不規則，ここ1年くらいは仕事のストレスがかなり強く，疲労気味である．喫煙歴は10年ほどで数年前までは1日10本程度だったが，ここ1年くらいは1箱以上の日が増えている．飲酒は週2回程度で酒量は多くない．問題がなければ，そのままにしたいと考えている．

医療面接のポイント

　メラニン沈着はとくに不快症状や疼痛を伴うことは少なく，審美的問題や本人以外の指摘により受診するケースが多い．早急に治療や処置を求められるものではないので，初診時に良好な患者-医師信頼関係の構築を目的としたコミュニケーションを最優先し，患者の悩みや不安を理解することが重要である．その後，鑑別が必要な疾患との関連を考えながら自覚症状の推移を聴き，患者の来院の動機やそれ以前に受けた歯科的既往歴，生活歴などについても尋ね，どのようなことが起き，それに対してどのような対処をとっていたかを聞き出す．また，「解釈モデル」を聴くことにより，患者の希望やニーズ，デンタルIQがわかり今後の治療方針の決定に役立つ．

面接技法の会話

<挨拶略>

Dent：<u>歯茎の色が気になるとのことですが，どのようなことですか？もう少し詳しく聞かせてください．</u>①

Pt：はい．自分ではあまり気にしていなかったのですが，最近，妻から「前歯の歯茎が少し黒くなってきたんじゃない」といわれて，鏡で見てみたら，上も下も以前より黒くなったようなに感じていました．

Dent：そうですか．（うなずく）最近，急に色が変化したとかはありますか？②

Pt：とくにないと思います．以前とあまり変わっていないと思いますが，妻にいわれてから気になって．

Dent：そうですか．（うなずく）それでは<u>どのようなことが一番気になっていますか？</u>③

Pt：先日インターネットで検索したら，黒い部分を薬で取ったり，レーザーで焼いたりする痛そうな治療法があることや，そのまま経過をみるということもわかりました．ただ，ときには悪い病気もあると出ていたので，そのことが少し心配になって来ました．（これが私の病気の不安です）

Dent：そうですか．（うなずく）悪い病気とはどんなものだと思っていますか？③

Pt：はい．たとえば「ガン」のようなものが……．

Dent：そうですか．<u>いままでの話をまとめてみますと，最近上下の前歯の歯茎が黒くなってきたと奥様にいわれたことと，インターネットで治療の必要性や悪い病気との関係などを知り，気になり出したわけですね．</u>④

Pt：はい，そうです．（自分の不安が伝わったな）

Dent：それでは，その問題を解決するために少し普段の生活についてお聞きしますが，おタバコはお吸いになりますか？

Pt：はい．

Dent：[やはりタバコを吸っているんだ] 1日何本くらいですか．

Pt：以前は1日1箱くらいだったのですが，最近仕事が忙しく1箱以上吸う日もあります．

Dent：そうですか．何年くらい前から吸っていますか？

Pt：10年くらいでしょうか．そういえば，タバコを吸う前は，黒いところはほとんどなかったと思います．

Dent：歯茎が黒くなるような色素が多くの人が持っています．まだ確定的なことはいえませんが，メラニンという黒く見える色素が歯茎に沈着していて，それが喫煙の影響などで増えてきたのでないかと思います．悪い病気ということはあまり考えなくてもよいと思いますよ．

Pt：そうですか．黒いのはどうしたらよいでしょう．

Dent：そうですね．先ほどおっしゃっていた治療もありますが，いちばん良いのは，タバコをおやめになることですね．

Pt：うーん．

Dent：あせらずに，一緒に良い方法を考えていきましょう．

<以下略>．

患者とのはじめての会話は非常に重要であり，その後の進行に大きな影響を与えるため，問診表などを確認しておく必要がある．

主訴や来院動機に注意する．このような症例では，主訴の把握は比較的簡単であるが，来院したきっかけやその動機などを的確に探る必要がある．

IT化の影響で多くの知識を簡単に得られるようになったが，その情報の正確性には疑問な点も多々ある．したがって，患者の思い込みや勘違いを一つひとつ紐解くことが必要となる．

この症例をみる限り，単なるメラニン沈着と思われるが，患者の性格や深刻度によっては，より慎重な対応が求められる場合がある．

患者の行動変容を左右するものに心の準備段階がある．患者の性格をよく観察して，各々に応じた交渉の仕方を考える．

医療面接スキル
①開かれた質問
②促し
③解釈モデル
④要約と確認

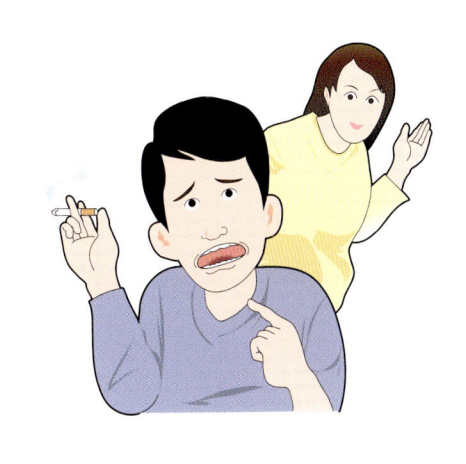

各論編　デンタルインタビューの実際

診断に必要な臨床知識

メラニン色素沈着とは

　メラニン色素は生理的な状態でも皮膚や粘膜に存在する．口腔粘膜のメラニン色素沈着は，ときとして全身疾患(Addison病，von Recklinghausen病，脳下垂体機能亢進など)の口腔内症状として現われる場合がある．また，人種的には有色人種に多い．原因としては，主に上皮基底細胞層にあるメラノサイトより生成された色素が周辺の基底細胞に配置され，細胞内に沈着することによって起こる．口腔内では歯肉，口唇，頰粘膜，舌などに多く発現し，口腔粘膜では歯肉にみられることが多い．上下顎ともに前歯部の唇側歯肉にもっとも多く，色は淡褐色または暗褐色から黒褐色を呈し，平坦で境界明瞭な変色である．また，充填物や補綴物の除去時などに組織破損部位からの金属の迷入によって外来色素沈着が起こり，黒褐色を呈することがある．悪性黒色腫では，メラニン色素沈着が重要な初発症状になる場合もある．

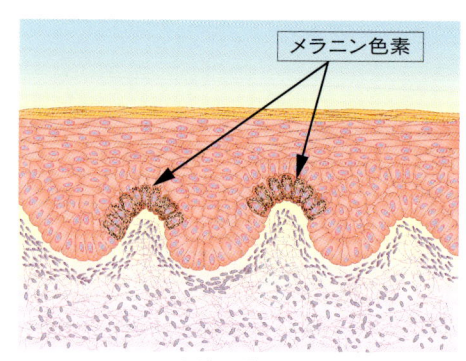

図3　メラニン沈着の模式図．

治療法

　生理的なメラニン色素沈着やタバコなどによる化学物質が原因の場合は，メラニンのある細胞層を取り除くことにより解決する．その方法は薬剤による除去法，レーザー照射により取り除く方法，色素沈着部を削り取る方法がある．病的な色素沈着ではそれ自体に処置は行わず，原因疾患の治療を行う．以下にレーザー照射と薬物塗布によるメラニン色素除去法を示す（図4a～d）．

＜メラニン沈着治療の流れ＞

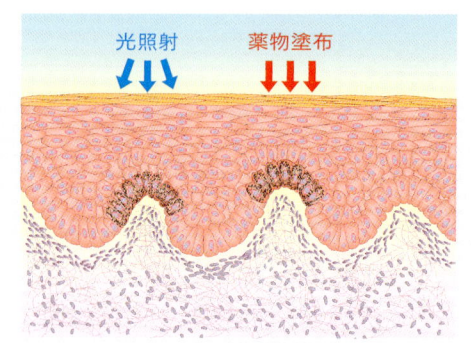

図4a　粘膜にレーザー照射または薬物塗布．

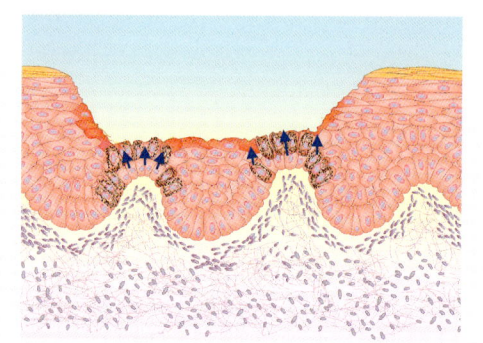

図4b　粘膜表層が破壊．メラニンが表層へ．

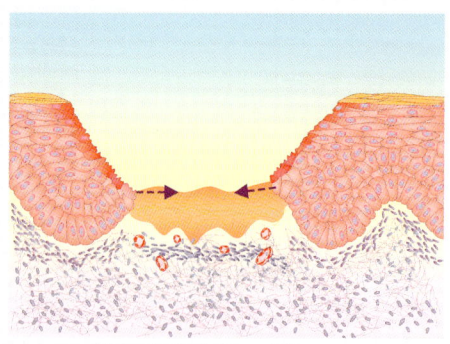

図4c　表層の細胞修復の開始．

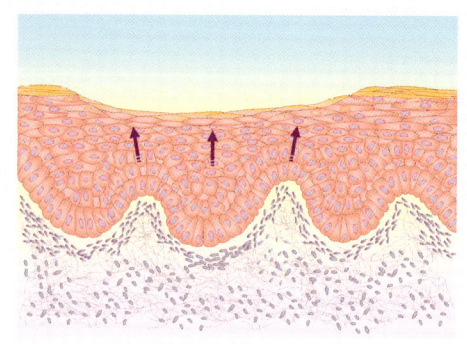

図4d　粘膜の治癒．

9-1 歯肉が黒く気になる（喫煙の行動変容を促す）

医療面接の進め方

患者の不安は何か，希望は何かを的確に把握し，治療の必要性や鑑別すべき疾患を整理して，それらを具体的に説明することによって，いくつかの問題を解決する糸口としていくことが重要である．また，患者の生活習慣や精神的なストレスなどを確認することも精度の高い医療面接には肝要である．

診断の進め方

メラニン沈着は，特別な自覚症状や日常生活上問題があるわけではないので，患者自身も容易に着色を取ることを希望する場合が多く，生理的着色であれば経過観察，または薬剤やレーザー照射による除去を行うケースが少なくない．しかし，全身疾患との関連や悪性黒色腫の先駆症状の場合もあり得るので慎重な対応も必要である．

問題点の整理

本症例のように自覚症状はほとんどなく，また日常生活に支障がない場合，患者自身が気づく前に家族からの指摘があったり，インターネットなどの影響で来院するケースは今後増加することが予想される．しかし多くの場合，患者の仕事の関係や社会状況からなかなか通院のための時間をつくることは難しい．患者本人は，経過観察で済ませたい気持ちを持ちながら，「もし，悪い病気であったら…」という不安を抱いている．現在は安易に多くの情報を得ることができる反面，必ずしも正しい知識や情報ばかりではない．つねに正しい情報提供と適切な診断を行うことが重要である．

また，「解釈モデル」については，患者が話をできる時間は限られているが，それをうまく聞き出すことができれば，治療を行うにあたり患者のニーズやデンタルIQがわかり，治療方針の決定，患者教育，さらにリスクマネジメントにも役立つ．患者の発言を多くさせ，患者本位の会話を実現させるためには，歯科医師が聞き役となり，患者の考え方，解釈を引き出すことが重要である．

交渉　negoctiate

治療を成功させるために，単に「原因となるタバコを止めなさい」という警告だけではうまくいかないことが多い．指示することに慣れた歯科医師がいうことは容易なことである．しかし，患者自身がその危険性に気付けば，このような警告は必要なくなる．恐怖心をあおることが，患者の行動変容を起こす動機にしがちであり，これは昔から使われていた手段でもある．

単なるお仕着せではなく，患者に考える時間を与えることも必要であろう．本ケースの場合は，妻からの働きかけがあり，さらにメラニンの徴候が目にみえて明らかだったことから，禁煙に対する動機づけとして，グッドタイミングである．このタイミングが重要であり，患者に受容的な体勢がみられたときに，背中をポンと押すだけで変容に至ることができる．問題が差し迫ったときに，自己対処ができると感じたときこそ，行動の変容につながることが多い．

各論編　デンタルインタビューの実際

I 10-1 すぐに治療してほしい（自己中心的な患者への対応）

初　診：55歳・男性，会社員
疾　患：慢性辺縁性歯周炎の急性発作
現　症：全身所見；身長165cm，体重76Kgと肥満傾向で，血圧は172／102mmHg，脈拍は71／分である．
　　　　局所所見；口腔内では $\overline{6}$ 部歯肉に発赤，腫脹があり， $\overline{6}$ には打診痛，水平的な動揺があり，ポケットは8mmで排膿が認められる．
エックス線所見： $\overline{6}$ 部には根尖付近に達する水平的な骨吸収が認められる．
既往歴：高血圧症，狭心症，糖尿病にて内科に通院加療中である．

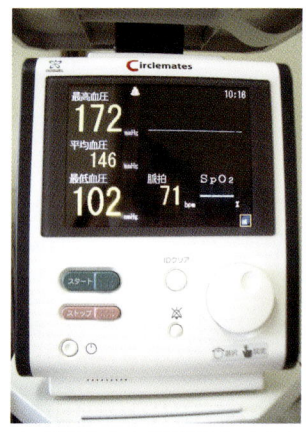

図1　モニターに表示された初診時のバイタルサイン．

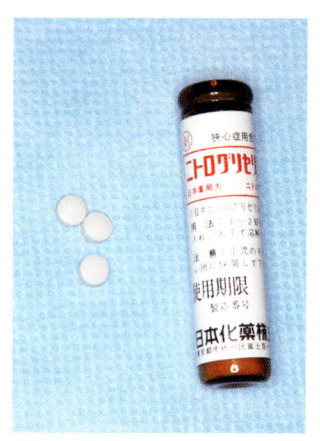

図2　携帯しているニトログリセリン舌下錠．

症例のコンテクスト

　　患者はいわゆるメタボリックシンドロームに相当すると思われる．主治医からは減量を勧められているが，出張が多く食事も不規則で，運動はまったく行っていない．飲酒，喫煙習慣があり，禁煙にチャレンジしたことはあるが，2日で断念した．主訴についても以前から数回，疼痛，腫脹がみられたが，市販薬を服用し歯科受診しなかった．高血圧症，狭心症，糖尿病の既往があるが，服薬さえ怠らなければ日常生活には支障がないため本人の病識は乏しい．そのためこれらの内科系疾患が歯科治療に関係するとはまったく考えていない．当該歯さえ処置すれば，継続して歯科に通院する必要はないと考えている．

医療面接のポイント

　　以前であれば循環器や代謝性疾患があるだけで歯科治療は禁忌であったが，診断・治療技術の進歩，コンプライアンスの高い薬剤の開発などにより，医学的管理が適切に行われるようになり，最近ではさまざまな基礎疾患を有する患者も一般歯科診療の対象となっている．しかし患者は自分の基礎疾患が歯科診療には関係しないと考えていることも多く，この点について理解を得る必要がある．安全に医療を行うためには，問診表に基づいて一つひとつの基礎疾患について的確な情報を収集する必要がある．

医科的既往歴・全身状態把握のための面接会話例

＜主訴，現病歴の聴取，口腔内・外の診査後＞

Dent：（問診表を見ながら）いろいろなご病気をされていますが，かかりつけの先生はどちらの先生ですか？①

Pt ：家の近くのAクリニックです．

Dent：薬局からのお薬についての説明書はお持ちですか？①

Pt ：えーとこれですか．（ポケットから薬剤情報提供書取り出す）

Dent：いろいろお薬を飲まれていますね．ちょっとこの用紙をお借りしてもよろしいですか？コピーしてすぐにお返しします．（コピーをカルテに貼付することで，調べる手間とカルテ記載の手間が省ける）

Pt ：はい，どうぞ．（歯医者には関係ないと思ったが役に立ったようだ）

Dent：それでは病気のことを伺っていきますが，まず高血圧のほうはどんな具合ですか？②

Pt ：先週，内科にいったときは135の85でした．最近はずーっとこのくらいです．

Dent：では今日の血圧を測ってみましょう．（モニターを使用しユニットに座ったままで測定）

Dent：172の102ですね．［やはり少し緊張しているのかな？］

Pt ：えーそんなに高いですか．今朝も薬は飲んできたんだが．

Dent：はじめてですから，少し緊張されているかも知れませんね．③ お薬を飲まれてどのくらいになりますか？①

Pt ：もう15年くらいかな．最初は1種類だったが，途中から2種類になりました．（歯科治療に関係するの？）

Dent：それと心臓ですね．狭心症の発作はいかがですか？②

Pt ：5年くらい前に何回か胸が苦しくなったけど，薬を飲みだしてからは大丈夫．でも念のためニトロはいつも持ってるけど，もうずっと使ったことはないよ．（大丈夫だと思うけどな）

Dent：そうですか．［時間はかかっても最初にきちんと聴いておかないと］それと糖尿病もありますね．②

＜糖尿病についての問診（略）＞

Dent：レントゲンを見なければなりませんが，どうもその歯を残すのは無理なようです．③

Pt ：やっぱりそうですか．（少し落胆した様子）仕方がないですね．

Dent：［自分の病気について認識がうすそうだから，対診したほうが無難だな］抜歯するにはいろいろご病気がありますから，一度，Aクリニックの先生に内科的な状態についてお伺いしたほうがよさそうですね．

Pt ：抜歯ぐらいなんともないと思うけど．（多少不満そうに）

Dent：これだけ病気があると，抜歯のときだけではなくて，歯を抜いた後の出血や治りが悪かったりもします．④ 今からお手紙を書きますから，今度，受診するときに持っていってお返事をもらってきてください．それからどうするか相談しましょう．AクリニックはB先生ですよね．（薬剤情報提供書で確認）

歯科診療にはリスクはないと考えている患者に，自分の基礎疾患が歯科診療にどのように影響するかを説明できなければ，対診の意義を理解してもらうことは難しい．歯科疾患と基礎疾患との間に症状増悪，治療妨害，治癒障害の問題が生じること，また診療優先順位を決定するうえでも考慮しなければならない．具体的には基礎疾患を次のように評価する．

1．過去に重篤な疾患の経験がある
①現在はまったく問題なし
②歯科治療上，若干の配慮が必要

2．現在，通院中である
①すでに治癒しているが経過観察中
②治療中で
　a．完全治癒予定
　b．完全治癒は困難だが一定レベルで維持可能
　c．治療は困難で予後不明
　d．悪化

医療面接スキル
①閉じた質問
②焦点を当てた質問
③受容・共感的態度
④患者教育と動機づけ

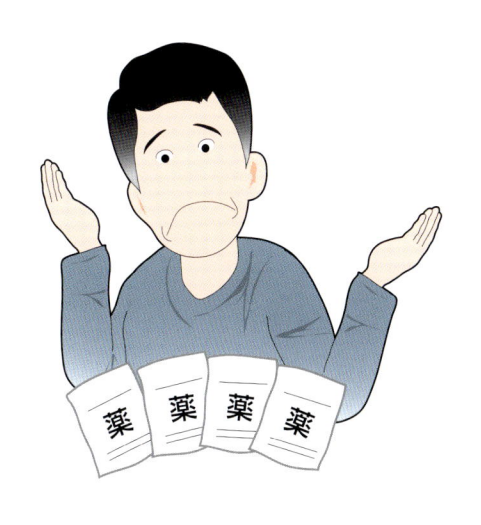

各論編　デンタルインタビューの実際

診断に必要な臨床知識

配慮を要する内科系疾患

各疾患ごとに必要な情報は異なり，医療面接および医科対診によりに収集する必要がある（表1，2）．ただし服用薬剤についての情報はすべての症例に必要である．

表1　配慮を要する内科系疾患

疾患	問診による患者からの情報	対診による主治医から必要な情報
高血圧症	日常の血圧，服薬状況	合併症の有無，コントロール状況
狭心症	発作の頻度や状況，緊急薬の携帯	PT-INR，トロンボテスト，抗血栓薬休薬のリスク，発作時の対応，合併症の有無
心筋梗塞	最終発作の時期，緊急薬の携帯	PT-INR，トロンボテスト，抗血栓薬休薬のリスク，治療法，再梗塞のリスク，合併症の有無
不整脈	自覚症状の有無，ペースメーカー装着の有無	不整脈の種類と重症度，症状，PT-INR，トロンボテスト，抗血栓薬休薬のリスク
脳梗塞	後遺障害の有無と程度	後遺障害の程度，PT-INR，トロンボテスト，抗血栓薬休薬のリスク，心内膜炎の既往
脳出血	後遺障害の有無と程度	合併症の有無
糖尿病	最近の検査データ，低血糖症状の頻度と状況，食事制限のカロリー数，受診時の食事摂取	血糖値のコントロール状況，最近の検査データ(HbA1c，血糖値)，合併症の有無
気管支喘息	発作の程度，頻度と時期，鎮痛消炎薬による発作誘発経験，吸入薬の携帯	発作の程度，頻度と時期，NSAIDs喘息の可能性，ステロイド療法の有無
腎不全（透析）	透析スケジュール，透析後の体調	ウイルス性肝炎の有無，ヘパリン使用による出血傾向
肝硬変	出血傾向，創傷治癒遅延，易感染性の自覚	出血傾向，ウイルス性肝炎の有無，検査データ(血小板数)，血清アルブミン値
がん	病名，診断・治療の時期と内容，機能障害，現在の体調	Stage分類，病理学的診断名，治療内容，予後，治療中の化学療法スケジュール，血液検査データ，頭頸部では照射範囲と照射量
リウマチ	ステロイド薬服用状況，消化性潰瘍の有無	ステロイド薬服用の種類，量，期間，ステロイドカバーの必要性
骨粗鬆症	服薬内容，開口障害，頚椎障害の程度	ビスフォスフォネート製剤投与状況(方法・期間)
甲状腺機能亢進症	自覚症状(頻脈，発汗，振戦，体重減少，倦怠感など)の有無と程度	甲状腺機能のコントロール状況と検査データ(T3，FT3，T4，FT4)，合併疾患の有無
胃・十二指腸疾患	自覚症状の有無，NSAIDsの影響，ダンピング症候群(胃切除後)	活動性病変の有無，NSAIDs服用時の対応

10-1 すぐに治療してほしい（自己中心的な患者への対応）

表2　抗血栓療法が行われている疾患

	疾患名
循環器疾患	心筋梗塞，狭心症，心房細動，心臓弁膜症（狭窄，閉鎖不全，人工弁置換術後），ペースメーカー埋め込み術後，拡張型心筋症，冠動脈バイパス術後
脳血管障害	脳梗塞（脳血栓症，脳塞栓症），一過性脳虚血発作
その他	肺塞栓，深部静脈血栓症，人工血管置換術後，閉塞性動脈硬化症，前腕動静脈シャント術後，特殊な血液疾患など

患者の訴え方

　問診表を手に医療面接行うが，患者が自分の既往歴・基礎疾患は歯科診療に関係ないと思っている場合，また医療者側からの診療拒否を懸念する場合には問診表には事実を記載しないことがある．また，高齢者では問診表の判読ができない，内容の把握が面倒，あいまいな記憶などから，問診表に記載もれが生じることがある．一方，中高年では多忙で，歯科医院への継続通院が困難な場合には，あえて問診表は不十分な記載に留め，即日処置を希望することがある．しかし，不十分な情報に基づいて即日，処置を開始することは危険性が高い．また，常用薬である抗血栓薬や降圧薬を自己判断で中断して受診することも日常的で，服薬状況の確認も必要である．

診断の進め方

　患者からの情報は思い込みや不確かなことが多く，必ず主治医に対診（照会）する必要がある．そのため，医療機関名，診療科，主治医の名前，服薬内容（薬剤情報提供書のコピーをカルテに保存），治療歴，指導内容などの情報が必要である．基礎疾患のリスク，最近の検査データ，予後，注意事項など主治医から得られた情報に具体的な歯科診療のリスクを加味して，診療計画を立案する．大病院では主治医の退職・異動により郵便では返書が届かないこともある．また，前回の照会から数年経過している場合には病状が変化していることもあり，再度，対診が必要となる．

問題点の整理

　複数の基礎疾患のため2つ以上の診療科や医療機関に通院している場合も多く，医療面接における情報収集，現症の把握，診療情報提供書はますます重要になっている．病識の高い患者であれば本人からの聴取，お薬手帳，検査値などからかなりの程度まで病状を把握できる．しかし，昨今の厳しい医療情勢を考えれば，歯科医師の立場を守る意味でも医科主治医への対診は欠かすことができず，口頭ではなく，文章化したもの（診療情報提供書）を診療録に保存しておく．

　医科主治医からの返書の内容は，歯科への理解度の差によりかなり差がある．たとえば，一方的に抗血栓薬の休薬だけを指示するものから，きわめて専門的なデータだけを詳細に記載し，その評価・対応は歯科医師に一任するものなど，必ずしも返書が期待した内容でないこともある．不明な点は，再度，対診する必要がある．きちんと医科主治医と連携をとって診療を行っている姿勢は，他の患者やスタッフの信頼を得ることにもつながる．

参考文献
1．外木守雄，山根源之，日本口腔外科学会（編）．一般臨床科，口腔外科医のための口腔外科ハンドマニュアル'07 基礎疾患を伴う高齢者の観血的処置．東京：クインテッセンス出版，2007；251-263．

各論編　デンタルインタビューの実際

10-2　歯茎から出血する（HBV感染者への対応）

初　　診：40歳・男性，会社員
主　　訴：歯茎から出血する．
疾　　患：$\frac{7\pm7}{7\pm7}$　P
現　　症：全顎的に歯肉の腫脹がみられる．プロービングで易出血性である．歯の動揺はほとんどM1である．
医科的既往歴：25歳のときに献血の際の検査でHBウイルス（＋）と判明．
家族歴：特記事項なし
背　　景：歯科診療所でB型肝炎に罹患していることを告げると，なかなか積極的な歯科治療を受けることができなかったことや，自分だけが離れた診療台で治療を受け，治療後は特別な消毒がなされていたことを経験してきた．

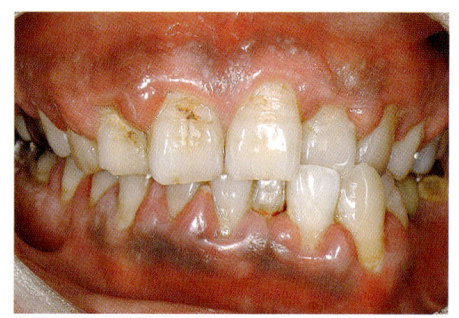

図1　口腔内写真．全体的に歯間乳頭部歯肉の腫れが著しい．

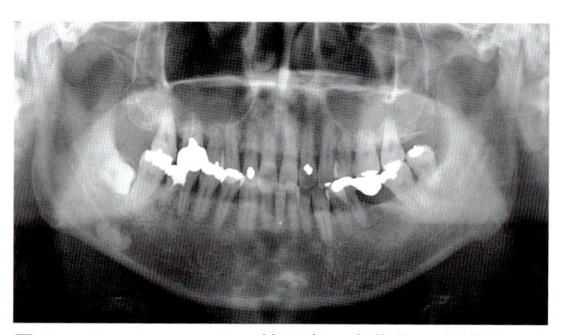

図2　パノラマエックス線写真．全体的に歯槽骨の水平的吸収がみられる．

症例のコンテクスト

　本例は，通常の歯周病の治療を行えばよく，初期治療で歯周組織の回復が得られなければ，歯周外科が必要となる例である．通常と異なる点は，患者がB型肝炎罹患者にある．一方，ウイルス感染者の歯科治療に関しては，スタンダードプレコーション（標準予防）の概念にのっとり院内感染対策を確実に行っていれば問題はない．感染対策の基本は，疾患によって歯科治療や感染防御の内容を変えるのではなく，病状の程度によって治療の方策を選択するのが肝要である．
　この項では，歯科治療のための診断や治療法について学ぶのではなく，院内感染対策の基本原則を学んでほしい．

医療面接のポイント

　ポイントは歯周病に関する病歴聴取と医科的既往歴の聴取の2つに大別される．歯科的なことは他の項で述べてあるので，医科的既往歴の聴取に関して記す．
　ウイルス感染症に罹患した患者は，そのことを申告するだけで，過剰な感染防御を行う歯科医療現場を経験しているので，潜在的に歯科医療者への不信感を有している．したがって，感染症を気にせず治療を受けられるような医院を，患者が望んでいることを理解しておかねばならない．
　患者の心理的背景を考慮し，「院内感染対策はすべての患者に行うこと」を十分に説明することが肝要である．

医科的既往歴・全身状態把握のための面接会話例

＜途中経過＞

Dent：歯槽膿漏のお話はよくわかりました．では，今から歯や口以外のお身体のことについて，お聞きします．今まで，ご病気にかかったことがありますか？

Pt：実は15年くらい前に，献血の際の血液検査でHB(＋)といわれ，B型肝炎ウイルスに感染していることがわかり，びっくりしました．それ以来，歯科治療の際にいうと，歯医者さんは皆よそよそしい態度をします．

Dent：つらい思いをされたのですね．お気持ちをお察しします．①でも，これは治療を始める前に私達が知っておかなければいけない大事なことですから，歯槽膿漏の治療の話の前に，もう少し肝炎のお話をお聞かせ下さい．〔現在，ウイルス性肝炎は話題になっているが，昔は歯科医師が患者から罹患することは多かったはず〕よろしいですか．②

Pt：はい．

Dent：それでは，以前に入院して治療を受けるような大きな病気や，輸血を受けたことがありますか？（医科的既往歴の中でも，とくに肝炎に関することの聴取が大事であることを伝える）

Pt：いいえ，とくに思いあたりません．

Dent：ご家族やご友人のなかで，B型肝炎のウイルスに感染している方がいらっしゃいますか？

Pt：いいえ，感染の原因はわからない，といわれました．

Dent：〔何らかの感染経過はあるはずなんだが，本人は気にしていないようだ．あまり追求しても嫌がるだけかな〕では，肝炎の治療は受けられましたか？③

Pt：いいえ，肝炎といわれた後は毎年人間ドックを受けるようにしています．血液検査を受けていますが，今のところ治療の必要はないと内科でいわれています．

Dent：そうですか．お身体の調子はいかがですか．疲れやすいとか……．

Pt：何ともありません．それより，ちゃんと治療をしてくれますか．（質問ばかりで治療は大丈夫かな？）

Dent：ここでは，十分な治療ができるように心がけますのでご心配はいりません．あなたが肝炎ウイルスに感染していることはわかりました．でも今は問題ないようですね．念のため内科のお医者さんに，あなたのお身体の状態を問い合わせて，無理がないように治療をしていきます．申し訳ありませんが，かかりつけの内科の先生がおられたら，住所と先生の名前をお教えください．

Pt：わかりました．（何とかなりそうだ）

臨床決断スキル

本症例は，歯科疾患よりもウイルス性肝炎が歯科治療に及ぼす影響について知っておくことが重要なポイントとなる．

感染の原因や症状質問に際しては，**閉じた質問**(closed question)を多用する傾向に陥る．閉じた質問は最小限にし，自由に答えることが可能な**開かれた質問**(open-ended question)を心がけ，話しやすい環境を作る．

患者は，他院で特別扱いされていることを不満に思っている様子なので，**傾聴の姿勢**を示し，胸の内を聞く．

治療にあたって，全身的なデータや，内科の意見の収集が必要であることを理解してもらえるように努める．そのことで，患者と一緒に治療に従事することを**説明**し，**患者教育**を兼ねる．

医療面接スキル
①共感的応答
②承諾
③やや調査的

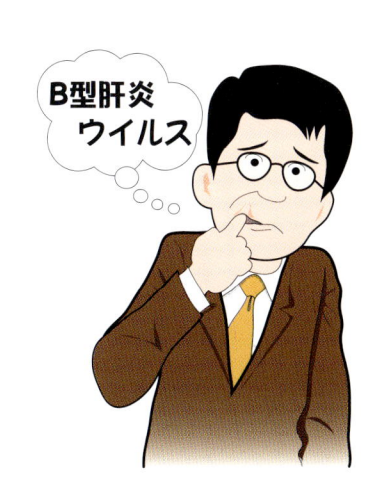

診断に必要な臨床知識

B型肝炎とは

1．感染経路
　1）垂直感染：母子感染
　2）水平感染：①輸血，血液製剤　②性行為　③刺傷　④間接的接触（歯ブラシ，湯呑み，剃刀など）
　　わが国では，母子感染が約8割といわれている．

2．HBV関連のウイルスマーカー

		感染力
HBs抗原	現在HBVに感染している	ある
HBs抗体	過去に感染したが，防御抗体がある	ない
HBe抗原	現在HBVの増殖マーカー，感染性の指標	強い
HBe抗体	HBVの増殖が減少，肝炎になりにくい	弱い
IgM-HBc抗体	高抗体価：急性肝炎	強い
	低抗体価：肝炎のピークを過ぎている	弱い
IgG-HBc抗体	高抗体価：HBVキャリアー	ある
	低抗体価：過去にHBVに感染した	ない

3．B型肝炎ウイルス感染後の経過

　免疫機能が正常であればHBVに感染しても，多くは不顕性感染の状態で知らない間に治癒する．急性肝炎を発症しても，ほとんどが一過性感染で数週間後には治癒する．稀に劇症肝炎を惹起し，死に至る場合がある．免疫機構が未熟な時期の感染（母子感染が主）や免疫力が低下した人が感染すると，持続感染の状態となる．この状態の人をキャリアーという．キャリアーはHBeやHBsの抗原が陽性で抗体ができないまま経過しているが，免疫反応が起こり肝炎に至る場合がある．何度か肝炎を繰り返しているうちに慢性肝炎から肝硬変へ移行し，さらに肝癌へ移行する場合がある．しかし，慢性肝炎へ移行する確率はC型肝炎ウイルスに比べれば非常に少ない．

4．歯科医院で想定される院内感染ルート
　1）キャリアーの患者→歯科医師，スタッフ
　2）キャリアーの患者→治療器具→他の患者
　3）キャリアーの歯科医師，スタッフ→患者

患者の訴え方

　患者は，自分がキャリアーであるため特別視されることに関して諦めと不満がある．また，十分な治療を受けられないのではないか，という不安を常に持っていることを忘れてはいけない．

肝炎の病態把握の進め方

　この症例では，歯科疾患よりもB型肝炎の病状を把握することが重要なので，診断に至るプロセスについて述べる．本例は，医療面接によって不顕性感染で現在はキャリアーと想像される．
　診断には以下の手順を要する．

10-2 歯茎から出血する（HBV感染者への対応）

> **＜かかりつけ内科医への問い合わせ＞**
> 1）感染力の程度の判断，キャリアーや慢性肝炎の是非などを検討する．
> 2）かかりつけ内科医がなければ，
>   ①採血し，ウイルスマーカーや肝機能の検査を行う．
>   ②内科医を紹介し，診断を依頼する．

問題点の整理

　肝炎ウイルス陽性（HBV，HCV）の患者の治療を特別視し，患者を隔離して器具をまったく別にするような治療は好ましくない．受診したすべての患者が感染の有無を知らないことは容易に想定できることから，院内感染対策の基本は，すべての患者に同様の対策を行うことにある．

■感染対策について

1．ワクチンの接種

　歯科医院でよく遭遇するウイルス性疾患は肝炎ウイルスで，最近はHIVが問題となりつつある．現在はHBVのワクチンだけが開発されているので，歯科医院の従業員のすべてはHBVの抗体検査を行い，陰性であればワクチン接種を受けて患者からの感染を予防すべきである．なお，感染危険度はHBVがもっとも高く，次いでHCVである．HIVの感染危険度は非常に弱く，HBeの約1/100，HBsの1/20程度である．

2．スタンダードプレコーション（標準予防）

　アメリカ合衆国のCDC（国立疾病管理センター）は，院内感染対策のガイドラインとして1985年にユニバーサルプレコーション（一般予防）を発表した．1996年に改訂してスタンダードプレコーション（標準予防）を発表し，現在に至る．スタンダードプレコーションとは，「すべての血液，体液，分泌物，排出物および使用済みの器材は感染性物質として扱う」ことである．肝心なことは，患者は自分が感染者か非感染者か知らない可能性があるので，すべての患者に同様の感染対策を施すことにある．歯科では，鋭利な器具の注意深い取り扱いや滅菌消毒，血液飛散を最小限にするためのラバーダム使用，手洗い，服装，防御用具（手袋，マスク，ゴーグル）などが挙げられる．

3．歯科における院内感染対策のポイント

　1）すべての歯科処置は観血的処置として考える．
　2）スタンダードプレコーションの実施．
　3）過剰な感染防御は避ける．

4．肝炎ウイルス感染者の歯科治療の際の注意点

　キャリアーであれば，現在の状態を内科に問い合わせ，健常な患者と同様に治療すればよい．活動期であれば，内科医と相談し歯科治療の時期を検討する．慢性肝炎や肝硬変へ移行すれば出血時間が延長するため，血液検査（肝機能，出血性素因）が必要となり，外科処置は検討を要する．

　歯周病が進行すると歯肉出血が起こるので，予防とメインテナンスが重要である．大事なことは過剰防御をやめて，他の有病者と同様に肝炎の病期によって治療法を検討することにある．

10-3 精神遅滞で説明できない（保護者への対応）

初　診：18歳・男性，特別支援学校高等部3年生
疾　患：歯石沈着をともなう単純性歯肉炎
現　症：歯石沈着が著明で，歯肉が発赤・腫脹している．清掃状態は不良である．
　　　　　動揺は生理的範囲内である．
　　　　　咬合，顎関節所見はとくに異常はみられない．
　　　　　エックス線所見は撮影困難なためなし．

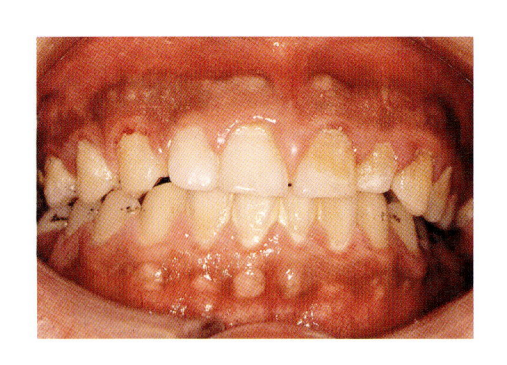

図1　口腔内写真．全歯において歯肉の発赤，腫脹，歯石沈着がみられ，清掃不良である．

症例のコンテクスト

　　　精神遅滞の患者である．精神遅滞の程度にもよるが，一般的に清潔不潔の概念が乏しく歯ブラシをする必要性を理解していない場合が多い．詳しい説明をしても理解が困難なことが多いので，簡単な説明か，ただ単純に毎日毎食後に歯を磨くことを指導する．その際，理解が可能ならチェック表などを作成すると効果的な場合がある．幼少時からの歯ブラシの習慣化が重要である．
　　　母親などの保護者が仕上げ磨きをする必要があるが，磨いているから磨けていると勘違いしている場合も多いし，また親の介入を拒む場合も多い．患者には歯科治療が怖くないことを少しずつ教えて慣らしていくことが重要である．また，磨けていないことを最初から叱るのはかえって逆効果であり，患者を怒らせて清掃の動機づけの機会を逸してしまう．また，初診時は急性症状がなければ診査と面接のみとし，最初は良い印象のみを与えることが望ましい．

医療面接のポイント

　　　患者および保護者の両者から聴取する必要がある．患者が最重度で本人からの聴取がまったく不可能な場合は保護者からのみになるが，それでも必ず声かけをする必要がある．本人は無視されていることを感じ取るし，こちらの言葉はある程度理解できる場合が多いからである．軽度では積極的に本人と話しをすべきである．保護者よりも正確な情報を持っていることもあり，今後のコミュニケーションを維持するためにはたいへん重要である．また，本人に保護者が知られたくないこともあるので，エックス線写真撮影時などの機会を利用して保護者のみと面接することも肝要である．
　　　今回の来院の動機，それ以前に受けた治療歴について尋ねるのはもちろんであるが，日常生活で自立していること，介助が必要なこと，日常生活の過ごし方，好きなこと，および嫌いなことなどかなり踏み込んだ聴取が，診断のみならず治療の可否の判断に役立つと考えられる．

診断―推理・推論のための面接技法の会話例

Dent：○○さんこんにちは．こちらへどうぞ．[あれー，大きいのにお母さんらしき人に促されて，歩くのもゆっくりだし，口をぽかんと開けて，しかもお母さんも付いてくるぞ，もしかして……]

母親：さぁ，立って！早く一緒に来なさい．

Dent：[知的障害かもしれないな，ユニットはいやがるかもしれないから普通の椅子に座らせよう]治療椅子に座れますか？それともこちらの普通の椅子がいいですか？

母親：そうですね．ここに座りなさい．

Dent：歯科医師の○○です．今日はどうされましたか？①

母親：学校の健診で歯石があるといわれたので取ってほしいのですが……(特別支援学校の健診表をみせる)

Dent：そうですか．(うなずく)．歯石がついているのですね．④ほかに痛みなどはありませんか？

母親：あまりこの子はいわないので，でも，ものすごく痛いときは痛いといいますから．

Dent：[状態を確認しよう]○○さん，痛いところはありますか？

Pt：……．

母親：はじめての人とはあまり話しません．家では話しますが……．(子どもにも聞いてくれて嬉しいわ)

Dent：そうですか．それではお話を聞きたいのですが，ご本人の前でもかまいませんか？(見上げて視線を合わせる)⑤

母親：ええ，かまいません．(気をつかってくれてるわ)

Dent：そうですか．それでは失礼ですが，療育手帳はお持ちですか？

母親：はい．B1です．

Dent：[B1なんだ．手早く閉じた質問で聞こう]そうですか．お身体に悪いところはありませんか？手足の麻痺や持病などはどうですか？

母親：身体は丈夫です．ただ，てんかんがあり薬を飲んでいます．

Dent：そうですか．発作は起こりますか？[発作のコントロールが重要だぞ]

母親：発作はずーと起こっていません．

Dent：薬や食物のアレルギーがありますか？あるいはけがをして血が止まりにくいことはありませんか？

母親：そういうことはありません．

Dent：そうですか．ところで今まで歯の治療をしたことはありますか？もし，あったらどうやって治療していましたか？

母親：小さいときに奥歯につめたと思います．たしか抑えてしてもらったと思いますけど．

Dent：そうですか．最近はないのですね．治療にあたり何か注意が必要なことや，こわがることがありますか？

母親：さぁ，よくわかりません．そういえば大きな音は苦手ですけど．(ここまで尋ねてくれるのね)

Dent：わかりました．ところで身の回りのことはご自分でできますか？散髪はどうしていらっしゃいますか？

母親：大体のことはできます．散髪は近所の理容院でしています．

臨床決断スキル

■非言語的メッセージから得た印象の裏づけをとる

　患者とはじめて接するときに，考慮すべき全身疾患や障害に限りはない．しかし，内部障害を除いた身体障害者では身体の動きや話し方で，知的障害者でも動き方や話し方で，健常者と何か違うと感じられるはずである．

　そうであれば，最初からはっきり尋ねてしまうほうがよい場合も多い．しかし，患児の年齢が低い場合，親はまだ自分の子どもが障害者であることを受容していないことも多く，隠そうとしていることもある．

　その場合は最初から障害について尋ねることはせずに，具体的に本人が可能なことを客観的に観察したり，尋ねる必要がある．たとえば話ができなければ一般的に重度と判断できる．

　また，保護者が本人の前では話しづらいこと，逆に本人が保護者の前では言いそびれてしまうことがあるので，別々の聴取が必要である．その際は，歯科衛生士に相手をさせたり，エックス線撮影時などを利用する．

医療面接スキル

①開かれた質問
②促し
③解釈モデル
④繰り返し
⑤非言語的コミュニケーション

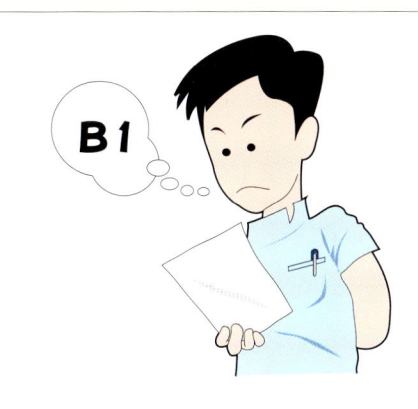

診断に必要な臨床知識

精神遅滞(知的障害)とは

　　　　　精神遅滞とは，全般的知的能力が有意に低く，同時に適応能力の欠陥をともない，これが発達期に現われるものをいう．精神遅滞は医学的専門用語で，知的障害は法律用語，一般用語である．また，精神遅滞は一つの疾患単位ではなく，さまざまな原因で起こる，上記のような状態といえる．

精神遅滞の原因

　　　　　精神遅滞はさまざまな原因で発生するが，主な原因は多因子遺伝によるもので，生理的原因ともいえる．つまり，背が高い・低い，皮膚の色が白い・黒いなどと同じように親の形質が遺伝したもので，一つの遺伝子ではなく，種々の遺伝子が関連している．もっとも割合が高く，知的能力の低下も比較的軽度である．その他，病的遺伝子，感染，中毒，環境など種々の原因で発生する．

表1　精神遅滞の原因

1．生理的原因
　1）多因子遺伝：一般形質としての知能の遺伝
2．病理的原因
　1）感染：発育期の脳炎，髄膜炎，母胎の風疹感染など
　2）物理的障害：胎生期の放射線障害，出生時の頭蓋内出血・損傷，低酸素症，虐待など
　3）中毒：有機水銀中毒，高ビリルビン血症，一酸化炭素中毒，鉛中毒など
　4）染色体異常
　　①性染色体異常：Turner症候群(XO)，Klinefelter症候群(XXY)など
　　②常染色体異常：Down症候群(21トリソミー)，5p－症候群(ネコ鳴き症候群)など
　5）代謝異常(病的遺伝子による)
　　①アミノ酸代謝異常：フェニルケトン尿症，ヒスチジン尿症，高アンモニア血症，メープルシロップ尿症
　　②糖質代謝異常：ガラクトース血症，遺伝性果糖不耐性症など
　　③脂質・ムコ多糖類代謝異常：Hurler症候群，Hunter症候群など
　　④プリン代謝異常：Lesch-Nyhan症候群など
　　⑤腎尿細管異常：Lowe症候群など
　　⑥金属代謝病：Willson病
　　⑦内分泌代謝異常：先天性甲状腺機能低下症，副甲状腺機能低下症など
　6）皮膚神経症候群：結節性硬化症，Recklinghausen病(神経線維腫症)，Sturge-Weber症候群，Albright症候群など
　7）脳の奇形：小頭症，水頭症など
3．心理・社会的原因
　1）環境；養育の剝奪や社会的・言語的などの刺激の遮断

[Frances, A(髙橋三郎ほか訳), 1966, 西村健ほかより改変；森崎市治郎ほか編より改変][3]

精神遅滞の分類

　　　　　精神遅滞は知的能力により4段階(軽度，中等度，重度，最重度)に分類される．医師の診断を受けて，役所に届け出をすれば，療育手帳(または愛の手帳など)を交付され，そこにその段階が記載されているので，対応の参考になる．

- 知能指数IQとは知能検査によって知能を客観的にとらえるために数量化したもの
- 100が標準で暦年齢15歳に相当する

$$知能指数IQ = \frac{精神年齢}{歴年齢} \times 100$$

10-3 精神遅滞で説明できない（保護者への対応）

表2 精神遅滞の分類

手帳記号	知能段階 IQ 相当歴年齢	学業	日常生活動作 （ADL）	交通機関の利用	職業	割合
B2	軽度 IQ 50〜69 9〜11歳	小学校4〜5年生相当近くまで教育可．読み書き可	ある部分は訓練が必要だが，身の周りのことはほぼ可	訓練後は公共の乗り物の利用可	特別訓練施行後に，保護下で就業可	約85%
B1	中等度 IQ 35〜49 6〜8歳	小学校1〜2年生程度の読み書き	日常生活のすべての訓練可（着替え，排尿，排便，食事など）	特別な場合を除き単独では利用不可．特別な交通手段必要	真の就業は不可．特別の施設で訓練後に限られたことが可	約10%
A2	重度 IQ 20〜34 3〜5歳	ほとんど不可	日常生活の一部は訓練により可だが介助必要	乗り物の利用は非常に限られ，ほとんど不可	特別な施設で限られたことのみ可	3〜4%
A1	最重度 IQ 0〜19 0〜2歳	不可	一般的に全介助，ただし介助で排尿，排便，着替えなどのときに可	特別な交通手段が必要	不可	1〜2%

［Evans, O.B（前川喜平 訳），1990より；森崎市治郎ほか編より改変］[3]

対応

　特別な疾患や症候群は各々の全身的特徴を知っておく必要があるし，それらに配慮した対応が必要である．しかし，多くは単純な精神遅滞であるので，療育手帳や保護者からの情報を基に知能障害の程度を判断する．ただし，軽度でも必ず訴えている内容が正しいとは限らないし，重度で言葉がなくともこちらからの問いかけに対して，痛い側の頬を触るなどの動作を示すことがある．保護者が普段より的確に観察している場合は，そのコメントはかなり信用してよいが，思いこみによる誤った判断をする場合もあるので，注意が必要である．したがって，最終的な診断にあたっては口腔内診査所見，エックス線所見，体温，体重の変化，血圧，脈拍数などの他覚的所見をもっとも重要視することが肝心である．

　実際に治療を行う場合は，精神年齢によって判断されるが，歯科的恐怖心が強いこともあり，軽度が重度より必ずしも処置が行いやすいわけでもない．したがって日常生活のことまで十二分に聴取する必要がある．散髪が困難であれば当然それよりも難しい歯科治療は不可能であると考えられるし，高い音や振動が苦手であればタービンや超音波スケーラーの使用も困難である場合が多い．しかしながら，相手のレベルに合わせたゆっくりとした声かけや直接的指示などをして，簡単なことから徐々に慣らしていけば（系統的脱感作）*，時間がかかっても治療が可能になることも多い．

　なお，精神年齢，苦手なもの，歯科疾患の重症度などを総合的に判断し，自院で対応するか高次歯科医療機関へ紹介するかを決める．

*系統的脱感作：行動変容法の一つで，簡単な刺激から徐々に段階を上げて難しいものへと慣らしていく方法．

表3 精神発達と行動調節法

精神発達レベル	歯科治療経験	行動調節法
3歳6か月未満	無関係	抑制法，全身麻酔法，静脈内鎮静法
3歳6か月以上	抑制法経験あり	トレーニング後に笑気吸入鎮静法，通法
	抑制法経験なし	笑気吸入鎮静法，通法

（渡辺達夫ほか，1999）[3]

参考文献

1．酒井信明．障害者歯科学．東京：相川書房，1994．
2．酒井信明，植松　宏（編）．障害者の歯科医療．東京：医学情報社，1998．
3．森崎市治郎，緒方克也，向井美惠（編）．障害者歯科ガイドブック．東京：医歯薬出版，1999．

各論編　デンタルインタビューの実際

10-4　食事に時間がかかる（認知症患者への対応）

初　診：77歳・男性
疾　患：多数歯欠損による咀嚼および嚥下障害，残根
主　訴：食事時間が2時間以上かかり，うまくのみ込めない．
既往歴：脳出血後遺症による認知症（部分認知症）
現病歴：10年以上前に義歯装着とのことだが，詳細は不明．
現　症：上顎は7|が残根，他は欠損．上顎義歯はあるが不適合で7 3|部は床で覆われていない．下顎も|4 3 5 6 7が残根状態．|3は前装冠，下顎義歯はない．歯肉が発赤・腫脹している．清掃状態は不良である．咬合状態は上下顎が咬合せず．エックス線所見では7|/|4 3 5 6 7残根，|3歯頸部にう蝕と思われる透過像がみられる．

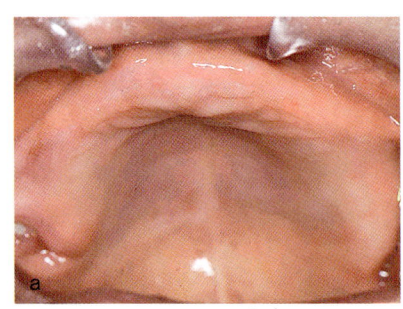

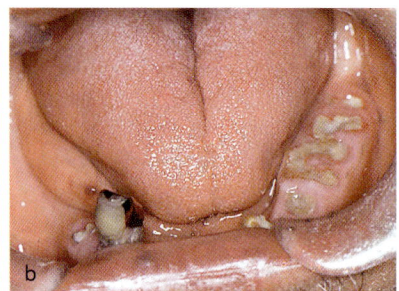

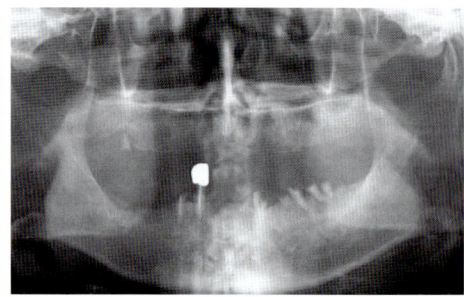

図1a, b　口腔内写真．7|/|4 3 5 6 7残根，|3前装冠の二次う蝕．　　図2　パノラマエックス線写真．

症例のコンテクスト

　　認知症の患者は程度にもよるが，一般的に口腔清掃を行うことを忘れている場合が多い．軽度であれば，ある程度のことを理解でき歯ブラシを扱えるが，重度になると非常に困難である．本人にとって不快な刺激である歯科治療を拒否することが多く，治療中に号泣したり，体動が強いため固定が必要とされることもある．しかし，治療が終了すると拒否していたことや治療内容そのものも忘れていることもある．義歯の使用は重度になるほど困難で，初体験では使えないことが多い．現在使用している場合も新製義歯の使用は困難な場合が多く，使用中の義歯をリライニングするなどして慣れている義歯を改良するほうが成功しやすい．この症例は脳血管障害による部分認知症で，認知機能の低下に比して人格や感情面が比較的保たれている．治療にも協力的であり，不明瞭であるが会話も成立する．しかし，その答えの内容がすべて正しいとは限らないので注意が必要である．

医療面接のポイント

　　軽度の場合は患者と介護者の両者から，重度であれば主に介護者から聴取する必要がある．認知症の原因，程度，日常生活自立度などは必ず聴取する必要がある．また，脳血管障害後遺症などの疾病がある場合，そのこと自体は説明するが，認知機能の低下については患者側から積極的に知らせないこともあるので注意が必要である．患者本人への対応でもっとも重要なことは，論理的説明や説得は受け入れ難いので，感情に訴える必要がある．具体的には，絶えず明るく微笑んでやさしく接するなどの思いやりのある態度をとることである．本人にとっては今，目の前にいる人が敵か味方か判断する材料は容姿や態度しかないからである．したがって待ち時間が長かったり，面接時間や診査が長時間に及ぶことは論外である．

10-4 食事に時間がかかる（認知症患者への対応）

診断─推理・推論のための面接技法の会話例

＜途中経過＞

Dent：ご病気されたのはいつ頃で，どんな病名ですか？入院されましたか？①

娘　：8年くらい前だと思います．脳内出血で手術をし，1か月ほど入院しました．

Dent：それは大変でしたね．（大きくうなずく）②ほかにはご病気はありませんか？

娘　：ほかにはありません．

Dent：身の回りのことはご自分でできますか？

娘　：ほとんどのことは自分でしますが，外出するときはだれかがついて行かなければなりません．

Dent：お話はされますか？いろいろなことの理解はどうですか？
［髪もぼさぼさだし，少しぼぅーとしているな］

娘　：不明瞭ですが返事もしますし，かなり理解しているようです．ただ，最近はまだらぼけが出てきました．

Dent：そうですか．ご自分で食べられるのですか？

娘　：はい，食欲もあり自分で食べます．

Dent：でも，食べるのに2時間もかかるのですね．水を飲む場合はどうですか？

娘　：いつまでも口に食べ物が入ったままでもぐもぐしています．最近は水を飲んだときに時々むせるようになりました．

Dent：食べ物でもむせることがありますか？

娘　：はい．食べ物でもむせることが多くなりました．

Dent：そうですか．食事中に声ががらがら声になったりすることはありますか？［これがあれば問題だな］

娘　：そういうことはありません．

Dent：［一応肺炎も疑ってみよう］最近発熱したり，微熱が続いたり，あるいは元気がない状態になったことはありますか？

娘　：そういうこともまったくありません．元気です．

Dent：ところで，入れ歯は使っていますか？

娘　：はい．10年くらい前に入れたと思います．

Dent：それでは少し，口の中を見せてください．（ミラーを使ってサッと見る）下にも入れ歯は入れていますか？

Pt　：……（あちこち入れ歯を探す）

娘　：お父さん！入れ歯はどこ？今日は持って来なかったの？

Pt　：……（もう一度あちこち入れ歯を探す）

Dent：根だけの歯がたくさんあるので，下は最初からなかった可能性がありますね．形のある歯は1本しか残っていません．
［やはり認知症の症状があるな，噛み合う歯がないから飲み込むのに時間がかかるのかな］

娘　：そうですか．ちっとも気がつきませんでした．食べ物は軟らかくしていたんですけど，入れ歯がないから時間がかかっていたのですね？

Dent：入れ歯は噛むだけでなく，食べ物を飲み込むときにも重要な役割をします．歯と歯が噛み合っていないとツバも飲み込めないんです．

臨床決断スキル

重度の認知症では，家族からすぐにその旨を知らされると思うが，軽度の場合は告知されないことも多い．あるいは家族も気がついていないことさえある．

したがって，本人に対し具体的に年齢，年月日・曜日，場所などを質問して判断する場合もある．しかし，言葉を話せない患者は，家族に具体的な状況を尋ねて判断する．もちろん，最終的な判断には主治医に照会する必要がある．

上下で噛み合う歯や義歯がない場合は咀嚼のみならず，嚥下も困難になる．水や食物でむせるのはその典型的な症状である．

食事中に声が変わるのは（湿性嗄声），声帯に水などが付着しているために起こる．つまり誤嚥の一歩手前である．

高齢者では誤嚥してもむせないことがあり（無症候性誤嚥），それが続くと肺炎を惹起する．高齢者の肺炎は高熱などの典型的症状が出現しないことも多く，体重減少，活動性低下，認知機能低下などで疑われる．

医療面接スキル
①選択肢型の質問
②共感

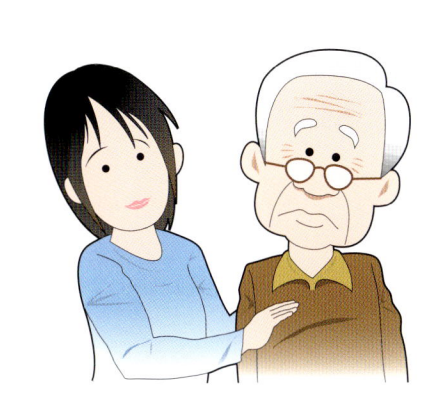

診断に必要な臨床知識

認知症とは

認知症とは，いったん獲得された知能が後天的な器質的障害により永続的に低下していく状態をいう．そのため，独立した日常生活や社会生活を営めなくなった状態になる．以前は痴呆といわれていたが，差別的表現であるとの考えから行政は認知症とするように指導している．しかし，学会によってはこの用語に賛成していない．

認知症の原因による分類

認知症はさまざまな原因で発生するが，大きく二つに分類される．一つは脳血管性認知症で脳梗塞や脳出血の後遺症として起こる．認知機能の低下に比して感情面が比較的保たれている部分認知症が多い．また，泣いたり，怒ったり，笑ったりすると止まらなくなる感情失禁を伴う場合も多い．二つ目はアルツハイマー型認知症で，原因は不明であるが，遺伝やウイルス感染，微量金属中毒などが疑われている．以前は老年(期)認知症とアルツハイマー病の二つに分けられていたが，発病年齢(アルツハイマー病は40～60歳で発病)，経過，重症度以外の脳病理学的所見に差がみられないため,現在は合わせてアルツハイマー型認知症という．その他，脳腫瘍，外傷，無酸素脳症，中毒，感染などの原因で発生する(表1)．

表1　認知症の原因による分類
1. 脳血管障害：脳梗塞，脳出血
2. 脳変性疾患：アルツハイマー型認知症，ピック病，ハンチントン舞踏病，進行性核上麻痺，パーキンソン病，脊髄小脳変性症
3. 脳腫瘍
4. 正常圧水頭症
5. 感染：脳炎，髄膜炎，HIV感染症，クロイツフェルト・ヤコブ病，梅毒
6. 臓器不全：腎不全，透析脳症，肝不全
7. 無酸素脳症
8. 内分泌障害：甲状腺機能低下，副甲状腺機能異常，クッシング症候群
9. 欠乏性，中毒性，代謝性：VB欠乏，ペラグラ，アルコール中毒，一酸化中毒，金属中毒
10. 脱髄性：多発性硬化症，ベーチェット病
11. 蓄積症：脂質蓄積(スフィンゴリピドーシス)，糖原病
12. ミトコンドリア脳筋症
13. 頭部外傷：脳挫傷，慢性硬膜下血腫
14. その他：進行性筋ジストロフィーなど

(森松光紀，2005より一部改変)[3]

認知症の程度による分類

認知症は介護の観点からは5段階(厚生労働省の認知症高齢者の日常生活自立度)に分けられているが，歯科的対応には三段階に分けることで十分である(表2)．

なお，簡単な検査法として，長谷川式簡易知能評価スケール改訂版(HDS-R)，ミニメンタルステート検査(MMSE)などが知られている．

10-4 食事に時間がかかる（認知症患者への対応）

表2　認知症の程度による分類

精神機能	認知症の程度		
	軽度	中等度	重度
記憶	最近の出来事をたびたび忘れる．古い記憶はほぼ正常	最近の出来事の記憶困難．古い記憶の部分的脱落	新しいことはまったく記憶できない．古い記憶の残存もわずか
見当識	軽度の見当識障害．年月日が不正確．場所，人物は大体わかる	かなりの見当識障害．年月日，時間がわからない．場所，人物が不正確	高度の失見当識．年月日，時間，場所，人物のすべてがわからない
会話	通常の日常会話はほぼ可能．複雑な内容の会話は困難	簡単な会話がかろうじて可能	簡単な会話も困難
日常生活	興味の減退，注意力減退．複雑な家事や整理が不完全	日常生活でたびたび部分的介助を要する．しばしば失禁	日常生活で全面的介助を要する．常時失禁

（鈴木　章，2003より一部改変）[2]

対応

認知症患者の場合，通常は介護者に医療面接をすることになる．しかし，介護者は本人の疼痛は判断できないし，また異常が起きた時期なども不正確なことが多い．とくに介護者も高齢であったり，逆に子供であったりすると関わりが少なく要求した答えが得られず，注意が必要である．多くがほかにも高血圧などの疾患を併発しているので，十二分に面接する必要がある．認知症患者は感情がほとんどの事項を判断するので，本人に対してはまずこちらが危害を加えない味方であると判断されるように振る舞い，面接や診査は可及的に短く，しかも痛みを与えないようにすることがもっとも重要である．そのうえで認知症の程度を判断し，客観的な診査で歯科診断を下す必要がある．治療方針は認知症の程度や口腔内状態によって大きく変わってくる．一般的に認知症が重度になるにつれて治療の困難さが増すといわれているが，必ずしもそうではない（重度の状態によっては，活動性が低下して抵抗が減り，治療が容易になる場合もある）．

また，考慮するべきことは認知症は常に進行するということである．現在可能であることが，近い将来にはまったく不可能になることも多い．したがって迅速な対応が必要になる．

なお，認知症の程度，予定処置歯数の数，介護者の積極性などを総合的に判断し，自院で対応するか高次歯科医療機関へ紹介するかを決める（表3，4）．

表3　認知症患者への基本的対応

1．感情に訴える
　1）リラックスできる雰囲気
　2）論理的説明では説得できない
2．残存能力を維持する
　1）望ましい刺激を与える
3．その他
　1）常に注意して監視する

（鈴木　章，2003より一部改変）[2]

表4　認知症患者への治療方針

程度	一般的な方針	具体的な方針	
軽度	通常の歯科治療 定期的管理	＜予防処置＞ 口腔清掃 フッ化物の塗布 介護者への 口腔清掃指導	症状悪化を考慮した計画 可及的に治療期間を短縮
中等度	最小限の歯科治療 鎮静法の応用 治療時間の短縮 定期的管理（頻回）		最小限の歯科治療計画 緊急治療（疼痛への対応）
重度	最小限の歯科治療 鎮静法の応用 治療時間の短縮 定期的管理（頻回）		歯・歯列の維持 緊急治療（疼痛への対応）

（鈴木　章，2003より一部改変）[2]

参考文献
1．酒井信明．障害者歯科学．東京：相川書房，1994．
2．鈴木　章．高齢者の精神的・心理的特徴．In：植松　宏，稲葉　繁，渡辺　誠（編）．高齢者歯科ガイドブック．東京：医歯薬出版，2003．
3．森松光紀．痴呆はどのような病気で起こるか．In：平井俊策（編）．よくわかって役に立つ痴呆症のすべて　改訂第2版．京都：永井書店，2005．

各論編　デンタルインタビューの実際

10-5 胎児への影響が不安（妊婦への対応）

初　診：30歳・女性．
疾　患：右側下顎智歯周囲炎と左側上顎の妊娠性エプーリス
現　症：現在，妊娠14週．開口度は35mmで，左側下顎智歯は半埋伏で周囲歯肉には腫脹，対合歯の圧痕が認められる．左顎下リンパ節は示指頭大に腫脹し，圧痛がある．また，左側上顎犬歯部の歯肉には拇指頭大の発赤，腫脹がみられるが，他の歯周組織には明らかな炎症所見は認められない．

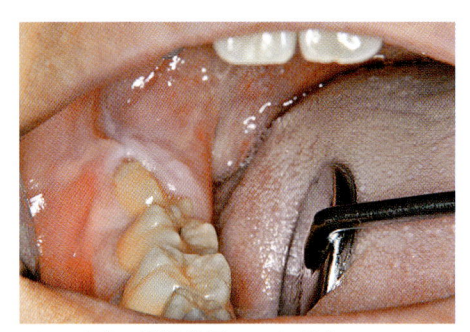

図1　8̅は頬側歯冠のみが萌出しており，舌側歯肉には腫脹，圧痛，対合歯の圧痕がみられる．

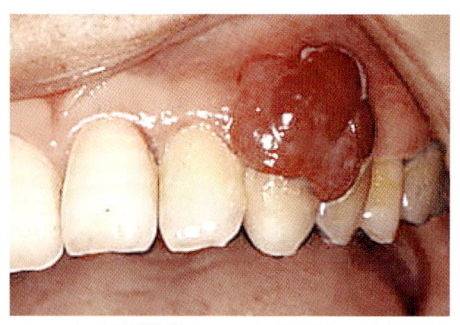

図2　|3部頬側歯肉には拇指頭大で境界明瞭な発赤，腫脹が認められる．|3は生活歯で充填はない．

症例のコンテクスト

以前からときどき智歯周囲炎を生じていたが，第一子の出産・子育てに忙しく，歯科受診の機会を失っていた．今回の妊娠前に智歯を抜歯しておけばよかったと少し悔やんでいる．また，|3部の歯肉腫脹は痛みがなく癌ではないかと心配している（恩師が歯肉癌で亡くなっている）．通常であれば歯科治療にはまったく不安はないが，現在は妊婦自身の体調不安だけではなく，エックス線撮影，局所麻酔，治療方法，薬剤などの胎児への影響も心配である．また実家での出産を予定しており，帰省中に症状が出た場合にはどうすべきか不安がある．さらに出産後も自身の体調，上の子を含めた育児を考えると頻回の通院が困難であることも心配している．

医療面接のポイント

幼い生命を宿した妊婦は，かけがいのない生命の誕生を待つ喜びを感じる一方で，日々の身体の変化に戸惑い，精神的に不安定な状態にある．この傾向は初妊婦に強く，経産婦か否かは必ず聴いておく必要がある．また妊娠を契機にう蝕や歯周炎のリスクが高くなるのも特徴である．

妊婦の不安や緊張を少なくするためにも，インフォームドコンセントはとくに重要である．また1回の診療時間を短くするなどの配慮も必要である．妊娠，出産は男性には決して経験できないイベントである．したがって患者には敬意をもって接し，患者自身に歯科医院でとくに大切にされているという印象を与え，不安なく診療を受けられるよう配慮すべきである．

面接技法の会話例

＜自己紹介の後＞

Dent：（問診表を見ながら）親知らずの付近に痛みがあるのですね．どんな具合ですか？①

Pt：数日前から痛み出して，昨日からは歯茎が腫れてきて，今朝からは口も少し開けにくくなりました．右上の歯茎も少し前から腫れていて，歯ブラシをすると血が出ます．

Dent：[2か所も腫れているんだ] それはおつらいですね．② ところで現在，妊娠されていますね．③

Pt：はい4か月です．

Dent：それはおめでとうございます．② それではお口の中を拝見させてください．少し椅子を倒しますが，つらかったら遠慮なくおっしゃってください．②（背もたれを倒し，口腔内を覗く）．うーん，親知らずの周囲に炎症が起きていますね．それとたしかに左上の歯茎が腫れていますね．

Pt：ええ．

Dent：[ペリコとエプーリスかな．見ると特徴があるからすぐにわかるかな] こんなふうになったのは今回がはじめてですか？③

Pt：左上の歯茎が腫れたのは今回がはじめてです．親知らずは前にも2度ほど腫れて抜歯を勧められたことがあります．あのー，歯茎にも癌ってできるんですよね？（不安な様子）

Dent：ええ，よくご存じですね．② でもこれは違うと思いますよ（笑顔で）．

Pt：そうですか．あのー，レントゲンを撮るのですか？（不安な様子）

Dent：抜歯をするのであれば必要ですが，まずは症状をとることを考えましょう．妊娠初期でなければレントゲンの危険性は低いのですが，なるべく撮らないのにこしたことはありません．

Pt：そうですか．（少し安心した様子）

Dent：今日はお薬をお出ししますから，ひとまずこれで様子をみましょう．

Pt：お薬を飲んでもお腹の子供に影響はありませんか？

Dent：はい．妊娠中でも安全性が高いといわれている抗生物質と痛み止めをお出しします．確認しますが，お薬でアレルギーを起こした経験はありませんね．③

Pt：はい．（安全な薬もあるんだ．よかった）

＜妊娠性エプーリス，智歯周囲炎の説明後＞

Dent：妊婦って大変ですよね．② じつは私のワイフも今8か月なんです．④

Pt：そうですか．はじめてですか？（この先生は自分のことを話してくれた）

Dent：ええ．本人も結構不安みたいなんですよ．大丈夫ですかね？④

Pt：大丈夫ですよ．私も最初はすごく不安でしたが，思ったより楽でしたよ．（話しやすそうな先生だ．これなら心配しないでかかれるかも）

臨床判断スキル

通常であれば簡単な説明で十分なエックス線撮影や投薬についても，妊婦に対して十分なインフォームドコンセントを得るためには，妊娠の各時期における安全性やリスクの相違についても明確に説明する必要がある．

＜患者教育の5段階 LEARN＞
傾聴 Listen：症状，妊娠
説明 Explain：智歯周囲炎，エプーリス
相違の明確化 Acknowledge：妊娠時における診療上の配慮
推奨 Recommend：安全性の高い診断・治療法
交渉 Negotiate：治療法の決定

医療面接スキル

①開かれた質問：妊娠よりも患者の訴えを優先して確認する．
②受容・共感的態度（尊重・敬意）
③閉じた質問
④共感的態度：ここでは歯科医師自身があえてプライバシーを披露し，患者と共通の目標を有する一個人として行う会話は，患者との距離を縮め，より良好な関係を築きやすくなる（なお，海外の論文では効果を認めないという報告もあるが，文化的背景が大きく関与しており，パターナリスティックな患者関係が強いわが国では，効果はあると考えられる）．

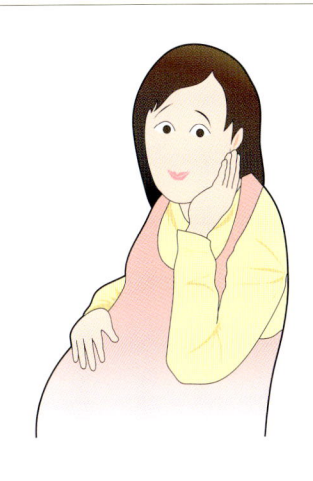

各論編　デンタルインタビューの実際

診断に必要な臨床知識

妊婦(妊娠)に関する用語

妊娠期間：妊娠週数は満で示すが，妊娠月数は旧来の慣習により数えで示される．
つわり：妊娠初期〜4か月にみられる悪心・嘔吐・食欲不振などの消化器症状．50〜90％にみられるが，初妊婦に多く，個人差も大きい．
妊娠貧血：循環血液量と循環血球量のギャップから生じる，見かけ上の貧血．
妊娠雀斑：妊娠12週頃から顔面皮膚に増加する小斑点状の色素沈着．出産後消失．
マタニティブルー：出産後，女性ホルモンの急激な減少により起こる精神的な不安定．

妊娠に関係する口腔病変

発現しやすい口腔病変：う蝕，智歯周囲炎，口内炎，口臭．
妊娠性歯周炎：歯周病原菌は女性ホルモンを利用して発育し，また細胞性免疫反応の低下により歯周炎を生じる．低体重児や早産に関係するといわれている．
妊娠性エプーリス：分娩後，消失することもあるが，ブラッシング時に出血を繰り返し，妊娠中に切除が必要となることもある．発症頻度は0.1〜5％と低い．

患者の訴え方

「レントゲンを撮りますか？」「お薬を飲んでもお腹の子供に影響はありませんか？」など通常とは異なる質問がなされる．妊婦は受診動機となった疾患そのものだけではなく，診断・治療方法による胎児への影響を強く懸念している．これらの質問に対して誠意を持って安全性，必要性を説明していくことによって，良好なインフォームドコンセントが築ける．また「歯茎にも癌ってできますよね」など不安定な精神状態を反映するような訴えもみられる．

診断の進め方

診療姿勢：腹部の膨隆には個人差があり，楽な体位を選択させる．妊娠中・後期では，仰臥位にすると肥大した子宮が下大静脈を圧迫し，心臓への血液循環が減少するため，低血圧，脳貧血状態(仰臥位低血圧症候群)を生じることがあり，その際にはすぐに側臥位に体位変換させる．座位診療も考慮する．

エックス線撮影の必要性とリスク：エックス線撮影は妊娠初期(〜8週)の器官形成期を避けて12週以降に行う．実際には防御プロテクターの着用で生殖腺の被曝線量はゼロになるが，撮影は必要最小限に留める．ICRPでは妊娠から出産までの被曝線量を2 mSv以下にするよう勧告している．歯科用エックス線撮影による生殖腺の被曝は胃や腸管撮影の1/1000で，自然放射線による被曝線量程度である．

表1　エックス線写真の被曝量

	エックス線1枚あたりの被曝線量	2 mSvの被曝に必要な撮影枚数
デンタルエックス線	0.003m Sv	666枚
パノラマエックス線	0.001m Sv	2,000枚

治療方針作成に必要な問診事項：診療計画作成にあたって，出産予定は第何子か，上の子の年齢，家族構成や育児の支援者などについても聴いておくことは必要で，出産後の通院，治療の予定も変わる．もし今後も妊娠を予定しているのであれば，現在，症状のない他の智歯の抜歯も勧める．

妊娠の経過と歯科治療

表2　妊娠月数と診療方針

	妊娠月数（妊娠週数）	診療方針	エックス線	局所麻酔薬	抗菌薬	鎮痛薬
初期	2〜4か月（4〜15週）	緊急な場合のみ．必要最低限の応急処置に留める．	不可	不可	原則不可	原則不可
中期	5〜7か月（16〜27週）	安定期で，通常の歯科治療が可能．後期にずれ込まないよう配慮が必要．	可	可	可 禁忌薬あり	可 禁忌薬あり
後期	8〜10か月（28〜40週）（41〜43週）	緊急な場合のみ．出産6〜8週後を見据えた応急処置に留める．	可	フェリプレシン不可	可 禁忌薬あり	カロナールのみ可

　妊娠と薬剤：原則として妊娠の可能性がある場合には投薬しない．止む得ない場合でも妊娠4週〜7週までの器官形成期は避け，可能であれば4か月までは控える．

　局所麻酔薬：歯科用2％塩酸リドカイン（エピネフィリン20万分の1含有）は通常の使用量では影響はないが，フェリプレシンには軽度の子宮収縮作用と分娩促進作用があり，妊娠後期の使用は控える．

　鎮痛薬：催奇形性よりも胎児の動脈管収縮作用の強弱がポイントになり，ボルタレンは収縮作用が強く禁忌で，ロキソニン，ポンタールは収縮作用が弱く，妊娠後期のみ禁忌である．カロナールは動物実験で弱い動脈管収縮が記載されているが，禁忌の項には妊娠に関することは記載がない．

　抗菌薬：ペニシリン系，セフェム系，マクロライド系薬を選択し，有効量を短期間，使用する．テトラサイクリン，ニューキノロン系は禁忌．

＊もし妊娠初期に禁忌とされている鎮痛薬や抗菌薬をすでに服用していても，催奇形性のエビデンスは乏しく，問題を生じる可能性はきわめて低いことを伝え，妊婦の不安を解消すべきである．

問題点の整理

　10か月間という長い妊娠中，妊婦は生命の誕生を待つ喜びの一方で，心身の大きな変化に戸惑い，また出産に対する不安と葛藤しながらその瞬間を迎える．出産は妊婦と胎児にとって，命を賭けた一大イベントであり，歯科医療においても大切に守り，サポートされる対象である．診療にあたっては必ず妊婦・胎児へのリスクと安全性の両面を明確に説明する必要がある．さらに重要なことは「診療が妊娠の継続と胎児の成長に決して悪影響を与えてはならない」という原則である．診療は効率よりも安全性の高い方法を選択し，さらに産婦人科医と十分な連携を図るべきである．妊娠，出産は慢性疾患と異なり，時間が必ず解決してくれるが，だからといって漫然と放置し，妊婦を数か月間，歯科疾患で苦しめるべきではない．診療を躊躇しすぎてもいけないが，原則を守り慎重を期したうえで，必要最小限の治療を積極的に実施すべきである．

参考文献
1．滝川雅之，野本知佐（編著）．妊婦の歯科治療とカウンセリング．初版，東京：東京臨床出版，2004．
2．鹿島　勇（監修），金田　隆ほか．これならわかるデジタルX線撮影装置．初版，東京：砂書房，2001．

コラム

セカンドオピニオンを求める患者

■セカンドオピニオンとは

　直訳すると第二の意見となるが，ある医師（主治医）の診療を受けている患者が，自己の疾病の診断や治療方針について，主治医以外の専門的知識を持った医師に意見を求めること，あるいは意見自体のことである．

　医師に求められる倫理（医療倫理）といえば，『ヒポクラテスの誓い』（B.C.400年頃）を想起するだろう．そして，ナチスの医師団で思い起こす『ニュールンベルク綱領』（1947年），ヒポクラテスの現代版としての『ジュネーブ宣言』（1948年），インフォームドコンセントを提起した『ヘルシンキ宣言』（1964年）がある．これらは医師の人体実験に対する被験者の人権と生命の保護に関して，医師としての倫理観が問われたものである．

　セカンドオピニオンが広く知られるようになったのは，1981年，世界医師会総会が『患者の権利に関するリスボン宣言』を採択したことに端を発する．患者サイドに立ち，自己決定の権利，他の医師の意見を求めるセカンドオピニオンを得る権利，自己の情報に関する機密保持を得る権利，最新の医学知識に基づき苦痛の除去を受ける権利，カルテ開示につながる情報を得る権利などの患者権利が，はじめて宣言された．医療の主役は患者であるといわれる所似は，『リスボン宣言』にある11項目の患者権利が基本となっている．

■医科にみられる「セカンドオピニオン外来」

　近年，医療を取り巻く環境の変化が著しく，セカンドオピニオンを求めて来院する患者が増えている．限られた外来時間の都合上，初診の際に十分な時間を取って患者の話を伺うことは難しく，ほかの一般初診患者の医療面接にも迷惑がかかるようになった．

　そこで，「セカンドオピニオン外来」を新たに設けて，相談時間を決めた完全予約制で受け付け，当日は主治医の診療情報提供書とエックス線写真や検査データなどを持参するよう義務づけている病院が増えている．また，健康保険は適用できないので全額自費であり，必ず主治医の元へ戻ることを前提として実施している病院がほとんどである．

■セカンドオピニオンを求める患者に対する注意事項

1）必ず主治医の診療情報提供書を持参していること．歯科では主治医が知らずに患者個人で来ることが多く，この場合はセカンドオピニオンとはいえない（主治医が了承していない場合も同じ）．
2）相談時に，治療を希望される場合もあるが，相談のみとして原則的に治療は行わないこと．病診連携の考えが崩れ，医療機関同士の問題が生じる（転医を求めている場合も同じ）．
3）主治医に対する不満や医療過誤の裁判に関する内容は受け付けない．

各論編
デンタルインタビューの実際 II
再診(治療中)時の医療面接

各論編　デンタルインタビューの実際

1-1 なかなか治癒しない（なぜ長期化するか疑問）

初　診：32歳・女性，会社員
疾　患：慢性根尖性歯周炎
現病歴：7年前に左側下顎大臼歯の根管治療後，補綴処置を受けた．その後異常はなかったが，半年前より咀嚼時の疼痛や疲労時に歯肉の腫脹が生じるようになり某歯科を受診．根尖に炎症があることを指摘され，補綴物を除去し根管治療を開始したが，疲労すると歯肉の腫脹を繰り返していた．説明がなく，治療を繰り返すばかりで不安になり本院を来院．現在，歯肉の腫脹は落ち着いている．
現　症：自発痛はない．$\overline{6}$の根尖部歯肉に発赤，腫脹がみられる．打診痛（±）．エックス線所見は，根尖周囲にびまん性のエックス線透過像がみられる．
医科的既往歴：特記事項なし

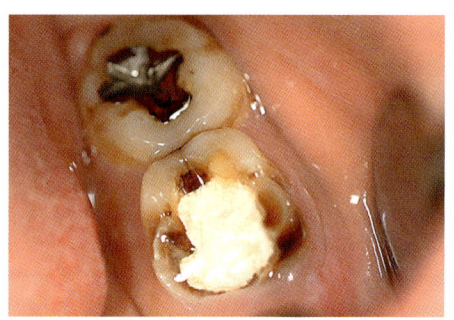

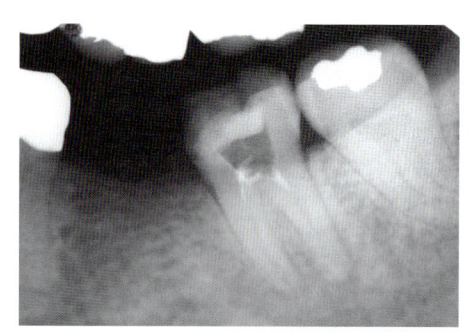

図1　口腔内写真．　　　　　図2　デンタルエックス線写真．

症例のコンテクスト

　　根管治療を行っても状態によっては治癒しにくい場合がある．本ケースでは治療を行っても症状が改善しないために抜歯も提案され，不安になり来院したケースである．基本的には歯科医が治療について患者に十分な説明を行っていないために生じた結果と考える．歯科医が説明したと思っても患者が理解できていないことも多い．患者は往々にして歯科医院を受診すれば病気は治ると思っている．いくら治療時間が短く安い治療費で，何度も繰り返すことがわかっていても，どのような治療をされているか知らないとコンプライアンスも高まるとは思えない．う蝕と違って根尖病変の治療は体調管理に影響を及ぼすことが多く，疾患に対する知識の提供を行わなければ，患者自身もどのように対応するべきか悩んでしまうため，十分な情報の提供が必要である．

医療面接のポイント

　　このような患者が来院した場合，まず患者の訴えを受容的に傾聴することが基本である．傾聴することで患者の治療に対する理解度を確認し，こちらの説明の仕方などを考えなくてはならない．患者は解釈モデル，すなわち疾患に対する見通しをどう考えているかについても尋ねられると，自分の考えが述べられる時間をもらえたと感じて，伝えるための努力も惜しまない態度をする．またデンタルチェアでの説明は，患者が緊張しているので，できれば別の部屋などで現状と治療についての説明を行うことも必要である．症状が落ち着いていれば，その日に結論を出すのではなく，次回の予約日までに考えてもらったり，わからないことを整理して質問を受けるようにすることもよい．

診断―推理・推論のための面接技法の会話例

＜途中経過＞

Dent：問診表を拝見しましたが，どのような感じかもう少し詳しくお話しいただけますか？

Pt：半年前からある歯医者で奥歯を治療しているのですが，なかなか治らず心配になりこちらにお伺いしました．

Dent：そうですか，それはご心配ですね．①[さあ，もっと話して]

Pt：左下の奥歯の歯茎が腫れたり，物を噛むと痛みがありました．今通っている歯医者でレントゲンを撮り，根の先に病気があるとのことで治療を始めましたが，治療後も疲れると腫れることがよくありました．先生は何も説明してくれず，毎回行くと根の消毒をするだけで不安になり，2週間前からまた腫れるようになりました．

Dent：[難治性のPer？ 半年も根治してるの]半年前から担当の先生は何も話してくれなかったのですか．患者さんからは聞いてみなかったのですか？

Pt：治療しているので症状はよくなるといわれましたが，歯茎の腫れを繰り返すので心配になりました．でもあまり腫れが治らないようなら抜歯も考える必要があるともいわれ，半年間も治療を続けたので抜歯は避けたいと思っていました．（治療者はうなずきながら話を聞く）②

Dent：抜歯の話も出たのですか．○○さんは，抜歯はしたくないと思っているのですね．ところで，今は腫れのほうはどうですか？

Pt：今は腫れていません．

Dent：腫れを繰り返す原因で，思い当たることはありますか？③

Pt：ときどき，歯科医の治療がうまくないのではないかと考えたりもしますが，私の仕事も忙しく疲れがたまっていることが原因かとも考えています．

Dent：歯科医に対する不安と，ご自分の疲れを考えているのですね．その歯は以前にも治療したことがあるのですか？

Pt：はい．7年前に治療し，冠をセットしてもらいました．その後現在の症状が出るまで，とくに気になりませんでした．

Dent：そうですか．[2度目の根治かな，病巣あるな，聴いた内容を確認しよう]
伺った話をまとめてみますと④，7年前に治療した左下の奥歯が，半年前より物を噛んだときや疲れたときに歯茎が腫れたり痛んだりしたので某歯科にみてもらった．結果は根の先に炎症があるといわれ，冠をはずし根の治療が必要とのことで，根の治療を開始したが，疲労時に歯肉の腫脹を繰り返していた．それでも症状に対する説明はなく，治療を繰り返すばかりで，不安になったためこちらに来院された．ということでよろしいですか．④

Pt：はい，そのとおりです．

＜以下略＞

■積極技法

歯科医から一方的にメッセージを伝えることでなく，患者との対話を引き出すための技法である．開かれた質問や促しを効果的に使うことで，患者自らが安心して話を続けるようにすることである．

■最初の数分の重要性

最初の数分は，なぜ受診したか，何をしてほしいのか，患者に大まかに述べてもらうことである．これは，とくに促されなくても，しばしばその説明は進んで行われる．

話を聴く側としては，患者が説明しやすいようにすることが大切である．医療者は診断名を決定することが重要だが，仮説検証にこだわり，はっきりさせようと誘導したり，型にはまった一連の質問をすることだけに注意を向けてしまうことは避けなければならない．

先走って焦点を絞ろうとすると，患者は自分の見地から，説明しようという気持ちがそがれてしまうことがある．

医療面接スキル

①共感的言葉
②共感（うなずき）
③解釈モデル：患者は見通しをどう考えているかを尋ねる．
④要約，まとめ
⑤承認，確認：大切な点は繰り返し強調する．

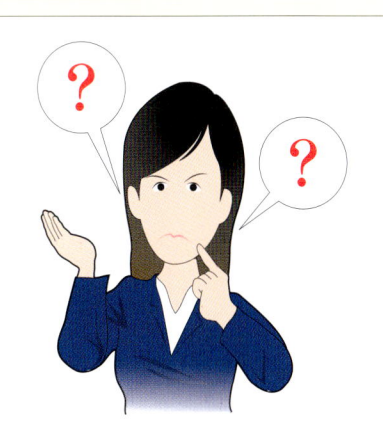

診断に必要な臨床知識

　　　　治療に不信感を持つ患者に対し医療面接を行う場合，もっとも必要なことは患者に安心感を与えることである．受けた治療に対して極端な悪口，たとえば前歯科医が行った処置の問題点を指摘されたりすると，怒るよりも信頼して受けていた患者自身が否定されているような気持ちになり，新たな信頼関係を築くうえで障害となる可能性がある．このため前述のごとく患者の訴えを受容的に傾聴し，訴えが理解できたことを患者に伝えるようにすることが必要である（本症例における診断については p.54 を参照のこと）．

患者の訴え方

　　　　多くの患者は自分の思いを吐き出し系統立てて話すことができない．あのときもこのときもと，症状の時間的変化には関係なく訴える．この際，メモを取り患者の顔を見てうなずきながら聴くと話は促進する．患者が思い（物語）を話しきったところで，「今の話でわからないところがあるので，こちらから質問してもよろしいですか」と話の切り口を変えると，物語がきれいに整理され，互いが共有することができる．話がきれいに時間軸で整理されることで，患者自身の頭の中も整理され落ち着くようになる．

問題点の整理

　　　　歯科治療に不安を持った患者は来院しても歯科医に対し不信感を抱いていることが多いが，その反面では期待感を強く持っているという相反する気持ちでいる．このような患者に対しては基本となる受容的傾聴を行う．傾聴することで患者の歯科治療に対する不安が見えてくる．その不安を患者に「あなたはこのことについて不安だったのですね」と話すことができれば，患者は自分の想いが伝わったと感じて心地よい気持ちに変化する．

歯科疾患に対する患者の意識

　　　　患者中心の歯科医療を実践するためには，患者が抱く歯科医療に対する意識を十分に理解しなければならない．いかに実践されているかというプロセスも重要だが，結果としてのアウトカム指標である「患者満足度」を知ることは，患者自身を認識するために有用である．㈱ジーシーが2007年1～3月に47都道府県，15～79歳の男女1,200件を対象に行った「第3回国民の歯科意識調査」によるデータを以下に記載する[1]．

　　　　医療者と患者は，異文化のコミュニケーションを行っているのが医療現場であるといわれていることからも，患者の歯科医療に対する想いは把握すべきであろう．

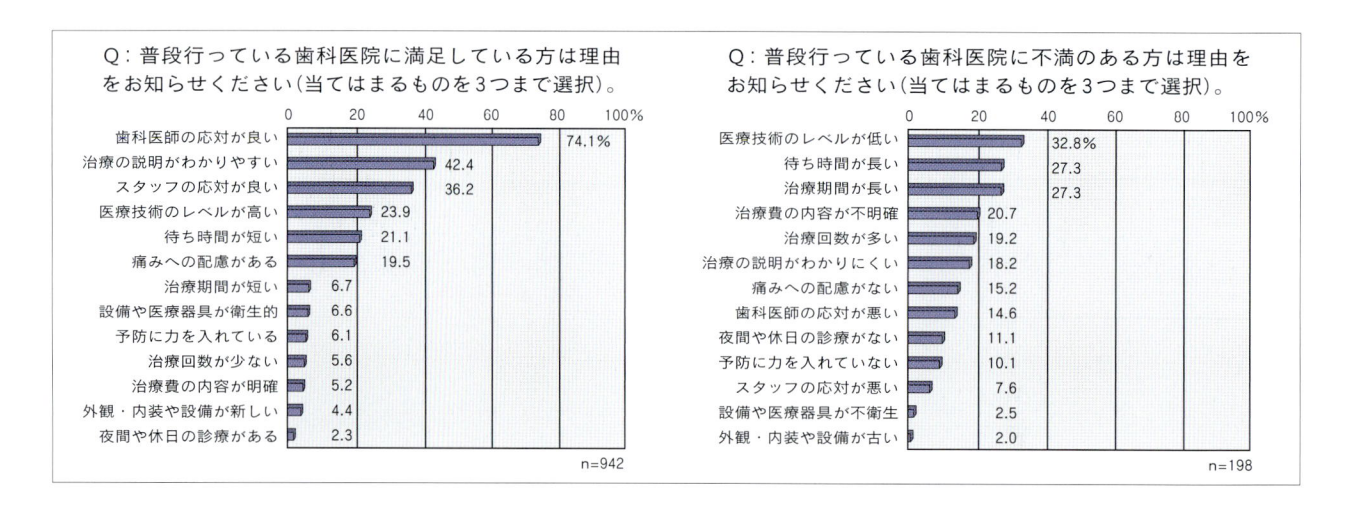

Q：普段行っている歯科医院に満足している方は理由をお知らせください（当てはまるものを3つまで選択）。

項目	%
歯科医師の応対が良い	74.1%
治療の説明がわかりやすい	42.4
スタッフの応対が良い	36.2
医療技術のレベルが高い	23.9
待ち時間が短い	21.1
痛みへの配慮がある	19.5
治療期間が短い	6.7
設備や医療器具が衛生的	6.6
予防に力を入れている	6.1
治療回数が少ない	5.6
治療費の内容が明確	5.2
外観・内装や設備が新しい	4.4
夜間や休日の診療がある	2.3

n=942

Q：普段行っている歯科医院に不満のある方は理由をお知らせください（当てはまるものを3つまで選択）。

項目	%
医療技術のレベルが低い	32.8%
待ち時間が長い	27.3
治療期間が長い	27.3
治療費の内容が不明確	20.7
治療回数が多い	19.2
治療の説明がわかりにくい	18.2
痛みへの配慮がない	15.2
歯科医師の応対が悪い	14.6
夜間や休日の診療がない	11.1
予防に力を入れていない	10.1
スタッフの応対が悪い	7.6
設備や医療器具が不衛生	2.5
外観・内装や設備が古い	2.0

n=198

1-1 なかなか治癒しない（なぜ長期化するか疑問）

満足感が得られている理由の一番は「歯科医師の応対が良い」, ついで「治療内容の説明がわかりやすい」である. 一方, 不満を感じる理由は「医療技術のレベルが低い」, ついで「待ち時間が長い」「治療時間が長い」である.

これまでに受けた歯科治療に関する質問については, 以下のとおりである.

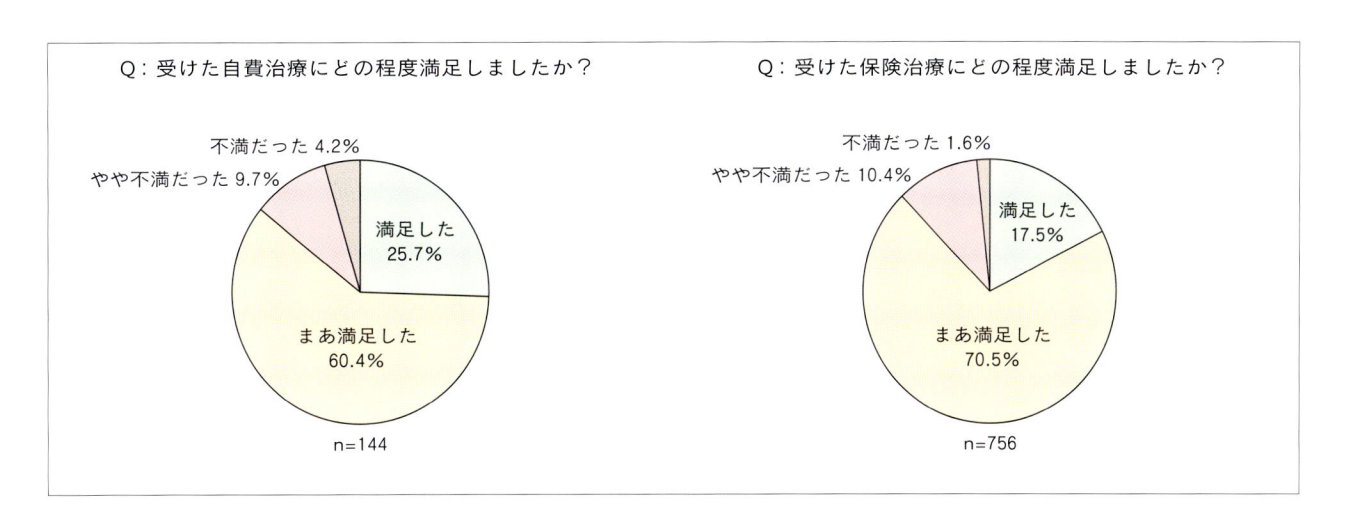

Q：受けた自費治療にどの程度満足しましたか？
- 満足した 25.7%
- まあ満足した 60.4%
- やや不満だった 9.7%
- 不満だった 4.2%
- n=144

Q：受けた保険治療にどの程度満足しましたか？
- 満足した 17.5%
- まあ満足した 70.5%
- やや不満だった 10.4%
- 不満だった 1.6%
- n=756

受けた治療の満足感については, 自費治療であっても, 保険治療であっても, とくに差がみられなかったということである. 80％以上の患者は, ほぼ満足感がえられている.

治療法を決めるにあたって, どのような理由で自費治療または保険治療を選択したかについては, 以下のとおりである.

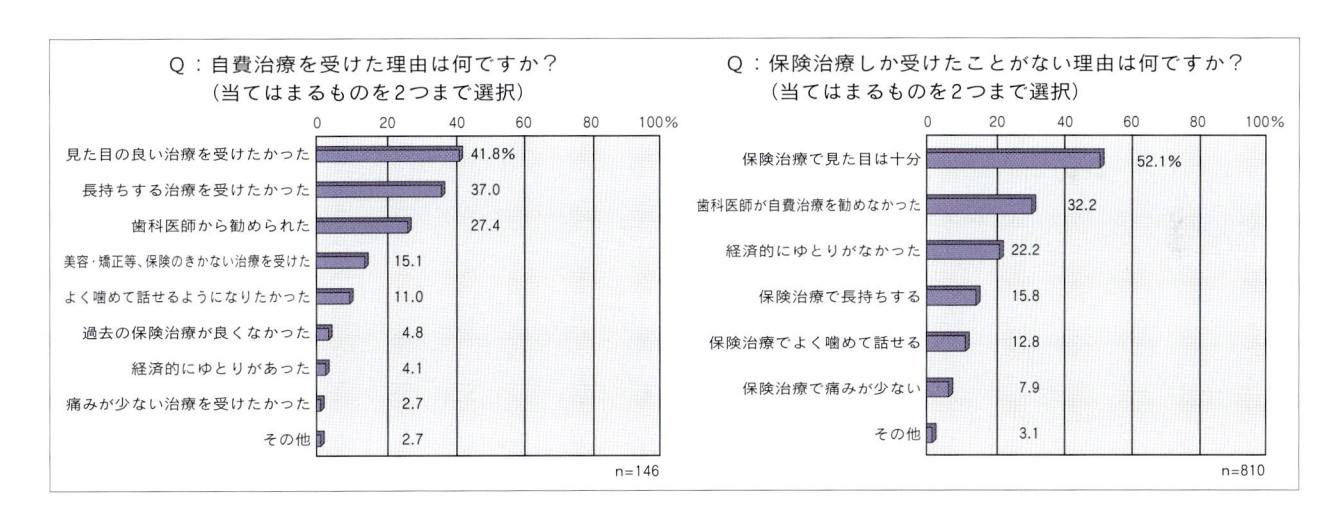

Q：自費治療を受けた理由は何ですか？（当てはまるものを2つまで選択）
- 見た目の良い治療を受けたかった 41.8%
- 長持ちする治療を受けたかった 37.0
- 歯科医師から勧められた 27.4
- 美容・矯正等、保険のきかない治療を受けた 15.1
- よく噛めて話せるようになりたかった 11.0
- 過去の保険治療が良くなかった 4.8
- 経済的にゆとりがあった 4.1
- 痛みが少ない治療を受けたかった 2.7
- その他 2.7
- n=146

Q：保険治療しか受けたことがない理由は何ですか？（当てはまるものを2つまで選択）
- 保険治療で見た目は十分 52.1%
- 歯科医師が自費治療を勧めなかった 32.2
- 経済的にゆとりがなかった 22.2
- 保険治療で長持ちする 15.8
- 保険治療でよく噛めて話せる 12.8
- 保険治療で痛みが少ない 7.9
- その他 3.1
- n=810

自費治療を受けた患者と保険治療のみを受けた患者の選択理由については, いずれも見た目の良さを期待して受療し, ともに満足されている. とくに, 自費の場合では「耐久性（長持ち）」を重視している. また保険治療の場合の選択理由は, 「経済的にゆとりがない」, 「審美性が保険で十分と思う」であった.

このような患者の意識は, 受療行動の根拠となり, ひいては歯科医院に対するロイヤリティ（忠誠心）となり, 友人や知人の紹介というかたちであらわれることを忘れてはならない. また, 医療者の対応が患者満足度に及ぼす影響は明らかであり, コミュニケーションに関しては修得すべきスキルとして意識しなければならないことも事実である.

引用文献
1. ジーシー国民意識調査チーム. 第3回 国民の歯科意識調査を実施しました. GC CIRCLE 2007；122：30-34.

各論編　デンタルインタビューの実際

II 2-1　根管治療後に急性転化した（前回の処置に対する不信感）

再　診：52歳・男性，会社員
疾　患：慢性根尖性歯周炎の治療後の急性転化（Endodontic Flare-ups）
現　症：|3の根尖部歯肉に腫脹，発赤がみられる．
　　　　自発痛；（＋）
　　　　打診痛；（＋）
　　　　エックス線所見で|3の根尖部に透過像がみられる．

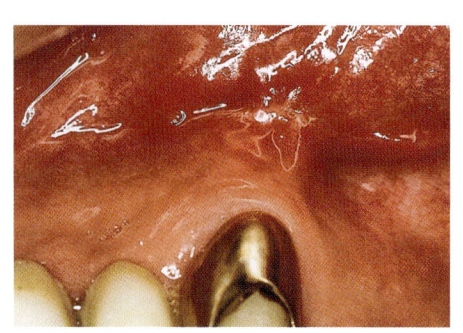

図1　|3の根尖部歯肉に腫脹，発赤がみられる．

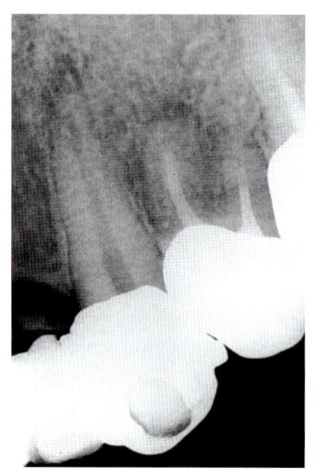

図2　|3の根尖部に透過像がみられる．

症例のコンテクスト

　　患者は③②1|123の開面金冠によるブリッジを15年前に装着している．約4か月前から|3部の歯肉に違和感を認めた．2か月前に同部が腫脹し近医で切開を受けている．その後，症状は消失した．今回仕事の都合がついたので治療を希望して来院した．|3慢性根尖性歯周炎と診断し根管治療を行った．審美面に配慮しブリッジを除去せず，|3の舌側面より治療した．根管治療がしやすかったので次回根充ができる程度まで根管拡大・形成し，ホルムクレゾール（FC）を貼薬し仮封した．翌日，|3の根尖部歯肉の疼痛に続き腫脹が増大したので急遽来院した．

　　治療前は症状がなかったが，根管治療を行ってから痛みや腫れが出たので，患者は処置に対する不安と疑問を持っている．歯科医師は根管治療による急性転化（Endodontic Flare-ups）について説明したつもりであるが，患者はその内容を憶えていない．

医療面接のポイント

　　根管治療後に急性転化した原因が何か明らかにする必要がある．疼痛や腫脹が出現した時期や程度，前回の治療時の状況，その後の経過や自己対処について詳しく聴くことである．治療している歯で硬いものを噛んだことがないかなど具体的な質問も必要である．そのため患者の解釈モデルを聴くことは説明および治療の参考になる．腫れているから，これは感染性の疾患＝抗菌剤投与で，単にその場しのぎの処置を行って終了すると信頼関係において思わぬ結果を招くことがある．以前にも|3の歯肉部に腫脹があって切開を受けているが，継続後治療を行わず放置していることから，前医より病状や治療の説明を受けていても，患者はあまり理解していないようである．

診断─推理・推論のための面接技法の会話例

<途中経過>

Dent：「急性転化かも？」いつ頃から痛みや腫れが出てきましたか？

Pt ：昨日治療を受けた後も，少しうずくかなぁと思いながらも，様子をみていました．朝方，痛みで目が覚め，腫れも出てきているのに気がつきました．「何だろう？」

Dent：そうですか．（うなずく）［腫れてるな．まいったなぁ，昨日の根治が原因かな？もう少し自覚症状を聴いてみよう］痛みはひどいですか？

Pt ：ジーンと痛みます．腫れた所を上から触ると痛みます．

Dent：その歯で噛むと痛みますか？

Pt ：はい．痛くて噛めません．

Dent：そうですか，辛いですよね．①朝の食事はとれましたか．

Pt ：何とか，我慢して食事をしました．腫れはあまり変わらないですよ．

Dent：そうですか．（うなずく）①少し，口の中を見せて下さい．（ミラーを使ってサッと見る）［根尖付近が腫れているな］薬を飲むか，何かされましたか？「自己対処したのかな」

Pt ：とくに何もしていません．心配だからすぐに来ました．

Dent：「何か無理なことをしていないかな」硬いもの噛んだとか，何か原因と思われることはありますか？②

Pt ：ありません．

Dent：前回，根の治療中に痛みを感じたことがありましたか？③

Pt ：なかったと思います．

Dent：前回の治療の後，つめものが高く感じませんでしたか？「根治のフレアーアップかな」

Pt ：ないです．咬み合せは変わりません．根の治療をするまで痛みはそれほどでもなかったのに，どうしてこのように痛くなるのでしょうか．（大丈夫かな）

Dent：根の治療をした場合，治療そのものが刺激となり，痛みや腫れがひどくなることがあります．前回の治療のときに少しお話したと思いますが．「急性転化についても，30～40％程度はでると説明した…のに，聴いた話の60％は翌日憶えていないというけど，本当だなぁ」

Pt ：そうでしたか．知りませんでした．（少し興奮気味）④こんなにひどくなるなんて想像もしていなかったし．

Dent：（ゆっくりと低めの声で）お話を伺いますと，根の治療が刺激となって，痛みや腫れがひどくなったものと思います．虫歯を介して身体の中に入り込んだ細菌はなくなることはありません．細菌と身体の免疫バランスが崩れて，細菌が動き出したようですね．慎重に根の治療をしたつもりですが，痛い思いをさせてすみません．これからは根の先に刺激が加わらないように，もっと注意して治療を進めていきます．細菌感染の増悪したものですから，化膿止めを差し上げますので，服用して下さい．

<以下略>

臨床決断スキル

■慢性疾患の急性転化

これも医療過誤になりうることである．起こってしまったことは事実として認めることである．

認めないと，結局，大きな負を背負い込むことになる．とくに挫折を知らないエリートと呼ばれる人に強い傾向がある．

■プロスペクト理論とは

利得に対する価値付けよりも損失についての負の価値付けのほうが，より強い印象を与え，損失のほうが過大に評価され，それをできるだけ避けようと心理が働く人間の行動パターンである．

なぜそうなるかといえば，人は負けるのが嫌いだからで，負けず嫌いは，勉強やスポーツの世界では褒められるからである．しかし医療コミュニケーションの世界では，時として非常に危険なものとなり，小さな負けを認めないと，結局，大きな負けを背負い込むことになる．とくに挫折を知らないエリートである歯科医師？と呼ばれる人に，この傾向は強いのかもしれない．

■患者は憶えていない

説明を受けた内容を翌日まで憶えているかというと60％程度は忘れているという数値がある．

コミュニケーションエラーをなくすには，伝達様式すなわち文書で渡すことが効果的である．「抜歯後注意」のような文書によるミニ教育の範囲を今後はさらに広げ，患者に理解してもらう必要がある．

医療面接スキル

①共感
②解釈モデル
③閉じた質問
④興奮気味のときは，医師は普段よりもゆっくりと低い声で話す．

診断に必要な臨床知識

急性転化(Endodontic Flare-ups)とは

急性転化とは，症状がない，あるいは軽度な慢性疾患に治療時の刺激が加わることにより，急性の症状を呈することである．根尖性歯周炎や辺縁性歯周炎で，治療後に急性化することがある．歯肉部の自発痛や腫脹が著しく発熱を伴うこともある．慢性根尖性歯周炎が急性化し，根尖部に膿瘍の形成や貯留がみられることがある．これはフェニックス膿瘍と呼ばれる．

発生率はこれまでの文献で，重篤なものが数％，軽度なものも入れると30～40％ともいわれている[1]．無症状の感染根管の内容物と慢性根尖性歯周炎の関係は細菌学・病理学・免疫学的にいろいろな複雑な問題をはらんでいる．処置としては炎症の程度にもよるが，基本的には排膿路の確保，咬合の負担軽減，抗菌剤の投与を中心に処置を行う．

患者の訴え方

治療後1～2日の早期に治療した歯に自発痛が生じ，「昨日，治療していただいた歯が痛い」と訴えるケースがほとんどである．根尖部の歯肉に発赤，腫脹，圧痛がみられ，顔貌の変化をきたすまで腫れることがある．さらに発熱や食欲不振を訴えることもある．自覚症状がないにもかかわらず歯を治療した直後に疼痛や腫脹が増大することから，治療にミスがあったのではないかと考える患者もある．患者の心理としては，病気を症状として自覚していないために，治療を受けたにもかかわらず痛みが発現すること自体を素直に受け取れない．

診断の進め方

根管治療の直後に治療した歯や歯周組織に症状がみられるので，診断は容易である．以下に慢性根尖性歯周炎の急性転化の原因と注意点を挙げる．

1) **腐敗物などの根尖孔外への押し出し**
   根管内容物（歯髄の腐敗産物や微生物など）を根尖孔外に押し出さないようにする．根管の拡大・形成時にリーマーやファイルの清掃を十分行い，根管内もよく洗浄する．また，根管の拡大・形成を一気に行わない．

2) **作業長が長すぎる**
   作業長が長すぎると根尖部の組織を損傷する．正しい作業長で拡大・形成を行う．湾曲根管の場合，拡大・形成が進むと根管が直線化し，結果として作業長が長くなってしまうことがある．

3) **根管清掃剤の根尖孔外への押し出し**
   根管清掃剤を強圧で根管内に入れると，根尖外の組織に押し出され，痛みを訴える．根管清掃剤を正しく使用する．

4) **根管消毒剤の刺激**
   根管消毒剤の使用法を守る．

5) **仮封剤が高すぎる**
   仮封を行った後は必ず咬合をチェックする．

6) **穿孔**
   治療前にエックス線写真で歯軸の方向，う蝕の広がり，根管口の位置，根管の湾曲や狭窄の状態などを十分に確認する．根管壁や分岐部の穿孔が起こったときにはその部分を閉鎖し，本来の根管の治療を行う．分岐部の穿孔が大きいときは根の分割やヘミセクションを行う．

7) **歯の破折**
   リーマーやファイルを強い力で回転しないようにする．根管治療中の歯は髄室開拡しており，咀嚼時に破折することがあるので，同部での咀嚼を避けるように指示する．破折が起きたときには，その状態により保存するか，抜歯するかを決める．

2-1 根管治療後に急性転化した（前回の処置に対する不信感）

　以上のように，慢性根尖性歯周炎の急性転化は，根管内容物の押し出し，拡大・形成時の器具による刺激，根管清掃剤や根管消毒剤による刺激などが重複して起こることが多い．正確に作業長を測定し，根尖組織に機械的や化学的な刺激を与えないようにする．また，処置としては咬合の負担を軽減して，患歯を安静にする．抗菌剤，消炎剤，鎮痛剤を投与する．

問題点の整理

　根管長を確認し，細心の注意を払って根管治療を行ったにもかかわらず，翌日に急性症状が出現することがある．慢性根尖性歯周炎の根管治療を行う場合，急性転化を起こすことがあると患者に十分説明し，理解してもらうことが大切である．

　本症例では根管治療を始める前に，急性転化について説明をしている．しかし，患者は「知らない」といっている．内容が十分理解できるように説明する必要がある．歯科に強い関心がある患者もいれば，関心のない患者もいる．解釈モデルを知ることは，このような説明や今後の治療，患者教育の参考となる．

　急性転化の説明を行った後，やむをえず発症した場合には，歯科医師にミスがないと思われても，治療後に疼痛や腫脹が増大したことに対して，患者に謝罪すべきである．そのうえで，これからの治療と予後について説明する．事前に「説明があった」あるいは「説明がなかった」ということで争いになることは避けるべきである．急性転化したときの対応がよければ，歯科医師と患者との信頼関係はより強いものとなる．

Endodontic Flare-ups の発生傾向

1. 40〜59歳群が他の年齢群よりも Flare-up が多い．
2. 女性は男性よりも Flare-up が多く，40歳以上では顕著である．
3. 下顎小臼歯，ついで下顎前歯が根管拡大後に起こしやすい．
4. アレルギーと Flare-up には相関関係がある．
5. 術前に症状のあった歯は Flare-up を起こしやすい．
6. エックス線写真で根尖病巣がないか，小さいケースは，大きいものよりも Flare-up しやすい．
7. 術後に投薬したケースは，しなかった場合よりも Flare-up が少ない．
8. 再治療のケースは，Flare-up しやすい．
9. 瘻孔のある歯は，Flare-up を起こしにくい．
10. 全身疾患の有無，根管内貼薬剤の種類や有無，根尖孔の穿通は Flare-up に関係ない．

　この発生傾向は，若林[1]が "Endodontic Flare-ups" に着目して，1995年に海外，国内の文献を調査してまとめたものである．当時は科学的根拠に基づいた医療（Evidence-Based Medicine；EBM）がわが国でも重視され始めた頃で，まだ国内ではあまりデータがなく，ほとんどを海外文献に依存しているとのことである．

　なお，Endodontic Flare-ups の発生傾向は，エビデンスに基づくまでには至らないので参考として掲載した．

引用文献
1. 若林　始．Endodontic Flare-ups 文献散歩—根管処置との関連において—．日歯内療誌 1995；16(1)：117-125．

各論編　デンタルインタビューの実際

II 2-2 修復物が脱離した（なぜ早期にはずれたか疑問）

初　診：65歳・女性，主婦
疾　患：冠の脱離
現　症：2|が残根状態で，う蝕や根の破折はみられない．歯肉部の腫脹や発赤もみられない．打診痛は認めない．エックス線所見で根尖部歯根膜腔隙に軽度の拡大がみられる．

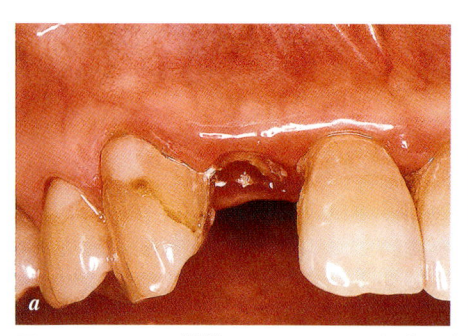

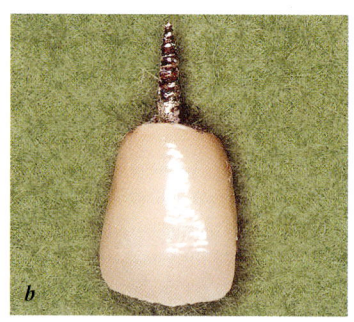

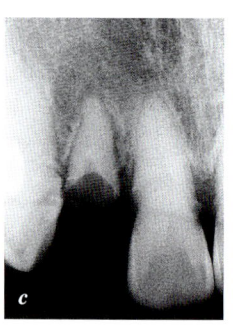

図1a〜c　a,b：脱離したクラウン．縁上の歯質がない．c：2|の根尖部の歯根膜腔隙に軽度の拡大がみられる．根管治療はなされていない．

症例のコンテクスト

　3年前に保険外で高価なメタルボンドクラウンを装着され，永久的にもつとまでは思っていないが，あまりにも早く取れたので疑問を抱いている．保険診療と保険外の違いについて知りたがっている．またこのケースはスクリューピンが短く，脱離しやすい状態で，歯根はやや短根で，根管治療の形跡も認められない．補綴治療を行う際に根管の治療，短根など条件があまりよくないので，治療法の選択には悩むケースである．おそらく冠部歯質の残存量があり，スクリューでねじ切りをして維持を求めたと思われる．このようなケースでは，下顎前歯の突き上げから長期の維持が困難であることは事前に話すべきである．

医療面接のポイント

　冠の脱離の場合，二度と繰り返さないためにもその原因を明らかにし，そのうえで再装着をするか，再製するかを判断する．そのため脱離の原因や治療に対する内容の質問とならざるをえないが，あまりに原因究明に質問を重ねると，はずれた原因が患者サイドにあると誤解され，思わぬ結果を招くことがあるので注意を要する．
　原因を聴く場合，開かれた質問(open-ended question)を用いて，患者の抱く解釈モデルを話させるような質問を心がける．修復物の使用，または管理や製作上の問題なのかを明らかにして，両者の合意に基づいた治療方針を決定する．仮に前医に問題があってもこれからのことに焦点を向け，今回できる限り対応することを約束し，今後リコールすることで最大限に状態が維持できるよう互いに努力していく姿勢を示す．ただし，医療者サイドとしてできること，できないことは明確にしておく必要がある．要求がエスカレートする患者もいるので，要求に関しては最初から一貫した方針を持っていることが重要である．担当医間の意見調整不足に起因したトラブルはよく聞かれる．基本的には積極的傾聴の心構えで，言い訳を間に挟まずに聴くこと，そして診察治療は説明を加えて丁寧に行えば，ほとんどの患者は興奮していても徐々に落ち着き，信頼関係を築くことができる．

診断―推理・推論のための面接技法の会話例

<途中経過>

Pt ：前歯のかぶせものが取れました．（はずれたものを渡す）

Dent：（取れたものを確認する）「メタルボンド冠でポストが短いなぁ」いつ頃，どこで入れたものでしょうか？

Pt ：3年ほど前，○○歯科で入れてもらいました．結構費用がかかったと思います．前歯がないと人と話もできないです．（高かったのに，もうダメなんて）

Dent：「まず，はずれた原因をきいてみよう」それは困りましたねえ．①はずれた原因に心あたりはありますか？②

Pt ：パンを前歯で噛んだときにはずれました．一緒に飲み込まなくてよかったです．

Dent：「パン程度でははずれるかなぁ」痛みや腫れはどうですか？

Pt ：それはありません．

Dent：「前歯が破折するケースは多いし．それに歯の破折が一番修復が難しいからなぁ」はずれるときに痛みがあったり，パチッというような音がしませんでしたか？③

Pt ：なかったと思います．

Dent：「パンじゃなくて，すでに前にはずれていたのかなぁ」はずれる前にその歯に何か変わったことがありませんでしたか？

Pt ：実は先週はずれたのですが，なかなか来られなかったので，歯をもとに戻して使っていました．（まずかったかな）

Dent：「前医の治療のときに何か聞いていないかな」以前この歯をかぶせたときに，何か先生から説明を聞かれてますか？

Pt ：覚えていません．先生，かぶせたものは3年程度ではずれるものですか．（あまりにも早いよな）

Dent：これまでの研究データでは，平均的には約8年程度という話もありますが，基本的には10年程度は使用できるようにしたいと考えています．しかし，かぶせものをするときの歯の状態によっても変わりますし，根の状態が悪いときは早く取れてしまう場合もあります．また，患者さん自身の口の中の清掃状態によっても変わってきますし，硬い物を噛んだときに歯が割れてかぶせたものが取れてしまうこともあります．とくに上の歯は下からの突き上げにより破折することが多いですね．たとえば不意にお子さんの頭が歯にぶつかってしまうケースがたまにみられます．

Pt ：保険の歯より，保険外の歯のほうがはずれにくいですよね．（やっぱり，高いものは違うよなぁ）

Dent：「保険と保険外の違いって説明難しいようなぁ」保険と保険外の歯では使っている金属や材料が違うだけではずれやすい，はずれにくいということはあまり関係がありません．

Pt ：そうですか．

Dent：それでは口の中を見せて下さい（状態の確認をする）．破折はしていないようですね．念のために，レントゲン写真を撮って根の状態を確認しましょう．

<以下略>

臨床決断スキル

<治療法を選択するにあたり>

■情報を批判的に吟味するとは

入手した文献がすべて正しいとは限らない．これまでの我が国の歯科医学においては，研究デザインという考え方が不足しており，論文に掲載された希有な症例報告が，眼前のすべての患者に適応できるという勘違いを起こす歯科医がいる．

たまたま治療がうまくいったからといって，それだけで報告する人もいるので，鵜呑みにすることは危険である．

■批判的思考とは

単に行為や判断，学説について価値・妥当性・正当性などを評価して，否定的内容をいうことではない．

見かけに惑わされずに，しっかりと物事に対して多面的に捉えて，本質を見抜く思考（critical thinking）を持ちなさいという意味である．

医療面接スキル

① 共感
② 解釈モデル
③ 閉じた質問

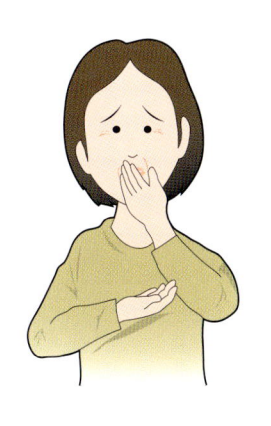

各論編　デンタルインタビューの実際

診断に必要な臨床知識

患者の訴え方

　　　冠の脱離の場合，有髄歯では冷水痛などがみられるが，無髄歯では痛みがないことが多い．根の破折を伴っている場合には咬合痛がみられる．歯肉の腫脹がみられることもある．根の破折がないときでも，根尖病変がある場合，歯肉に腫脹や瘻孔がみられることもある．

診の進め方

　　　冠やポストの維持力が不良の場合は冠を再製する．根の破折では，破折片が小さいときにはこれを除去して冠を再製する．破折した根を抜歯後，接着をして再植する場合もあるが，ほとんどは抜歯となることが多い．支台歯に根尖病変があれば，根管治療後に冠を再製するのが原則である．しかし根尖病変の程度，歯の状態，臨床症状，患者の希望などにより冠を再装着することもある．支台歯にう蝕があれば除去する．そのうえで再装着か再製かを判断する．また，支台歯が重度の歯周疾患により動揺が著しい場合には，冠の再製が困難な場合がある．

　　　前歯部の冠の脱離では，患者は早期の外観の回復を希望する．脱離した冠やテンポラリー冠の仮着は有効な対応策である．審美的な障害をその日に改善できれば，患者との信頼関係がより強くなる．仮着した歯は脱離しやすいことを十分説明する．

＜主な脱離の原因＞

1）支台歯の形態が不適当なために，適当な維持力が得られない（歯冠長が短い，テーパーが大きい，短いポスト，ポストの不適合など）．
2）二次う蝕，または合着材の流出による辺縁の不適合がみられる．
3）合着面に接着力を損なうものが付着している（レジン系セメントにユージノール系の仮着材）．
4）補綴物の不適合，合着操作の不備による．
5）咬合調整の不備による．
6）ブリッジの場合では，支台歯相互の維持力の違い（インレータイプのブリッジ，冠とインレーの組み合わせなど），使用金属の強度に起因したたわみなどがある．

問題点の整理

　　　冠は脱離しないほうが望ましい．脱離を防止するには，適合の良い冠を作製することである．歯冠長の短い歯のように支台歯の条件が悪い場合には，補助的な維持形態を付けるようにする．支台歯の軟化牙質を残さないことも大切である．冠装着後の咬合のチェックも重要である．冠の脱離が起こった場合は，その原因を明らかにし，その状態により再装着か，再製か，抜歯かを判断する．脱離の原因を十分説明し，治療法の提示を行う．

　　　本症例では，脱離した冠のポストが短く，維持力が不足している．支台歯の根管治療もされていない．前医が治療したとき，根管が閉鎖しており，根管治療が十分に行えず，やむをえずポストが短くなったのかもしれない．前医の治療を評価するときには，注意が必要である．前医の治療を冠の脱離の原因とするのではなく，今後の治療やその予後について患者に十分説明し，理解してもらうことが重要である．

2-2 修復物が脱離した（なぜ早期にはずれたか疑問）

歯根破折の診断

歯根破折をエックス線写真から発見することは比較的難しい．失活歯で根管内に維持を求めたポストが入った前歯の場合は，下顎切歯の突き上げから唇側面歯質の剥離，破折が主である．また生活歯の場合は上顎小臼歯，大臼歯において，主に近遠心的に破折が生じるケースが多くみられるが，エックス線写真では撮影上，破折線がうまく画像には表わせない．そこで冠が脱離していない場合，歯肉の発赤，腫脹の状態や歯の動揺を確認する．忘れていけないのが，歯周ポケットの測定である．破折線に沿って歯肉の付着が壊れるので，ポケット底を一定の測定圧で細かくプロービングすると，破折部は急に深い数値を示すことがある．また，ポストが脱離していれば破折部を直視できるので，う蝕検知液の1％プロピレングリコール溶液が濃染するのでみつけやすい．なければヨードチンキでもよい．

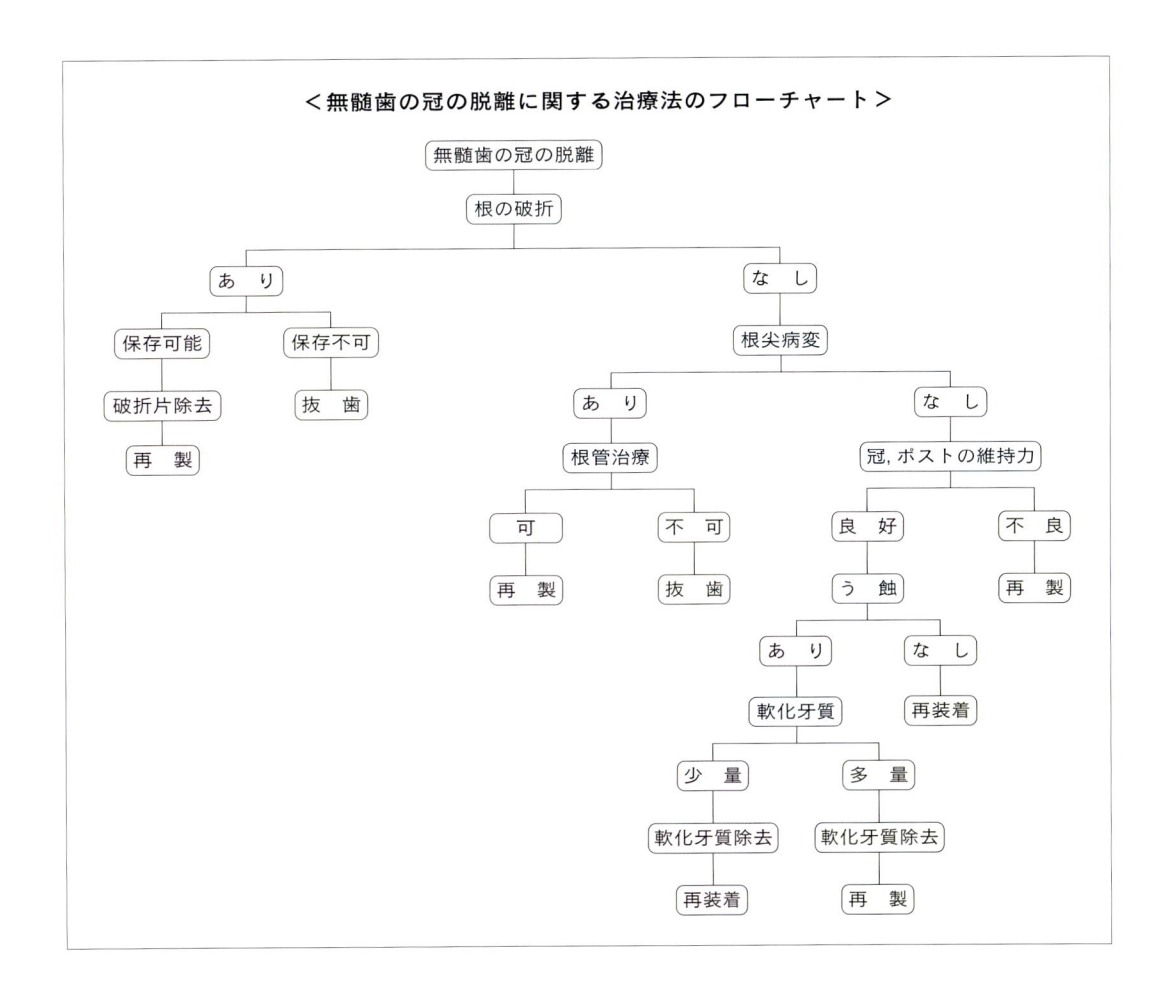

＜無髄歯の冠の脱離に関する治療法のフローチャート＞

```
無髄歯の冠の脱離
     │
   根の破折
   ┌──┴──┐
  あり     なし
 ┌─┴─┐   根尖病変
保存可能 保存不可  ┌──┴──┐
 │    │   あり     なし
破折片除去 抜歯  根管治療   冠,ポストの維持力
 │        ┌─┴─┐    ┌──┴──┐
再製      可   不可  良好     不良
         │    │    │      │
        再製  抜歯   う蝕    再製
                ┌─┴─┐
               あり   なし
                │    │
              軟化牙質 再装着
              ┌─┴─┐
             少量   多量
              │    │
          軟化牙質除去 軟化牙質除去
              │    │
             再装着  再製
```

■参考：フェルールとは■

失活歯の修復において，クラウンなどの歯冠補綴物のフィニッシュラインから歯冠側寄りの残存歯質を抱え込む部分を指す．歯冠部または歯根部に適合する金属の輪との意味で，「帯環」と訳す．フェルールの部分を歯冠補綴物で把持することによって発揮される効果をフェルール効果とよび，「帯環効果」，「たが効果」と称されることもある．歯冠補綴物に咬合面から力が加わると，ポストが根管壁を押し広げる力として作用し歯根破折の原因となるが，十分なフェルール効果を得れば破折抵抗性が生じる．フェルール効果を十分に作用させるためには，どのステージにおいても健全歯質の保存を目指し，歯肉縁上に高さや厚みを十分確保した残存歯質を可能なかぎり残すこと，またポスト部を含め窩洞内のテーパーをなるべく平行にしてポスト部を太くしすぎないことなどに留意する必要がある（QDT 2007年10月号 p.100より改変：クインテッセンスホームページ；キーワード解説より引用）．

各論編　デンタルインタビューの実際

II 2-3 抜歯の後出血（治療に対する不安と疑惑）

再　診：74歳・男性，無職
疾　患：7 6┃に高度なう蝕があり（残根状態），悪臭もある．
現　症：7 6┃は全部鋳造冠が装着されているが，進行したう蝕を認める．歯肉に炎症所見は認められない．全身的にはとくに異常はない．
経　過：7 6┃はう蝕のため保存不可能と診断され，局所麻酔下に抜歯された．抜歯中にはとくに問題はなく，通法どおりの圧迫止血と投薬が行われた．1週間後に再診を予定していたが，5日目に患者から止血しないとの連絡があり，すぐに受診させた．
所　見：全身的な異常はなく，口腔内に血液の貯留や流出はないが，口蓋から右側上顎歯肉に出血斑が認められる．抜歯窩には血腫を認める．

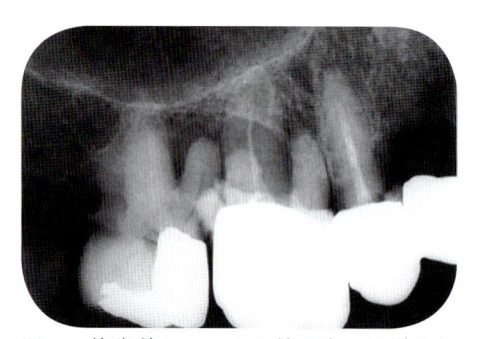

図1　抜歯前のエックス線写真．7 6┃の歯根にう蝕があり，歯槽骨も根尖付近まで吸収している．

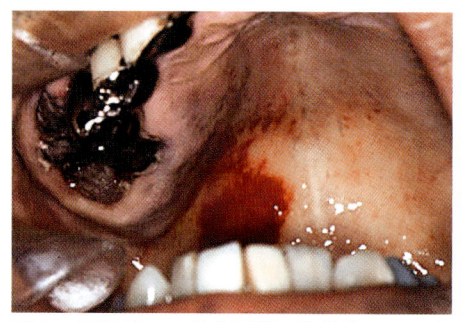

図2　再診時の口腔内写真．抜歯窩からの出血はみられないが，歯肉，口蓋に出血斑がみられる．

症例のコンテクスト

　患者にはこれまで入院・手術歴はなく，出血傾向（止血困難）の自覚はない．以前，他疾患にて血液検査を受けた際に，血小板数減少を指摘されたが，とくにその後も異常はなく，気に留めていなかった．抜歯時に目立った出血はなく，その後，少しずつ滲み出てくる程度で，そのうち止血するだろうと考えていた．指示どおりに服薬し，術後の疼痛もなかった．しかし，数日経過しても止血せず，口腔内のあざに気付き，不安になり歯科医院に電話した．患者は抜歯操作に何らかの問題があったのではないかと考えている．

医療面接のポイント

　抜歯中にはほとんど出血がなかったような場合でも，数時間後に予期せぬ再出血をきたすことがある．患者から連絡を受けたとき，また患者が不安を抱いているようであれば，すみやかに受診を勧めるべきである．患者は処置について不信感を抱いていることも多く，来院したら待合室で待機させず，すぐに診療を開始する．出血が多ければ情報収集よりも処置を優先する．
　本例では緊急性が乏しいと判断し，圧迫止血を行いながら情報を収集したのち，止血処置を行った．もし出血量が多く，自院での止血処置が困難と判断すれば，圧迫止血を行いながらバイタルサインを測定し，速やかに二次医療機関に連絡する．その後，転院の準備（術前のエックス線写真，カルテ，診療情報提供書）をする．その間，必ず止血する旨を説明し，患者の不安を柔らげるように心がける．

2-3 抜歯の後出血（治療に対する不安と疑惑）

診断―推理・推論のための面接技法の会話例

＜急患として来院＞

Dent：［まだ出血が続いてる？心配だな］出血が続いているそうですが，どんな具合ですか？①

Pt：そうなんだよ．痛くはないんだが，歯を抜いてからずっと血が止まらないんだ．もう5日だから，そろそろ止まるかなと思ってたけど，やっぱり止まらないんで電話したんだよ．（何か抜歯をしたときにミスがあったんじゃないか？そうでもなきゃ，こんなに血が止まらないことはないはずだ）（と，いわんばかりの顔つきをしている）

Dent：そうですか（うなずく）．それはご心配でしたね．②お口の中を拝見させてください（ミラーを使ってゆっくり見る）．［出血といっても抜歯窩からの出血は確認できないが，口蓋，歯肉には出血斑がある．これはただごとではない．抜歯していないところの歯肉も見て，悪臭を伴う歯周炎の増悪がないことを確認しよう］今拝見した様子では，血が出てるようには見えませんが．①

Pt：どばっとは出ないんだが，ずっと血の味がして，唾に血が混じるんだよ．

Dent：そうですか．［どうも出血斑が気になるな］今まで，こんなふうに血が止まりにくいことはなかったですか？③

Pt：うーん．どうだったかな？

Dent：身体の他の場所はどうですが．膝とか肘は打ち身みたいなあざなっていませんか？③

Pt：それはないよ．（念のため，肘と膝を一緒に確認）④

Dent：そうですね．抜歯しているときにはとくに問題はありませんでしたし，とくに血を固まりにくくするお薬も飲んでいませんので，お口の中の状況からも何か血が固まりにくい理由がありそうです．一度，血液検査をしたほうがよいと思いますが．

Pt：そういえば以前，血小板が少ないっていわれたことがあるけど……．

Dent：それが原因かもしれませんね．検査は市立病院にお願いすることになりますが，まずは出血を止めましょう．それではまず血圧を測ってから麻酔をします．
（血圧測定，局所麻酔を行い，止血効果が得られるまでの時間を利用して詳細な経過を聴取する）

Dent：血小板が少ないっていわれたのはいつごろですか？③

Pt：大腸がんの検査をしたときだから，5年くらい前かな？

＜以下略＞

臨床判断スキル

本症例では処置を優先しながら焦点を絞り，情報を収集し，後出血の診断を進めていく（SHADEアプローチ）．

すなわちSympton（症状）：①だらだらと続く後出血，Hunch（勘）：②血液疾患による後出血，Alternative（考慮対象となる鑑別診断）：③局所的原因，術後の注意事項を守らない，抗血栓薬の服用，Disease（疾患）：④血小板減少症の疑い，Explanation（説明）：⑤止血処置と血液検査の必要性．

本アプローチにより可能性の低いものを除外し，可能性の高い疾患を最後に一つ残す．

医療面接スキル

①焦点を当てた質問
②受容・共感的態度
③閉じた質問
④非言語的コミュニケーション：患者と一緒になって病状を確認する．
※来院理由については電話を受けたスタッフから情報を得ているので，通常とは異なり焦点を当てた質問から開始し，閉じた質問を併用して，臨床判断，処置を優先する．

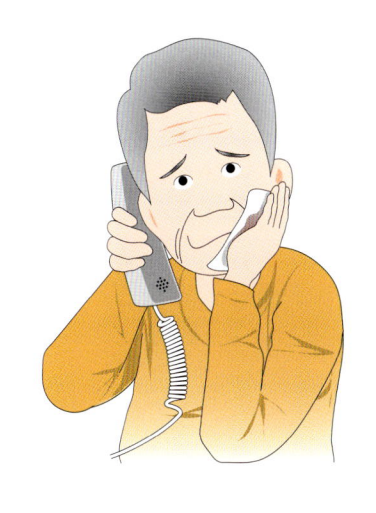

診断に必要な臨床知識

後出血の原因

抜歯後，いったん止血した後に再出血をきたす原因には以下のようなものがあるが，局所的原因によるものが圧倒的に多く，とくに不良肉芽の残存に由来するものが最も多い．

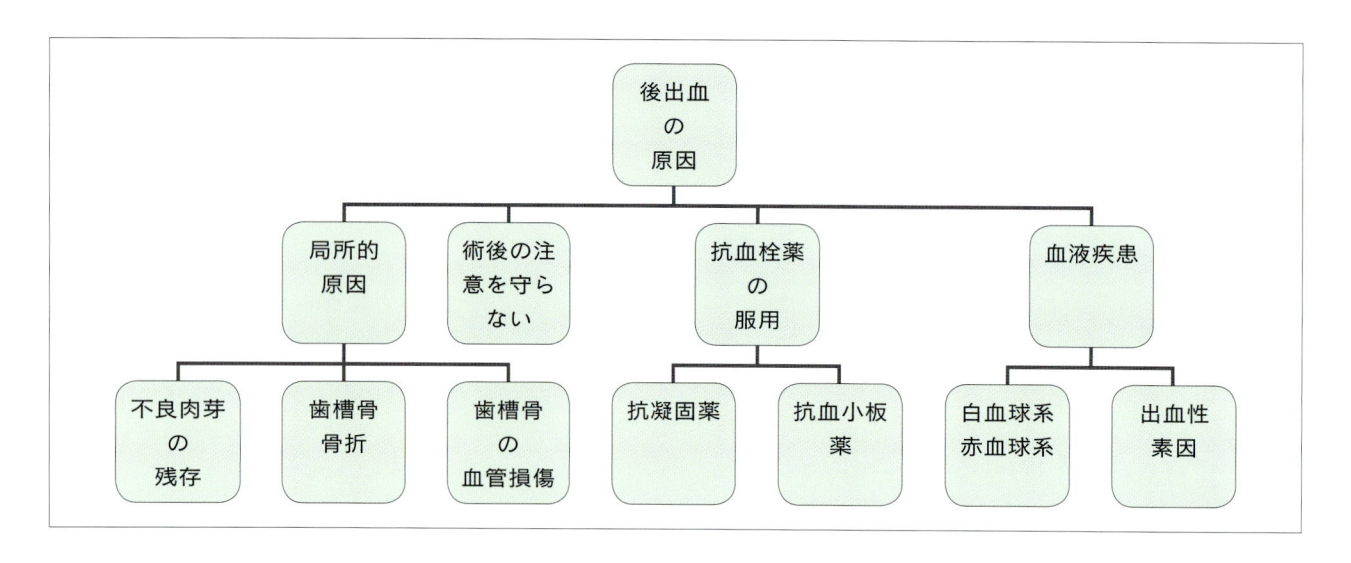

```
後出血の原因
├─ 局所的原因
│   ├─ 不良肉芽の残存
│   ├─ 歯槽骨骨折
│   └─ 歯槽骨の血管損傷
├─ 術後の注意を守らない
├─ 抗血栓薬の服用
│   ├─ 抗凝固薬
│   └─ 抗血小板薬
└─ 血液疾患
    ├─ 白血球系赤血球系
    └─ 出血性素因
```

①根尖病巣よりも歯周炎に由来する不良肉芽の掻爬不足からの出血を生じることが多い．抜歯直後は血管収縮薬の影響で止血しているが，血管収縮薬の効果が消失後，じわじわと出血してくる．

②抜歯に伴う歯槽骨骨折は稀ではない．上顎智歯抜歯時における上顎結節部，下顎智歯抜歯における舌骨皮質など菲薄な歯槽骨は容易に骨折し，術者が気付かないことも多い．

③歯根に接して走行していた血管が損傷したため，抜歯窩の骨面からの出血がみられることがあり，小動脈に由来することもある．

④抗血栓薬(抗凝固薬，抗血小板薬)の服用を知らずに抜歯し，止血困難をきたすことがある．また最近では抗血栓薬を服用したまま抜歯を行うことも多くなっているが，抗真菌薬であるミコナゾール(フロリードゲル)の使用によりワルファリンの抗凝固作用が亢進して，著しい止血困難をきたすことがある．

⑤術後の注意事項を遵守せず，頻回の含嗽，手指や歯ブラシ，楊枝，硬い食物などの抜歯窩への接触，運動，飲酒，入浴などを契機に再出血してくることがある．また，常用している降圧薬を勝手に中止したため血圧が上昇し後出血をきたすこともある．

⑥血液疾患は稀だが，後出血を契機に白血病や再生不良性貧血が判明することもある．出血性素因は血管系，血小板系，凝固系，線溶系の異常に分類されるが，通常は術前の問診によって避けられることが多い．

患者の訴え方

抜歯の後出血はしばしば経験される合併症である．患者の訴えがあっても，再診時にはすでに止血しているものから多量に出血しているものまであり，実際に口腔内を診ないと状況を把握できないことが多い．本例では抜歯窩から少量だがじわじわと出血が続き，口腔内で唾液が混じり，患者は多量の出血があったように感じている．また自分で止血を確認するために口腔内を陰圧にして排唾を繰り返したり，血生臭さが不快で含嗽を繰り返すことも多い．寝具への血液付着や，睡眠中に血液を誤嚥した凝血塊を受診時に嘔吐することもある．

診断の進め方(局所止血方法)

　経験を積んだ歯科医師でも，後出血の患者の口腔内を診るまでは不安であるが，患者の不安を助長しないような落ち着いた言動が求められる．そこで原因診断よりも出血状況(量・部位)の把握と止血処置が優先されるが，本例のように少量の出血が長時間続くような場合には，局所的な原因よりも血液疾患が原因であることが多い．

　以下に局所止血法の手順を示す．

1）すぐに口腔内を診て出血量，出血部位を確認する．出血量が多い場合には出血部位の確認が困難なことが多く，まず出血の勢いを弱める目的でガーゼ圧迫を行い，その間に簡単な問診，バイタルサイン測定と止血処置に必要な器材の準備を行う．
2）器材が用意できたら血液を吸引しながら浸潤麻酔(エピネフィリン含有)を素早く行う．
3）再度，ガーゼ圧迫を行いエピネフィリンの止血効果発現を待つ．細い吸嘴管を用いて出血部位を確認した後，以下のように出血部位と状況に適した処置を開始する．
　①残存肉芽からの出血：再掻爬を行い，骨面からの出血があれば局所止血薬を挿入し，縫合，圧迫止血を行う．
　②歯槽骨の骨折：徒手整復後に①と同様な処置を行う．
　③歯槽骨(抜歯窩内の骨面)：出血点の確認が困難であれば，3千倍希釈のボスミン液を浸したガーゼを抜歯窩内に緊密にタンポンし，出血量を少なくしてから出血点を探る．出血点が確認できたら，電気メスでの凝固，あるいは骨蝋を出血点上に置き圧迫する．出血がびまん性であったり，部位の確認が困難であれば，リボン状の抗菌薬軟膏付ガーゼを抜歯窩内に緊密に填入するか，コラーゲン製剤を挿入し，脱落防止のため抜歯窩の歯肉をマットレス縫合する．
　④以上の①〜③で止血が十分でなければ，印象採得し，止血シーネを作製して圧迫する．さらに止血効果を上げるにはシーネに歯周パックを併用する．

問題点の整理

1）服薬内容については手元に薬品集を1冊置き，必ず確認しておく．最近では後発薬品が多くなっており，聞きなれない薬品だから抗血栓薬ではないと誤解しないようにしたい．
2）後出血時のバイタルサインのチェックは必要である．抜歯後の疼痛のため血圧上昇をきたしていることもあり，止血処置よりも鎮痛薬や降圧薬の服用が有効なこともある．
3）原因の診断よりも止血処置を優先させる．止血処置を行いながら，またある程度，止血が得られてから，詳細な問診をする．
4）抜歯が自院で行われていれば，状況把握は容易であるが，他院で行われた場合には情報の収集(既往歴，服用薬剤，抜歯の理由，抜歯前後の状態)に時間を必要とする．
5）患者・家族は処置(抜歯)について不信感を抱いていることが多く，対応は慎重に行う．処置が終了し帰宅した数時間後に，電話にて再度，止血確認をすることも重要である．また縫合・閉鎖創とした場合には皮下出血斑が生じること，その消長についても説明しておく．翌日，必ず再診する．
6）本例では後日の血液検査で，特発性血小板減少症(血小板数3万2千)と診断され，抜歯手技が原因でないことが判明し，患者との信頼関係は回復した．

各論編
デンタルインタビューの実際 III
治療法に関する説明・指導

各論編　デンタルインタビューの実際

III 1-1 怖いのでそっとみがいていた(はじめて受けるブラッシング指導)

患　者：47歳・女性，専業主婦
疾　患：う蝕，慢性(成人性)歯周炎
現　症：オープンバイトで，6前歯が咬合時に接触していない．口腔衛生状態は比較的良好だが，ほぼ全歯に軽度から中程度の歯肉炎がある．7|7，7 6|に4mmを越える深い歯周ポケットがある．エックス線所見は全体的に水平的な骨レベルの減少があり，7|7，7 6|に著しい垂直性骨吸収がみられる．

歯式			In	In	In	AmC		PJ	MB		AmC	In		FCK
歯肉	出血	●	●	●	●	●	●	●	●	●	●	●	●	○	○
	排膿	○	○	○	○	○	○	○	○	○	○	○	○	○	○
プロービング深さmm	頬側	323	223	322	222	222	312	322	322	223	222	323	324	322	322
	口蓋	534	622	223	222	333	323	333	334	232	233	312	332	231	321
歯	動揺	○	○	○	○	○	○	○	○	○	○	○	○	○	○
歯式		7	6	5	4	3	2	1	1	2	3	4	5	6	7
歯	動揺	●		●	○	○	○	○	○	○	○	○	○	○	○
プロービング深さmm	舌側	338		323	333	212	112	212	213	212	213	323	323	333	633
	頬側	423		213	323	312	313	212	113	212	312	412	312	336	644
歯肉	排膿	●		○	○	○	○	○	○	○	○	○	○	○	○
	出血	●		●	●	●	●	●	●	●	●	●	●	●	●
歯式			ブリッジ											FCK	In

図1　歯式と歯周組織検査結果．

症例のコンテクスト

オープンバイトで，6前歯が咬合時に接触していないので臼歯部のみで噛んでいる．う蝕は修復物の辺縁に2次的に生じており，う蝕リスクは高くない．一見して口腔衛生状態は良好にみえるが，歯頸部付近にプラークが残っており，ほぼ全歯周囲に軽度から中程度の歯肉炎症がある．骨レベルの減少は臼歯部で顕著である．若

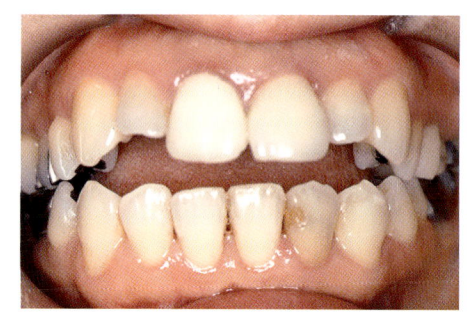

図2　口腔内写真．

いころから虫歯で悩まされ，今度も虫歯になっていることはわかっているが，重篤な歯周炎になっているという認識はない．虫歯の治療で長く通院していた歯科医院では，高齢の担当医が歯をみがきなさいというばかりで，実際に歯のみがき方を習ったことはない．数年前に虫歯の治療で上顎中切歯に入れたメタルボンド冠とポーセレンジャケット冠が，歯みがきで壊れたり外れたりするのではないかと不安を抱いている．

指導のポイント

もっとも重要なことは，指導を受け入れる心の準備ができているかどうか．つまりレディネス(準備)ができているかどうかである．そのためには，患者の病気の物語り(NBM)という側面を十分認識して対応する必要がある．このレディネスがないと，ブラッシングの方法を説明するだけのおざなりな指導になってしまい，患者は聞き流す(＝馬耳東風)ことになる．また治療のゴール(＝目標)は動機づけの重要な鍵であり，治療や指導の目標をイメージさせ，患者自らが指導内容を実効する意思決定を得ることが大切である．

ブラッシング指導のための会話例

＜途中経過＞

Dent：[前歯のメタルボンドとポーセレンジャケットが歯みがきで壊れると思っているようだが，歯みがきちゃんとやってもらえるかな？] 今から，虫歯の予防や歯周炎の治療のために，歯に着く汚れを歯ブラシで上手に取り除く方法を練習するのですが，一緒にやっていただけますか？

Pt：はい．

Dent：[まず，解釈モデルからと] やはり，歯みがきのとき前歯の冠のところが壊れはしないかと気になります？

Pt：ええ，そうなんです．

Dent：[解釈モデルが動機づけの重要ポイントだな] では，そのあたりからお聞きしましょうか？今まで歯のみがき方を歯科医院で習ったことはないということでしたが．

Pt：虫歯の治療で長く通っていた歯医者さんは高齢の方で，歯をみがきなさいというばかりでした．患者が多くて歯医者さんも衛生士さんも忙しそうにしているので，歯みがきの方法を習う機会はありませんでした．

Dent：[ブラッシングに興味はありそうだな] そうでしたか（うなずき．そして間をおいて）① では，前歯のみがき方は，ご自分で工夫されているのですか？

Pt：はい．こわごわみがいています．

Dent：[さて，レディネスと] では，たとえば虫歯の予防や歯周炎の治療のために，前歯のみがき方を習いたいと思っておいでですか？

Pt：はい，もちろんです．

Dent：[これでレディネスは確認できたと] では，一緒にどんな歯のみがき方が良いのか工夫してみましょう．

Pt：よろしくお願いします．

Dent：[次は現状の把握] まず，実際にどのようにみがいているか，模型と歯ブラシを使って教えてください．②

Pt：はい．このように毛先を使ってゆっくりなでるようにやっています．（実際にやってみせる）

Dent：よくわかります．前歯が気になっているのですね．

Pt：はい．白いところが壊れそうで，強くみがけません．

Dent：そうですね．[効果の高い方法を提案するか] では，ゴシゴシと強くみがかなくても，汚れを取りやすいみがき方でしたらいかがですか？

Pt：そんな方法があるんでしたら，ぜひ習いたいです．③

Dent：[これで動機づけはOK] では，こうやってみてください．④

＜途中経過＞

Dent：いかがですか？実際にできそうですか？

Pt：できるだけやってみます．③

Dent：一緒に工夫しながら一歩一歩よくしていきましょう．まずは前歯から始めましょう．⑤

Pt：はい．（力強く）

指導（患者教育の5段階）スキル

1．傾聴する
- もっとも重要なことは，患者が指導を受け入れるレディネス（準備）ができているかどうかである．
- 初診の医療面接で聴取すべき解釈モデル，背景（生活習慣，心理など）は，指導での行動変容と習慣化への動機づけを行う上で必須事項である．
- ブラッシングの現状を把握する．
- 動機づけのための生理的な欲求と社会的な欲求を抽出する．

2．説明する
- 医学的見解から必要性を説明する．
- 患者－医療者の共働作業であることを説明する．
- あらゆる媒体を用いて説明・指導する．
- 指導内容を実施できない場合のリスク，予後を説明する．その際，脅威を与える情報の提供については，メタコミュニケーションが必要である．

3．相互に認め合う
- お互いの一致点および相違点を明らかにする．
- 患者の問題点を分析し，解決しながら一致点を見いだす．

4．推奨する
- 患者の考えや希望をふまえた上で，推奨する案を提示する．

5．交渉する
- 患者と話し合い，具体的で到達可能な目標を決める．
- 患者が自らの意思で決定することがもっとも大切である．

臨床スキル
① 傾聴
② 現状の把握
③ 意思決定
④ ティーチング（指示）
⑤ 目標（ゴール）の設定

各論編　デンタルインタビューの実際

指導するために必要な臨床知識

ブラッシング法

各種ブラッシング法については、表1にその方法と特徴を記載した.

表1　ブラッシング法

分類	種類	方法	特徴
歯ブラシの毛先を使う方法	横みがき法	歯ブラシの毛先を歯面に垂直にあて，水平に動かす方法.	容易にでき，咬合面の清掃性は高い．歯肉退縮や楔状欠損を起こしやすい.
	縦みがき法	歯ブラシの毛先を歯面に垂直にあて，垂直方向に動かす方法.	清掃性は良いが，歯肉退縮や擦過症を起こしやすい.
	縦みがき法（1歯ずつ）	縦みがき法と基本的には同じだが，1歯ずつ磨く方法.	清掃性は良いが，歯肉退縮や擦過症を起こしやすい．時間がかかる.
	バス法	歯ブラシの毛先を歯面に45度の角度であて，歯肉縁下の歯面を数mm程度近遠心方向に振動させる方法.	歯肉縁下のプラークの除去効果が高いが，やや難しい.
	フォーンズ法	歯ブラシの毛先を歯面と垂直にあて，円を描くように動かす方法.	プラーク除去効果が高いが，歯肉退縮や擦過症を起こしやすい.
	スクラッピング法	歯ブラシの毛先を，唇・頰側では歯軸に垂直に，舌側では45度にあて，近遠心方向に振動させ，歯面をみがく方法.	方法が容易だが，大きく振動させると横みがきになる.
歯ブラシの脇腹を使う方法	チャーターズ法	歯ブラシの毛先を歯冠側に向けて45度の角度で歯面にあて，根尖方向へ加圧振動させながら，歯肉を刺激する方法.	歯肉のマッサージ効果があるが，プラーク除去効果は低い．歯肉退縮や擦過症を起こしやすい.
	ローリング法	歯ブラシの毛束を歯面と平行にし，歯ブラシを回転させながら，その毛先と脇腹をあてて磨く方法.	歯面の除去効果は高いが，歯頸部・隣接面付近のプラーク除去効果は低い．また，やや難しい.
	スティルマン法	歯ブラシをローリング法と同じようにあて，歯ブラシで歯肉を加圧し，振動を加える方法.	歯肉のマッサージ効果があるが，プラーク除去効果は低い.
	スティルマン改良法	スティルマン法で歯肉への加圧，振動後に，ローリング法の回転により歯面を清掃する方法	歯肉のマッサージ効果とプラーク除去効果が得られるが，歯頸部付近のプラークが残りやすい.
	ゴットリーブの垂直法	スクラッピング法とバス法を併せた方法に近く，歯頸部付近で毛先を振動させた後に，毛先を歯間へ挿入し，振動させながら歯冠側へ移動させる方法.	歯頸部付近と隣接面のプラーク清掃効果が高い．やや難しく．時間がかかる.

歯ブラシ，補助清掃器具

　　歯ブラシや補助清掃器具にはさまざまなものが市販されている．歯ブラシには手用と電動式とがあり，みがき方や個々の症例に適用できるが，器用でない患者や機能低下にある患者にはオーダーメイドの器具が必要となることもある．患者が歯ブラシを選ぶ場合には，歯ブラシの毛先，毛束，植毛部やヘッドのサイズや形状が患者のプラーク除去に効果的か，握り部分（柄）の形状などが患者の手指の動きに合うかどうかなどを判断基準にする．また患者の好みや希望にかなう歯ブラシを選べるように心がける．

```
1．歯ブラシ              2．補助清掃器具
 1）手用歯ブラシ           ・小ブラシ
 2）電動歯ブラシ           ・インタースペース
  ・電動歯ブラシ             ブラシ
  ・音波歯ブラシ           ・スポンジブラシ
  ・超音波歯ブラシ         ・フロス
```

図3　歯ブラシと補助清掃器具の種類.

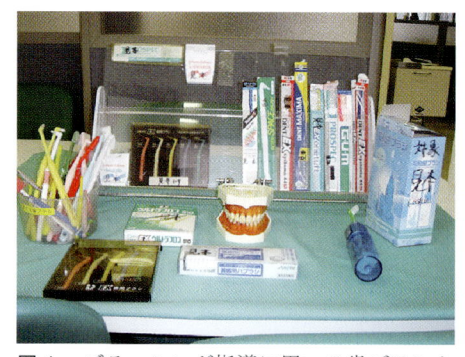

図4　ブラッシング指導に用いる歯ブラシと補助清掃器具など.

146

1-1 怖いのでそっとみがいていた(はじめて受けるブラッシング指導)

ブラッシング指導における動機づけ

モチベーションとは人間に行動を起こさせ，その行動を方向づけ持続させる一連の力動的な心理過程をいう．動機づけられた行動は速く，強く，長続きする．動機が強いと目標は強い誘因となり，目標が持つ魅力が強いと，それだけ強い動機が引き起こされる．生理的動機はほとんどの人に共通するが，社会的動機は環境や文化的背景によって個人差がある．

患者にとっての指導とは，レディネスと意思決定

指導とは指導される人の行動変容を促す技術としても用いられる．指導を受ける側にとっては，つまらなくて，複雑なうえに，時間のかかる行動を日常生活に加えることで，食習慣を変えたり，趣味の制限，あるいは定期的な受診を続けなくてはならなくなる．指導を行うに際してもっとも大切なことは，はじめて指導を受ける患者のレディネス(準備)の状態である．患者(指導される側)が指導を受け入れる準備ができていない(コンプライアンスの低い)場合には，指導は何の意味も持たないし，効果もないことを理解すべきで，本症例のような成人の場合には，指導を受ける側の意思決定が重要な鍵を握る．

指導の進め方：指導(患者教育の5段階)

①傾聴する：患者は自分の現在の行動に問題があることを認識していない．まずは現在の日常生活の行動を聴取しながら，問題点(解釈モデルなどを含む)を抽出する．ここで得られた問題点を現在の疾患との関連から分析を行い，指導内容を順序立てて計画する．

②説明する：医学的見解を説明するが，患者の解釈モデルや問題点を十分把握していないと，患者は自分の考えをいえなくなるので，「自らの損なわれた健康を取り戻すためには，生活行動を変える必要がある」こと，「指導」は医師との共働作業であることを説明する．

③相互に認め合う：行動を変えてそれを継続することや，行動変容の難しさについての患者の心境を医師が認め，受容していることを具体的に患者に示す．

④推奨する：一度に多くの内容をアドバイスしても，患者は混乱してほとんどの内容を忘れてしまう．事前に十分検討を行い，大切な項目を重点的に強調する．指導が数回にわたる場合は，回を重ねるごとにより詳細な点について補強し，段階的に患者を教育していく．

⑤交渉する：患者の生活背景を考慮したうえで，個々の患者に応じた目標とプログラムを作成する．重要なことは個々に合わせたオリジナルの目標を設定することである．

<指導内容の要点>
指導は一度きりではなく，定期的にあるいはたびたび行うことになる．
①具体的で効率的な指導内容にする．
②個々の患者に合わせて，興味を引かせるように努力をする．
③より具体的に理解しやすくするために，さまざまな二次元的(シェーマ，表など)，三次元的(模型，清掃器具，義歯など)媒体を駆使する．
④到達可能な具体的な目標設定を行う．
など，どのようにすれば患者に理解してもらえるかを常に念頭に置いて行動する．

問題点の整理

指導とは患者の行動変容を促す技術として用いられるが，患者と医師との共働作業であることを常に念頭に置き，実際の指導にあたる．本症例のように，患者(指導される側)が医療者の指導を尊重して取り扱う必要がある行為だと思っている(コンプライアンスの高い)場合には，容易に指導を受け入れる．しかし患者(指導される側)が尊重して取り扱う必要がある行為だとは思っていない(コンプライアンスの低い)場合には，患者のレディネス(準備)の状況によりティーチングや指導法，コーチング法などを使い分けて指導を行う．

各論編　デンタルインタビューの実際

III 1-2 痛くなければとりあえずよい（コンプライアンスが低い）

患　者：61歳・男性
疾　患：う蝕，慢性（成人性）歯周炎，歯の欠損
現　症：10歯の欠損歯がある．口腔内の衛生状態は不良であり，全歯に中程度の歯肉炎がある．臼歯部を中心に4mmを越える歯周ポケットがあり，動揺歯が多い．エックス線所見は全体的に水平的な骨レベルの減少があり，臼歯部には著しい垂直性骨吸収がみられるところもある．

歯式		In	FCK	C			MC	C	C	C			FCK	RF
歯肉	出血	●	●	●			●	●	●	●			○	○
	排膿	○	○	○			○	○	○	○			○	○
プロービング深さmm	頰側	323	223	322			312	322	322	223			322	322
	口蓋	534	622	223			323	333	334	232			231	321
歯	動揺	●	○	○									○	●
歯式		7	6	5	4	3	2	1	1	2	3	4	5	6	7
歯	動揺	●		●	○	○				●	●	●			●
プロービング深さmm	舌側	338		323	333	212	112			212	213	323			633
	頰側	423		213	323	312	313			212	312	412			644
歯肉	排膿	●		○	○	○	○			●	●	●			○
	出血	●		●	●	●	○			●	●	●			●
歯式		ブリッジ					3/4冠ブリッジ						ブリッジ	

図1　歯式と歯周組織検査．

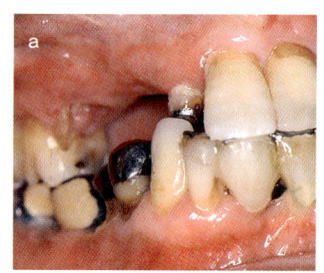

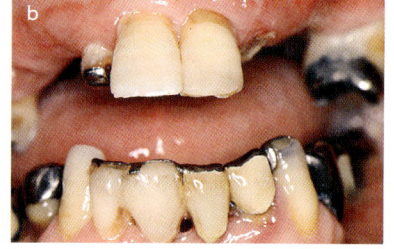

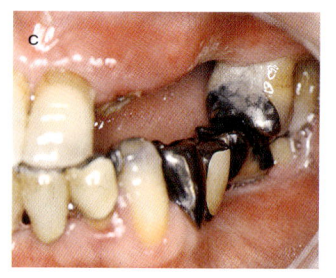

図2 a〜c　欠損および歯周炎の状態．これまで受けた治療内容がみられる．

症例のコンテクスト

　10歯の欠損歯があり，上顎には局部義歯が入っている．口腔内の衛生状態は良いとはいえず，欠損部の近遠心隣在歯や舌側には多量のプラークが沈着している．局部義歯は3年前の装着であるが合っていないので使っていない．歯肉の腫れや歯の動揺が気になっているが，自分で積極的に歯みがきに取り組む考えはない．全歯にわたって重度の歯周炎の状態を呈しており，左側上下の7番は抜歯適応であろう．う蝕リスクはかなり高いと想定される．

指導のポイント

　患者と指導側との信頼関係が築けない場合には，指導は通り一遍のものになりがちである．指導のレディネス（準備）ができていない，そして指導を受けてもやらない，あるいは長続きしない可能性が高い．このような場合には，コーチングを活用し，①ゴール（目標）を決める，ゴールとのギャップ（距離）を知るために，②現状を把握する，そしてギャップを埋めるための③方法を選ぶ，最後に④目標達成の意思確認というプロセスを経て，⑤実行と⑥到達度の評価を繰り返しながら，ゴールへの到達を目指すのも1つの方法である．

1-2 痛くなければとりあえずよい（コンプライアンスが低い）

ブラッシング指導のための会話例

<途中経過>

Dent：[指導を聞いてもらえるだろうか？]前に話していたように，今からここで歯のみがき方の練習をしましょう．

Pt：歯みがきですか？必要ないですよ．教えてもらっても，どうせできないのがわかっていますから．

Dent：[患者の治療のゴールはなんだっけ？]○○さんは，痛みとか腫れなどの苦痛をなくして，早く硬いものを食べられるようになりたいというのが，ご希望でしたね．①

Pt：ええ，そうですよ．

Dent：○○さんは歯みがきをどのように考えていますか？

Pt：べつに．みがかなくても悪くなったら歯医者で直してもらえば，またすぐ食べることができるようになると思っています．どうせ習ってもできっこないしね．

Dent：[指導をしても聞いてもらえそうもないかな？]○○さんは，歯みがきなんてどうでもよいとお考えですか？

Pt：ええ．どうでもいいと思っています．

Dent：[現状はどうなんだろうか？]○○さんは，日ごろの歯みがきをどのようにされていますか？

Pt：ええ．一応，食べたあとに，簡単にささあーとね．

Dent：[どうやって動機づけすればいいのだろう？]○○さんが毎日，歯みがきをするのはなぜですか？

Pt：ううーん．理由なんて……．誰でもするでしょ．

Dent：今日で2回目ですが，私は○○さんが1回目よりも口の中をきれいにして来院されるので，結構歯みがきを頑張っているんだと感心しているんですよ．[Iメッセージが伝わるかな？]

Pt：ああ．そうですか？歯医者に行く前に誰でもするんじゃないですか？

Dent：そうでもないですよ．○○さんだからできると思っていますよ．[これもIメッセージかな？]

Pt：普通ですよ．

Dent：では，今日の出がけに，どのように歯みがきされてきたのか，この歯ブラシを使ってやっていただけますか？

Pt：やるんですか？（めんどうだなあ）

Dent：ええ．どうぞ．

Pt：じゃあ．こうやって……．（実際に口の中で歯ブラシを使ってみせる）

Dent：いい横みがきですね．毛先がうまく歯にあたっていますね．汚れを取りやすい方法ですよ．

Pt：そうですか？

Dent：ちょっと提案してもいいですか？柄をこのように握るともっと動かしやすいと思いますが．

Pt：ほんとだ．

Dent：まず，柄の握り方から始めませんか？

Pt：そうだね．たしかにこれだと持ちやすいし．

<以下略>

コーチングスキル

■レディネスを確認する

指導を行うときにもっとも重要なことは，指導を受ける側に指導を受けるレディネス（準備）ができているかである．

■ゴール（目標）を決める

コーチングを成功させる鍵であり，指導を受ける側に，具体的でしかも達成可能なゴール（目標）のイメージを持たせることができるかにかかっている．

最終的な目標設定の前に，段階的に具体的な目標を設定するのがより現実的である（会話例の①）．

■傾聴する

白紙の状態で聴く（考えながら聴かない）．聴いていますというメッセージを伝達する．積極的傾聴のコミュニケーションスキル（うなずき，あいづち，オウム返し，言い換えて返す，要約して返す，共感する）を用いる．

■現状を把握する

ゴールとのギャップ（距離）を知るために，現状を把握する．

患者は自分の現在の行動に問題があることを認識していない．まずは現在の日常生活の行動を聴取し，問題点を抽出する．

■方法を選ぶ

ギャップを埋めるための方法を複数提示し，選択させる．

■目標達成の意思確認

指導を受ける側に自らの言葉で言わせることが重要なポイントである．言葉にして発することで，目標と行動変容への意思が明瞭になる．

提案は一度に1つ程度にし，提案の前に許可を得る（メタメッセージ）とよい．Iメッセージは，相手を認めていますという承認となる．

指導するために必要な知識

コンプライアンスの低い患者にとっての指導とは，そしてレディネス

前項のはじめてブラッシングを受ける場合でも述べたように，指導とは患者の行動変容を促し，それを習慣づけることである．つまり，患者(指導される側)が指導を受け入れる気持ちになっていない(レディネスができていない)か，あるいは患者(指導される側)が指導を尊重して取り扱う必要がある行為だとは思っていない(コンプライアンスの低い)場合には，指導は何の意味も持たないし，効果も期待できない．本症例では，指導する側と指導を受ける側との間には信頼関係が築かれている．ただ，指導を受ける側が歯みがきそのものに価値や興味を見いだしていないため，指導を受ける準備(レディネス)もないし，指導内容を尊重して扱う意思もない．このような症例では，「すべての人は無限の可能性を持つ」というコーチングにより，指導を受ける側がイメージでき，到達可能な具体的なゴールを決めることができるかどうかが重要なポイントである．

成人は，それぞれ社会的，文化的，地域的，心理的背景を背負っている．本症例のように60歳代での手習いになるような場合には，指導を受ける側が指導する側よりも知識や人生経験が豊富であり，指導する側は人生の先達に対して指導することになる．したがって，成人教育の特徴を踏まえたうえで指導に臨む必要がある(図3)．その意味で，コーチングは成人教育理論に裏打ちされた手法であり，本症例のようにコンプライアンスの低いような場合には有効である．

成人教育の特徴
1. 成人は何を学ぶ必要があるのか，またそのためにはどのような方法があるのか知っている．
2. 成人は多くの多様な経験をしている．
3. 成人が学ぶ内容は社会の一員として与えられるタスクと密接に関連する．
4. 成人は修得した知識をすぐに活用する．
5. 成人は外的なものより自らの内面的な要因によって強く動機づけられる．

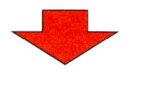

成人教育では，自己決定的な学習に対する援助に力点が置かれる必要がある．

図3 成人教育の特徴．

コンプライアンスの低い患者への動機づけ

動機には，生理的なものと社会的なものがあることは前項で述べた．本症例の場合，生理的な痛みや腫れ(苦痛)をなくしたい，硬いものを噛みたいというような欲求に対しての動機づけができた．また，歯みがきによる効果，治療による病状の改善効果を体験・体感させることによって，生理的動機づけを行うことも臨床上よく使われる方法である．その意味ではプロフェッショナルトゥースクリーニングを，コンプライアンスの低い患者への動機づけに用いることもできる．

一方，社会生活で生じる優越，達成，承認，自己顕示，支配，攻撃，親和，模倣，獲得などの欲求には何ら興味を示さない．前者については，誰でも動機づけられるが，後者については，それぞれの社会的・文化的背景によって個人差が生じることはいうまでもない．

患者本人への社会的な動機づけが難しい場合には，患者の家族や患者の周囲の状況が味方することもある．よくある例が，異性や配偶者，あるいは孫に「口が臭い」などといわれたケースである．このような社会的要因による動機を上手に利用する能力が指導する側には求められる．また，地域の口腔保健を担うかかりつけ歯科医には，患者の家族や患者の周囲に働きかけを行う場合も想定できるが，期待したものと反対の結果を生む恐れもあるので，慎重な行動が必要であろう．

1-2 痛くなければとりあえずよい(コンプライアンスが低い)

コンプライアンスの低い患者へのブラッシング法

本症例のように，自分で積極的に歯みがきに取り組む考えはないような場合には，電動歯ブラシのような短時間で効率的な歯みがきの方法，あるいはフッ化物含有の歯磨剤や洗口剤などの活用も考慮に入れて指導にあたる必要がある．

また，高齢の方や障害のある方は，手用歯ブラシや手用の補助清掃器具がうまく使えない場合が多く，経済的な面がクリアできれば，電動歯ブラシをすすめることも必要である．

コンプライアンスの低い患者への指導の進め方：指導(コーチング)

傾聴，承認，質問，提案などのコーチングのスキルを的確に使いながら以下のプロセスを実施する．これらを繰り返しながらゴール(目標)への到達を目指す(p.47の図2参照)．

1．ゴール(目標)を決める：
　コーチングにとってもっとも大切なことは，相手に，具体的でしかも達成可能なゴール(目標)のイメージを持たせることができるかである．
2．現状を把握する：
　ゴールとのギャップ(距離)を知るために，現状を把握する．
3．方法を選ぶ：
　ゴール(目標)とのギャップを埋めるための方法を選ぶ．
4．目標達成の意思確認：
　自らの意思を確認する．
5．実行：
6．到達度の評価：

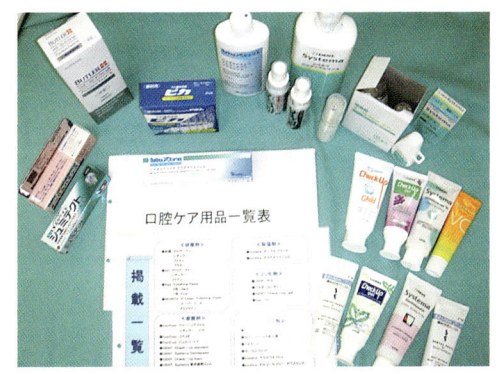

図4　洗口剤，歯磨剤などの口腔ケア用品．

<コーチングの要点>

指導を受ける側が，自ら具体的で到達可能なゴール(目標)とその目標達成のための意思を示すことが最重要ポイントであり，積極的傾聴，承認，質問，提案などの基本的スキルを用い，相手の個性や特質・モチベーションを引き出し，相手自身の目標達成に向けて自発的行動を促す．

問題点の整理

本項では，コンプライアンスの低い場合の指導法としてコーチングを取り上げたが，実際には，指導を受ける側のレディネスや動機づけの内容によって，到達可能なゴール(目標)の設定が異なり，また，指導を受ける側の学習スタイルによってティーチングや患者教育の5段階法，そしてコーチング法などの指導法を使い分けることが大切である．また，指導は一度きりではなく定期的に行うことになり，しかも指導される側と指導する側との協働作業だということを忘れてはならない．

コンプライアンスの低い相手を指導する場合，あの人はこういう人なんだという思い込み(ステレオタイプ化)で判断したくなる．このようなステレオタイプで判断すると，指導を受ける側からのメッセージを誤って読解してしまうことにつながりかねない．

コーチングの基本的スキルである白紙の状態での積極的傾聴を心がけ，「すべての人は無限の可能性を持つ」「人が必要とする答えはその人の中にある」「どうすれば一人ひとりの持つ力や能力を最大限に発揮できるのか？」という基本理念を考えて行動するのがコーチャーの役割であることを肝に銘じたい．

各論編　デンタルインタビューの実際

III 2-1 審美を意識した治療法の選択（保険外診療の説明）

再　来：40歳代・女性，ピアノ講師
疾　患：数か月前から上顎前歯のレジン前装鋳造冠のマージンが不適合で歯頸部の歯質が露出し，さらにレジンの変色も気になり審美障害を認める．
現　症：歯頸部に隙間があり，歯質が露出している．また，臼歯部にも不適合な補綴物がみられる．

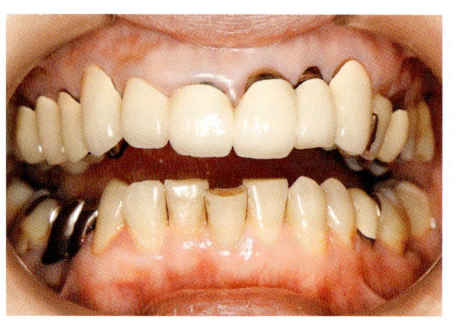

図1　口腔内写真．正面観．歯頸部に隙間があり，歯質が露出している．

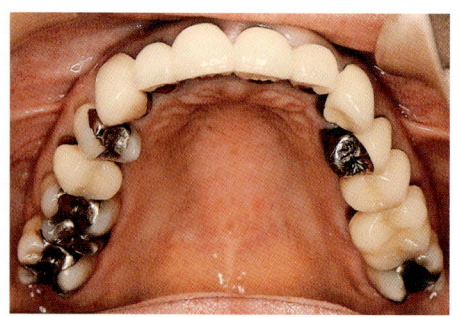

図2　上顎全体．臼歯部にも不適合な補綴装置がみられる．

症例のコンテクスト

　　高校生の頃から歯が悪く，幾度も歯科受診を繰り返している．前歯部はいままで2度治療しており，1度目は20代後半に治療し，レジンジャケット冠を装着したが，5年ほど前に変色と破折で再治療を行い，レジン前装冠を装着した．その間，結婚，出産，子育て，仕事と忙しい日々を過ごし，自分のことよりも家族中心の生活に追われていたが，最近，子供も成長し，自分の時間が持てるようになった．半年くらい前に鏡を見て，補綴装置と歯肉の隙間に気づき，気になり出した．それと同時に金属色や歯の変色にも気づき，その後，人前で話したり，笑ったりすることが恥ずかしくなり，かかりつけの歯科医院を訪れた．そこで気になっている点を話し，治療のやり直しを希望した．その中で，他の治療法についても説明を求めたが，資料をそろえる準備があるので，次回来院時に説明を受けることになった．

　　歯の痛みや不快症状はなく，口の中にとくに気になる症状はないが，社交的で人前に出ることも多く，少し口元に自信を失いかけている．主治医を信頼しており，納得がいけば保険外の診療も含めた再治療を考えている．今回はそのための説明を希望している．

医療面接のポイント

　　治療の説明は，初診時の医療面接より2度目以降の来院に行われる．患者の性格や状況などについて少しは理解しているので，説明の導入はしやすい．これまでの治療経験を生かして，患者の期待，希望や疑問点について的確に答え，解決していかなければならない．しかし，患者によって持っている知識はさまざまであり，答える内容からどの程度理解されているかについても確認しながら面接を進め，患者の知識レベルに応じた情報の提供が双方の解釈によるズレを防ぐことになるであろう．いろいろな選択肢があり，それぞれの利点や欠点を審美的な問題だけではなく，機能的な問題や耐久性など総合的な観点から説明することが必要である．特定の治療法への誘導や否定的な説明は避けるべきで，患者自らが適切な治療を選択し，その治療が受けられるように指導することが重要である．

2-1 審美を意識した治療法の選択（保険外診療の説明）

面接技法の会話例

Dent：こんにちは．今日は模型や写真を使って前回のご質問について説明したいと思います．何かわからないことがあればいつでも質問してください．よろしいですか．①

Pt：はい，よろしくお願いします．

Dent：最初にどんな治療法があるか説明いたします．前歯に何かをかぶせる治療には，歯の色に近くなるような材料を使って治すことが一般的です(**模型や写真を示す**)．[前から入っているのは何か，わかるかな]その方法は大きく分けると硬いプラスチックか陶材，今でいうとセラミックスを使う方法があります．ご存じですか？

Pt：はい．たしか，今まではプラスチックのほうを入れていましたので，だいたいわかります．今日はセラミックスのほうを説明していただけますか．

Dent：はい，わかりました．セラミックスですね．②

Pt：はい．

Dent：セラミックスを使う方法としては2つあります．1つは金属で作った枠のようなところに陶材を盛り上げて焼いて作ったものと，セラミックスのブロックから歯の形を削り出して作る方法です．このような感じです(**模型や写真を見せる**)．③[実物を見てもらうのがいいな]

Pt：そうですか．方法についてはわかりました．(方法は違うことはわかるけど，何だかよくわかんない)治療の回数とか機能的な問題で違いはありますか？

Dent：いいえ，治療の回数も機能的なことについても大きな違いはありません．(何度も通うのはいやだな)

Pt：見た目はどうでしょうか．

Dent：(写真を見せながら)より透明感とか色の表現とか自然な歯に近い感じに再現できるのは削り出しで作ったほうだと思います．

Pt：そうですね．(きれいだな)こちらのほうが自然な感じですね．

Dent：ほかにわからないことはありますか？

Pt：そうですね．(きれいだけど，高いだろうな)この方法は健康保険が適用されないから高いんですよね？

Dent：はい，たしかにおっしゃるとおりです．④適合はともかく，色調についてはこれまでのプラスチックと比べて変化することはありません．歯の色も根元のほうと先端部では微妙に違いますが，再現することはできますので，より自然観があります．他の自分の歯に近い色が再現できます．プラスチックのようにまた数年でやり直すのだったら，しっかりした方法でやっておくのがよいと思います．
[ちょっと，保険外治療のいいところだけを強調しすぎたかな．偏りのないインフォームドコンセントは難しいな]

Pt：そうですか．やっぱりセラミックスのほうがいいですよね．
　　　　　　　　＜以下略＞

臨床判断スキル

■インフォームドコンセントからインフォームドデシジョンする説明へ

言葉で聞いた情報が，患者にとってイメージできるものであればよいが，できない説明や指導の場合には，具体的な視覚媒体（模型や写真など）を，患者とのコミュニケーションで積極的に用いるとよい．

■二重符号化説（大脳半球機能差）

医療者が患者と話す場合，治療法などについては共通知識を持たないため，言語を理解する脳の左半球と，非言語（視覚イメージ）を理解する右半球を相互にうまく働かせて，患者の頭の中にイメージが完成するように心がける．

ただし，患者によって知識量が異なるので，早い段階でそのレベルを察知して，それぞれに合わせることが大切である．

医療面接スキル

①質問はいつでも受け入れる
②明確化
③媒体の使用
④まずは相手の発話を受け止めること

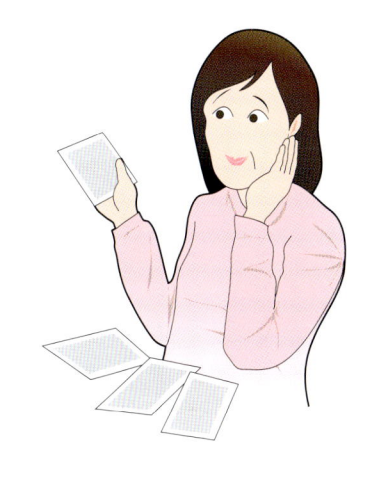

各論編　デンタルインタビューの実際

診断に必要な臨床知識

審美的治療法とは

審美的補綴には，以下に示すいくつかの方法がある．

1) レジンジャケットクラウン

硬質レジンを応用した全部被覆冠で，色調ならびに形態の付与が自由で弾性もあるが，吸水性，磨耗性，変色性，変質性があり，自然感が劣るなどの短所もある．

2) レジン前装鋳造冠

審美的修復を目的に，歯冠の唇側や頬側などの外観に触れる面を歯冠色硬質レジンで被覆した鋳造冠をいう．

3) メタルボンドクラウン

審美的補綴を主眼として，鋳造により製作されたメタルコーピングに陶材を焼き付けた前装冠をいう．審美性を考慮して，コーピングの歯頸部辺縁の金属の全部または一部分を除き，陶材を直接支台歯に適合させるようにしたカラーレスメタルボンドクラウンもある．

4) セラミッククラウン

セラミッククラウンは現在，セラミックのブロックから削る出すCAD/CAM法(computer-aided design/computer-aided manufacturing)を用いるものが主流で，この方法は最初にCCDカメラやレーザー変位計などでデータの計測を行い，つぎにコンピュータグラフィックやイメージアナライザーでクラウンの設計，最後にセラミックブロックを自動機械加工して完成させる．

＜CAD/CAM法の実際＞

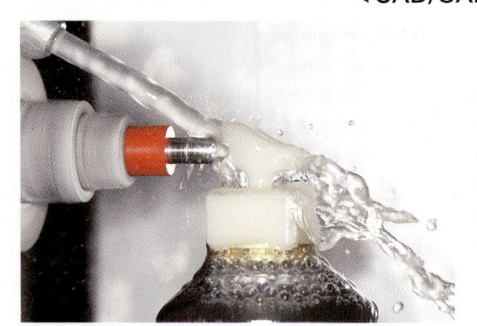

図3a　ブロックからの削り出し．
図3b　削り出し完了． 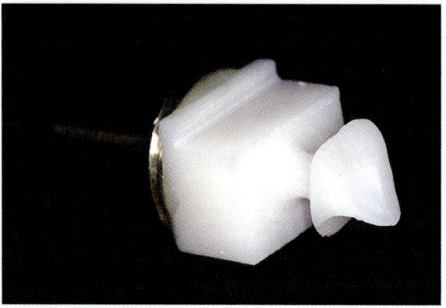
図3c　模型への試適． 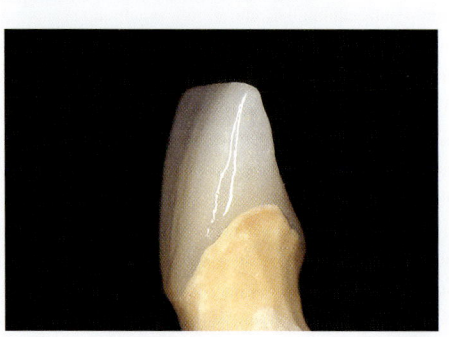
図3d　装着完成．

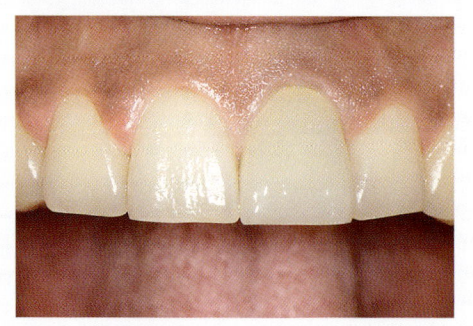

2-1 審美を意識した治療法の選択(保険外診療の説明)

患者への説明の進め方

本症例では，「説明を聞きたい」「保険外の診療もできれば受けたい」などかなり積極的な姿勢がうかがえる．また，主治医を信頼していることから，説明においてはよりわかりやすくするために，説明用模型や症例写真等の視覚媒体を用意する必要がある．とくに審美的な治療には健康保険内と保険外(下図参照)の診療があるので，健康保険の適用かどうか，保険外の治療の料金についても必ず説明しなければならない．さらに装着した補綴装置の管理や耐久性についてもあわせて説明することが重要である．

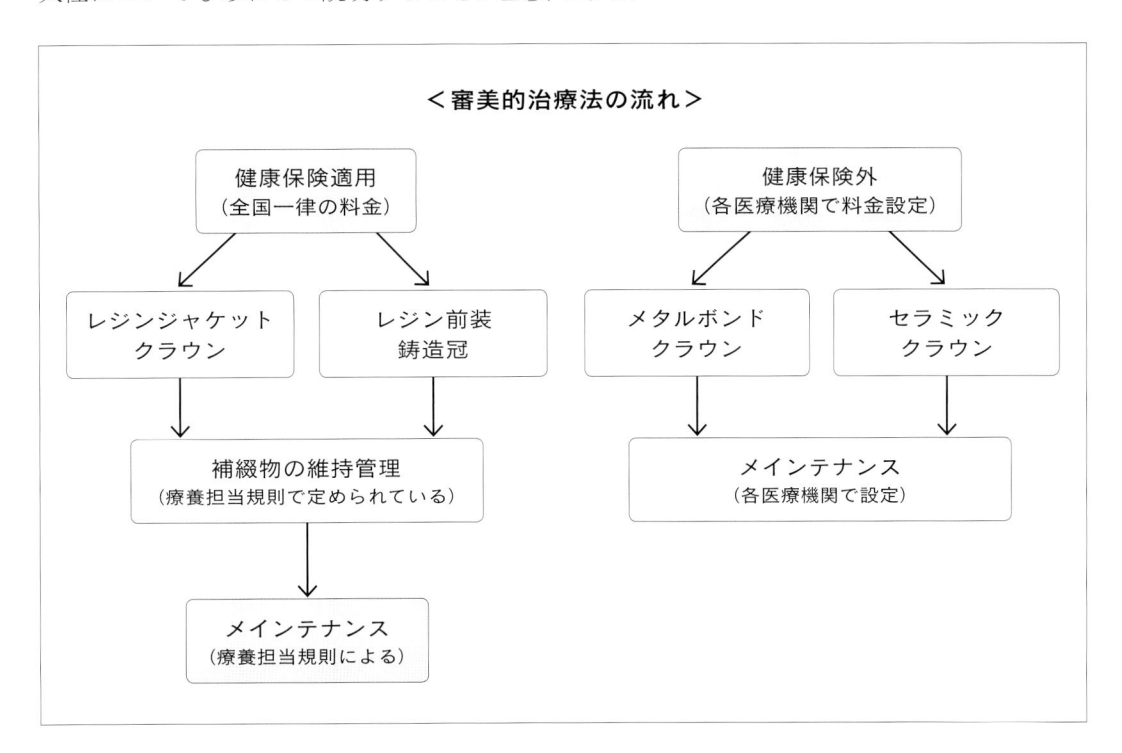

```
                    ＜審美的治療法の流れ＞

       健康保険適用                    健康保険外
      (全国一律の料金)              (各医療機関で料金設定)
         ↓     ↓                      ↓       ↓
    レジンジャケット  レジン前装       メタルボンド  セラミック
      クラウン      鋳造冠           クラウン    クラウン
         ↓          ↓                ↓         ↓
        補綴物の維持管理              メインテナンス
     (療養担当規則で定められている)   (各医療機関で設定)
              ↓
          メインテナンス
         (療養担当規則による)
```

説明における注意点

患者の希望を尊重しながら，説明を進行していくことが重要である．いろいろな選択肢がある中，どの方法が一番患者に適しているか判断することが必要で，経済的な問題も含めて過不足ない説明が求められる．ただ，あまり選択肢を増やしすぎ，患者が迷うような事態にならないような注意も必要である．また，この説明だけで診断や治療方針を決定するのではなく，患者に十分な情報を提供し，選択する機会を与え，患者のニーズに答えられるようにすることが肝要である．健康保険外の診療を選択した場合には，患者との間で契約書を作成することが，その後のトラブルを回避するために必要な時代になってきている．

問題点の整理

このような症例の場合，患者の希望を十分に確認しながら，説明を行わなければならない．とくに会話の中で患者の理解度の確認や疑問点の確認を忘れてはいけない．また，専門用語も多く使用しなければならないので，わかりやすい言葉に置き換えて話をすることや，視覚媒体を十分活用することがポイントとなる．さらに，審美補綴の場合，健康保険内の方法か，いわゆる自費診療かによって選択肢が異なるので注意する．このことは，患者の経済状態や職業などプライバシーに関する問題も関係するので，より慎重な対応が求められる．経済的な問題から自費診療を必ずしも希望しないケースもある．説明が多岐にわたりすぎて，かえって患者の混乱を招く場合もあるので，細かな配慮が必要である．患者のニーズを的確に把握し，治療方針の決定につなげていかなければならない．

各論編　デンタルコミュニケーションの実際

III 2-2 欠損歯があって噛みにくい（もう健康な歯は削りたくない）

患　者：40歳・女性，主婦
疾　患：6̲の1歯欠損で噛みにくい．
現病歴：5年ほど前，詰め物を入れてあったが食事中硬いものを噛み，6̲の歯根破折が生じて近医で保存不可能といわれ抜歯．その後，忙しく歯医者に通院できなかったが，最近，時間ができたので今回来院した．
現　症：5 7̲は，う蝕もなく，歯肉の腫脹もない．動揺は生理的範囲内である．長期間放置していたが，歯の移動などは起こっていない．エックス線所見で歯槽骨吸収はみられないが上顎洞底は下がっている．

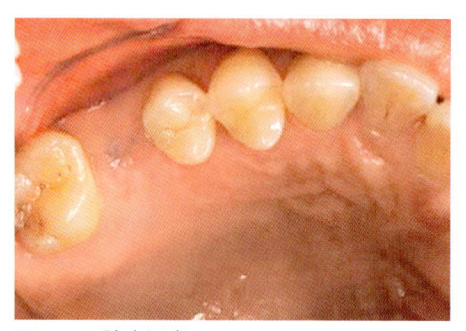

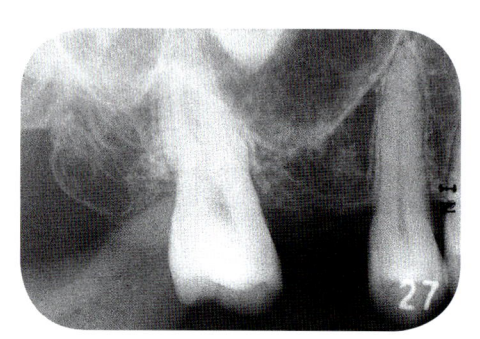

図1　口腔内写真．　　図2　デンタルエックス線写真．

症例のコンテクスト

　小数歯欠損であるので，歯科医師はまずもっとも多く選択されるブリッジを勧めるであろう．しかし隣接歯が健全歯で，患者が健全歯を削ることに抵抗を持っている場合は，他の選択肢を示さなければならない．少数歯欠損であるがゆえに選択肢も多く，説明を一気にすると患者が理解できず迷うこともある．選択肢としては義歯（保険，私費），ブリッジ（保険，私費），インプラント，そして何も施行せずに要観察とする方法がある．これらの長所，短所を聴いている患者が比較できるように説明することが一般的である．

説明のポイント

　患者がなぜ，歯を削りたがらないかという原因を聴くことが重要である．そのためには，解釈モデルを尋ねることで，お互いが合意した患者本位な治療方針に導かれる．たとえば，「歯の欠損の治療法としてどのようなイメージをお持ちですか」などと具体的に治療方法に関して尋ねる．これによりある程度の患者の関心度，ニーズ，デンタルIQ，歯科治療に対して支払える費用などが理解できることもある．
　医療者としてはまず，どのような選択肢があるか数例を挙げ，それぞれの長所，短所について比較を促して理解させる．そして会話の進行に従い患者の理解の程度を確認する．比較のための媒体（図表，写真，顎模型，実物）を準備し，「百聞は一見に如かず」の事実があることを示す．医療訴訟の対象はまだ身体的な損傷であるが，説明内容の取り違いからもトラブルは増えてきている．患者満足度をテーマとしてアンケートが実施されると，従来は「設備の充実度」「スタッフの接遇」「待ち時間」などが注目されてきたが，近年はコミュニケーション力を持つ医師が求められ，「聞く態度」や「説明のわかりやすさ」などに関心が高まるようになった．この能力は患者の受療行動に対して顧客ロイヤリティー*（p.159参照）というかたちで，歯科医院経営に関して今後大きな影響を与えると思われる．

2-2 欠損歯があって噛みにくい（もう健康な歯は削りたくない）

診断─推理・推論のための面接技法の会話例

＜途中経過＞

Dent：抜けている歯を治したいのですね？
Pt ：はい．今まで不自由は感じなかったのですが，大きく口を開けて笑うと歯がないことが他人にわかると思いまして．
Dent：それじゃ，できるだけ早く治療を進めたほうがよいですかね？［となると，やはりブリッジかな］
Pt ：はい．
Dent：ブリッジが適応ですね．両隣の歯を削って，橋渡しをする治療をしましょうか．
Pt ：えっ！周囲の歯を削るのですか？（隣の歯は虫歯もなく健康だと前回先生が言ったように思うけど．削るのもったいないなぁ）
Dent：［削るのいやなのかな？］そうですよ．虫歯や歯周病でもない歯だからしっかり支えて噛めるようになりますよ．
Pt ：周囲の歯を削らずに治す方法はないですか？
Dent：［あらゆる治療法を説明したほうがいいのかな］1本の歯がない場合いくつかの治療法があります．削らないでほしいといわれましたが，入れ歯でもよいとか何か希望はありますか？
Pt ：（希望っていわれても）よくわからないので説明してください．
Dent：そうですね．それでは（といって紙を出し，書き始める）
［ゆっくり大きな声で説明を始める］
　よく行う治療は取り外しのできる入れ歯です．これは前後の歯にバネをかけて入れ歯を口の中に固定する方法で，歯をほとんど削らなくていいという長所がありますが，違和感が大きいとか着けたり外したりするのが大変とか，虫歯になりやすいなどの欠点もあります．2番目にはブリッジという人工の歯を前後の歯にくっつける方法です．これが先ほどいった周囲の歯を削って橋渡しをするもので，治療後は違和感がほとんどないですが，○○さんの場合は健康な歯を削らなくてはなりません．3番目にインプラントという金属を歯茎に植え付ける方法があります．これは自分の歯と同じような感覚で使えますが，埋め込み手術が必要で，インプラントが骨に付くまで数か月かかります．また保険が利かない治療でもあります．
Pt ：はい．（いろいろあるんだ．でもまだよくわからないな）
Dent：［解釈モデルはどうかな］歯を削るのはいやだと先ほどいわれましたが，これまでに何か嫌なことでもあったんですか？②
Pt ：歯のない所は虫歯が小さかったんですが，よくわからないけど神経を取って冠をかぶせたんです．でも結局ダメになり抜歯になって．削らない方法って面倒なんですか．
Dent：そうですか．たしかにエナメル質の硬い外層を削ると歯の寿命は短くなりますね．③削らないほかに何かご希望はありますか？
Pt ：できれば白い歯にしてもらいたいです．保険が利かなと実際にはどれくらいの費用がかかるのですか．
Dent：そうですね，実際の模型を使って詳しくお話しましょう．

＜以下略＞

臨床決断スキル

■早期閉鎖
　1歯欠損が処置を考える際の手がかりとして典型的なパターンであったために，早合点して誤った結論（ブリッジ）にこだわった例である．
　記憶にある典型的なパターンと一致させるマッチングプロセスは効果的で，仮説を速やかに立てるのに役立つが，心理上の落とし穴から誤診への道を突き走る危険性がある．経験豊富な歯科医師ほど，陥りやすいエラーである．

■数ある種類の中からなぜ，その方法を選んだのか
　自分の経験や知識で判断しているが，その判断が正しいかどうか，誤ったことを勧めていないだろうか，といったプロフェッショナルな考えで科学的，合理的，かつ理性的に考えてみる必要がある．

■患者の理解度を測りながら医療面接を行う
　現在の患者が持つデンタルIQはとても高いほうとはいえない．そのため，各種治療法を理解しているかというと，ほとんどその可能性は低い．
　まずはじめに，考えられる一般的な治療法を述べるが，一度の説明ではなかなか理解してもらえない可能性があるため，患者に説明と質問を繰り返し，患者の理解度を確認しながら話を進め，最終的に患者がどのような治療を希望するかを導き出すことが大切である．

医療面接スキル

①誘導的な質問
②解釈モデル
③受容的な態度
　理解の度合いを確認するには，非言語的コミュニケーションである表情や仕草をみることが重要である．

診断に必要な臨床知識

欠損補綴治療とは

欠損には1歯から全歯欠損までがあり，その欠損歯の数や部位により治療方法は大きく変わる．まず「固定式か可撤式か」の選択肢がある．さらに「保険か自費か」の選択肢がある．「固定式，可撤式」「保険，自費」の中にもそれぞれいくつかの選択肢があり，それらに患者の希望を考慮し，治療を進める必要がある．

患者の訴え方

欠損補綴に対する治療への開始は，以下の2つがある．

1) 患者が欠損補綴に対して自ら希望する場合

訴えは「噛めない」「審美の改善」などが多く，「現在の状態より心地よい状態」を希望する．そのため希望は①現在より違和感がない，②健全歯への侵襲がない，③治療期間が短い，④費用が予定の範囲内，⑤審美的にきれいな状態（白い歯）にしてほしいなど具体的に出てくる．

2) 歯科医に勧められ治療を行う場合

「咬合の不調和によりさらなる不調和を引き起こさないため」という予防的処置という立場が多い．これによって患者側に具体的なイメージが浮かばず，治療内容に関しての直接的な訴えがない場合が多い．さらに，補綴治療は人工物を使用することから，治療の選択肢が多岐にわたるため，専門的立場では治療として不可能な内容を希望されたりする．

診断の進め方

欠損部の補綴の治療法として，どこまでの欠損であれば，保険適応になるかは別の機会に述べるとする．

<装着感> 不良 ──────────────→ 良
義歯(保険)　義歯(私費)　ブリッジ(保険　自費)　インプラント

<審美性> 不良 ──────────────→ 良
義歯(保険)　義歯(私費)　ブリッジ(保険)　ブリッジ(自費)　インプラント

<治療期間> 短期 ──────────────→ 長期
ブリッジ　義歯　インプラント（即時の場合は，期間はかからない）

<経済面> 安価 ──────────────→ 高価
ブリッジまたは義歯(保険)　ブリッジまたは義歯(自費)　インプラント

ブリッジと義歯は欠損歯の数で同じ保険や私費で決定するので症例により異なる．

<周囲の健全歯への影響> 無 ──────────────→ 有
（どれだけ切削するか）
インプラント　義歯(保険　私費)　接着性ブリッジ　ブリッジ

周囲の歯が生活歯でない場合などは，この項目にあまり重点をおかなくてもよい．

III 2-2 欠損歯があって嚙みにくい(もう健康な歯は削りたくない)

問題点の整理

　欠損補綴は，治療を行う歯科医師側にはその症例(欠損)の多様さ，材料の多様さから多くの選択肢がある．また，治療を受ける患者側にも機能だけでなく審美的な要求が含まれるため，多様な訴えが生じてくる．これに経済面が関わる保険，自費の別が存在するため，治療法を決定するには，患者への説明と患者の理解度の確認をできるだけ細かく頻繁に行わなければならない．機能，審美，装着感，経済的負担，その他，患者の年齢，性別，患者固有のこだわりを考慮しなければならない．患者は時として「知り合いができたから自分にも同じ治療をしてほしい」などと口腔内の状況が，他人とまったく異なるにも関わらず同じ治療を希望したり，専門的に考えるとまったく不可能な希望を求めたりする．このような場合も，言葉だけではなく視覚素材(模型や実際の補綴物など)を用い，時間をかけて歯科医師が患者を理解し，患者にも治療内容を理解してもらうことが必要である．

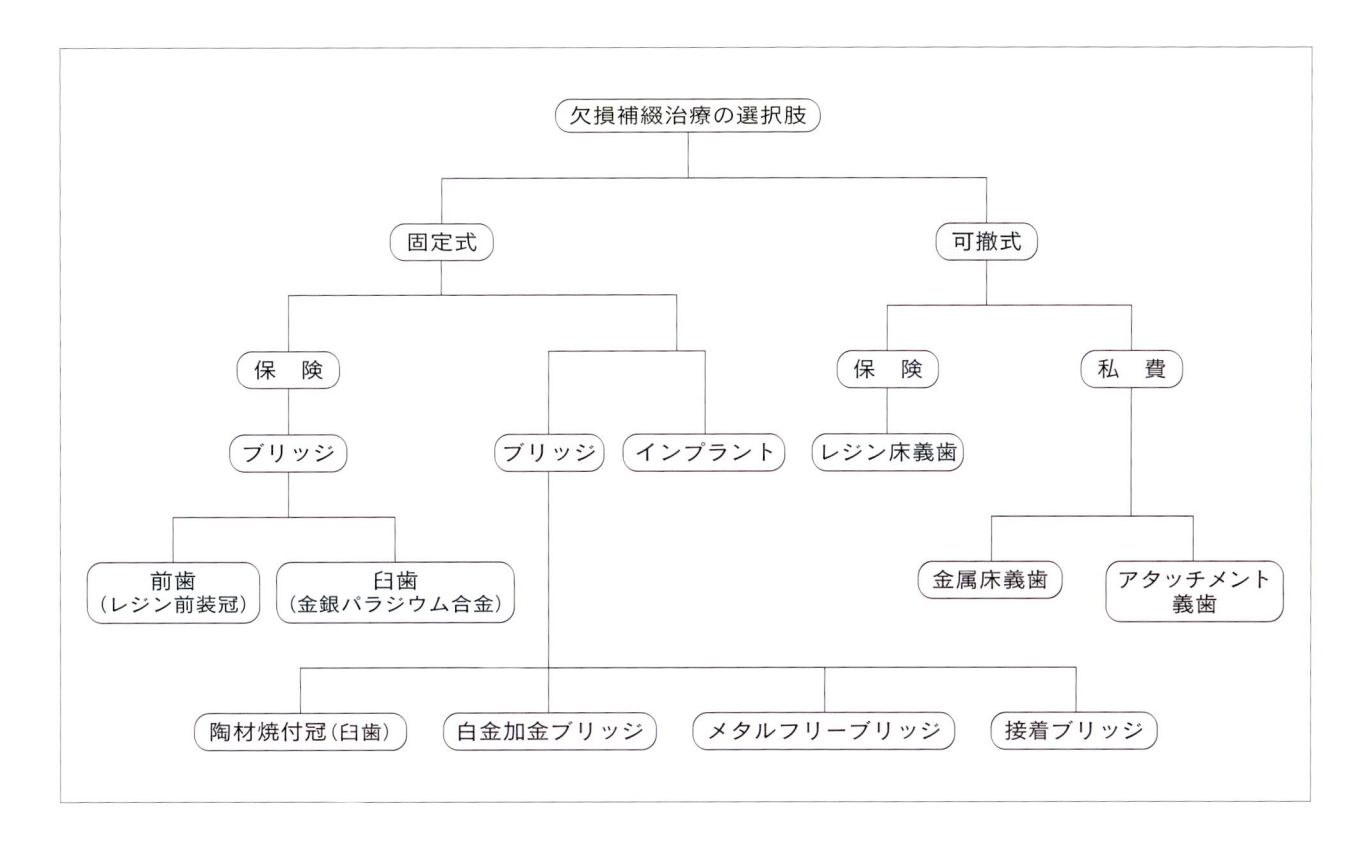

```
                    欠損補綴治療の選択肢
                   ┌────────┴────────┐
                  固定式              可撤式
           ┌───────┴───────┐      ┌───┴───┐
          保険             │     保険     私費
           │        ┌──────┴──┐    │    ┌──┴──┐
         ブリッジ  ブリッジ インプラント レジン床義歯
        ┌──┴──┐                              金属床義歯  アタッチメント義歯
      前歯    臼歯
   (レジン前装冠)(金銀パラジウム合金)
        └────┬────┬────┬────┘
     陶材焼付冠(臼歯) 白金加金ブリッジ メタルフリーブリッジ 接着ブリッジ
```

＊顧客ロイヤリティー：
　マーケティングや経営で使われる用語で，購入した商品に満足すると，ついには人にも紹介したいという気持ちになり，企業側にたった発現をするようになる．このような客を「伝道師」と呼び，いかにつくるかが顧客戦力としての目標となっている．

参考文献
1. 川和忠治，福島俊士，川添堯彬，石橋寛二，矢谷博文(編)．クラウンブリッジ補綴学　第3版．東京：医歯薬出版，1994．
2. 三谷春保(編)．歯学生のパーシャルデンチャー　第4版．東京：医歯薬出版，1994．
3. 永原國央(編)．歯科インプラント治療ガイドブック 卒直後研修医・若い歯科医師のために．東京：クインテッセンス出版，2008．
4. 高橋英登・松井信人(編)，ハイブリッド型コンポジットレジンの臨床と技工術式の決定版！東京：医歯薬出版，2006．

各論編　デンタルコミュニケーションの実際

III 2-3　義歯の違和感が強くて使えない（装着後2回目の説明）

再　診：58歳・男性，会社員
疾　患：食事がしにくい．
現病歴：現在まで義歯を装着した経験がない．初診時には，$\frac{|5\ 6\ 7}{7\ 6\ 5\ 4\ |\ 6\ 7}$の欠損で来院した．$\overline{7\ 6\ 4}|$に自発痛があったため，歯内治療を行いテンポラリーの補綴物を装着したが，食事ができないため暫間義歯を作製した．
現　症：$\frac{|5\ 6\ 7}{7\ 6\ 5\ 4\ |\ 6\ 7}$が欠損している．歯周組織の状態，支台歯の骨植も良い．咬合状態は対合歯の挺出や傾斜もない．

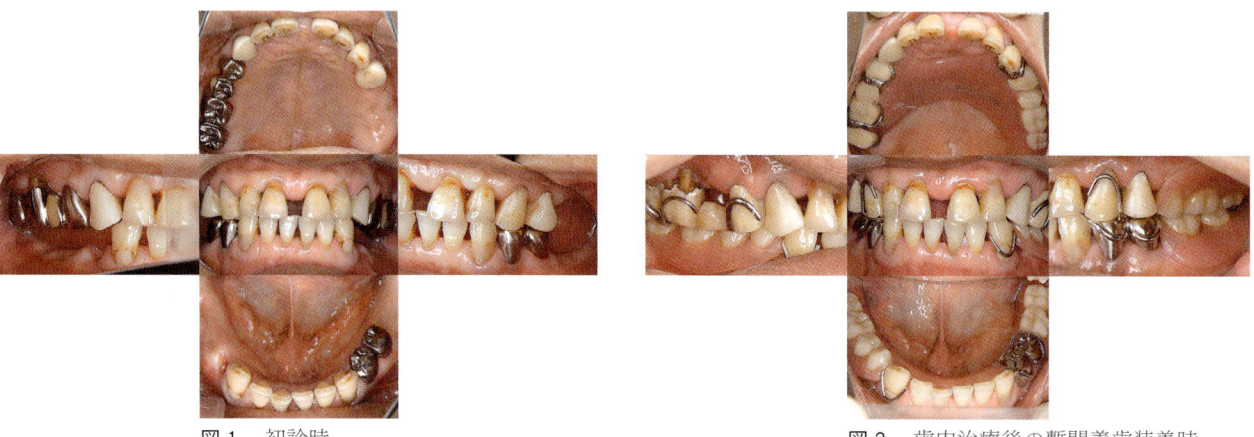

図1　初診時．

図2　歯内治療後の暫間義歯装着時．

症例のコンテクスト

　　義歯をはじめて装着する患者の中で，とくに食事などに不自由を感じている患者は，義歯にかなりの期待を持つ場合が多い．たとえ不自由を感じていなくても，歯科医師の薦めにより義歯を製作した患者は，義歯装着に関してコンプライアンスが高ければ問題はないが，義歯の清掃，着脱や保管の方法などについて，これまで考えたことのない人が多くみられる．また，すぐに義歯に慣れる人もいるが，なかなか受け入れられない人もいる．はじめて装着する日は違和感も大きいが，数回調整することで治療は終了する．硬い食品や粘着性のある食品，大きい塊の食物を食べることは慣れるまでは難しいことも知らず，うまく噛めると思っている人もいるので，それらのことをよく説明する必要がある．

説明のポイント

　　初日は義歯着脱の方法を説明する．義歯によっては特定の方向からの着脱が必要な場合もあり，患者に義歯の取り外しを行ってもらいながら説明をする．また長期に使用してもらうために，義歯の清掃方法や夜間の取り扱いについても説明が必要である．装着当日，診療室で義歯調整を十分に行い，痛みなどの問題を感じなくなっても，患者には2～3日中に一度来院して義歯の調整を受けることを説明する．使用中に痛みを感じたら慣れていないからだと思って使い込む前に，外して早めに来院することを説明する．
　　装着後は使用状況を聞き，痛みの生じている部位を尋ねる．その部位が歯槽頂なのか，床縁の過長による粘膜移行部なのか，粘膜や舌を噛むのか，義歯の槓杆現象や推進現象によるものなのか，唾液分泌量の不足による維持不足なのか，発音障害なのか，などの観察ポイントを患者に教え，患者自らが話せる環境を設定することが大切である．

説明のための面接技法の会話例

Dent：こんにちは．先日新しい入れ歯を作り，入れて帰っていただきましたが，いかがですか．お食事はできましたか？①

Pt：実は痛みがあって食事がしにくいんです．この前，ここで入れ歯を入れたときははじめてだったので，こんなものかなあと思っていたのですが．

Dent：そうですか．(うなずく)②痛くて食事がしにくいということですが，どの部分が痛いのですか？

Pt：上の左右の歯肉ですね．奥のほうです．

Dent：[粘膜面に顎堤が強く当たっているのかな？それとも下顎義歯との咬合が強いのかな？]入れ歯を外していただけますか？痛みがあるという歯肉を見てみましょう．[粘膜潰瘍や発赤ができていないかな？上顎右側に発赤があるな]このへんが痛くはありませんか？③(潰瘍部を触りながら)

Pt：あっ，痛いですね．そこです，そこ．

Dent：それでは，前回したように噛み合わせを見てみましょう．(そういいながら，咬合紙を準備し，口腔内に入れる)さあ，お口を開けてください．そう．それでは，カチカチ噛んでもらえますか？はい，そうです．はい，またお口を開けて．[均等に噛んでいるみたいだな](咬合紙を見ながら)どうです．このように噛んでも痛いですか？

Pt：痛いですね．

Dent：噛み合わせは良いようです．入れ歯が歯肉に強く当たっているのかもしれませんね．入れ歯の歯肉に対する適合状態を調べてみます．それでは，入れ歯を外してください．

Pt：はい．

Dent：(義歯適合試験材を義歯につけて)さあ，お口を開けてください．入れ歯を入れますよ．はい．そのまま，ぎゅっと噛んでください．そして，しばらくそのままでいてくださいね……．はい，お口を開けてください．[上顎の両側が，当たっているな]外側の部分の当たりが強いようですね．噛んで痛かったと思います．④少し，入れ歯を削りますね．

＜義歯の調整を繰り返す＞

Dent：さて，どうですか？①

Pt：そうですね．噛んだときの痛みは楽になったようです．

Dent：それはよかった．ほかに気になるところはないですか？⑤

Pt：いや，実はね．少ししゃべりにくいんですよ．

Dent：しゃべりにくい．どんなふうにですか？⑥

Pt：(どんなふうにといわれても……空気が漏れる感じかな？)そうですね．うまくいえないけど，「空気が漏れる感じ」かな？

Dent：「空気が漏れる感じ」ですか？[破裂音が，しゃべりにくいのかな？]それでは，「ピンポンパン」といってみてくれませんか？

Pt：はあ．「ヒンフォンファン」(あれ？)

＜以下略＞

臨床決断スキル

■患者の本当の行動様式や価値観を見定めるのは難しい

最初に義歯を手にした患者は，はじめて見る自分の義歯にある種の戸惑いを感じている場合がある．

いきなり「これがあなたの身体の一部になります」といわれてもすぐには受け入れることができないであろう．理屈はわかっても受け入れは時間を要する．

■義歯不適合の診断手順
① 痛い部位の確認（視診）
② なぜ，そこに生じるか
　・義歯床粘膜面の適合試験
　・軽いタッピング（咬合干渉）
　・咬みしめ（咬合）

よく生じやすい原因については，事前確率を考え，不適合の原因を究明する．

詳細は，p.163のフローチャートを参照のこと．

医療面接スキル

① 促し
② 共感的態度
③ 焦点を当てた質問
④ 妥当化
⑤ 言いそびれ（言い忘れ）の確認
⑥ あいまいな質問

■患者の希望や訴えを十分に聞く

患者の希望や訴えを十分に聞き出すためには，まず患者に「相手が，自分を理解してもらっているという」気持ちを持ってもらうことが必要である．共感の態度を示し，患者がいいたいことをいえる環境を作り出すことが必要である．

各論編　デンタルコミュニケーションの実際

診断に必要な臨床知識

義歯装着とは

　　　　義歯装着時において，患者が義歯の使用がはじめてか，あるいは過去に使用しているかを術者が理解しておく必要がある．はじめて義歯装着をする人に対しては，「着脱方向について説明する」「自分の歯を清掃するように義歯の使用後は清掃する」「義歯は夜間に外し水に漬けておく」「違和感はあるが慣れてもらう」「痛みがあるときは我慢して使用しない」「義歯の調整に通ってもらう」などの説明が必要である．

患者の訴え方

　　　　はじめて新義歯を装着するときには，急に口の中に大きな物が入るため異物感は大きい．「吐きそうになる」「気持ちが悪い」「しゃべりにくい」「歯が締め付けられる」「歯肉が痛い」などの訴えがみられる．2回目以降の調整に来院したときは，実際に食事や会話を経験した後の訴えになるので，装着時の訴えに加え，「舌や頬が入れ歯に当たる」「舌や頬を噛む」「噛めない」「入れ歯がカチカチと音が鳴る」などを訴える．

診断の進め方

　　　　義歯装着当日，ならびに以降に来院時の訴えに多くみられる項目について，診断とその対応についてまとめる．

1．**嘔吐反射がある場合**（すでに印象採得の時点で嘔吐反射が起こる確率が高いので，設計の段階で対応できる場合が多い）⇒義歯床辺縁の長さや形を確認する．

2．**咬合時の歯や歯肉の痛み**⇒クラスプの適合状態，床の適合状態を診査する．しかし，短期間で著しく不適合が生じた場合は，以下のことが考えられる．
　《抜歯後，30〜50日待たずに，早期に義歯を製作した場合》
　《全身に糖尿病，結核，高度の貧血がある場合》

3．**話しにくい**⇒慣れにより様子をみる（7〜10日後発音障害が残れば，義歯の調整）．
　義歯口蓋の形態と発音障害：
　《サ行音が発音しにくいという訴え，あるいは診断した場合》
　・上顎義歯の口蓋前方にS(字)状隆起の付与がないため舌による呼気の狭めがない．
　・上顎前歯の水平被蓋あるいは垂直被蓋が大きすぎるため前歯部での狭めがない．
　・顎後方部の封鎖が不完全であったり，床が厚すぎるため義歯床に呼気が侵入する．
　《口蓋破裂音，軟口蓋破裂音が発音しにくいという訴え，あるいは診断した場合》
　・義歯後縁部が長く設定されている．
　《口蓋音であるタ，ナ，ラ行音が発音しにくいという訴え，あるいは診断した場合》
　・口蓋床が厚い．
　《その他》
　・義歯の維持が不十分であると義歯を安定させようと舌や口唇や頬が生理的な運動をするため発音障害が起こる．

4．**入れ歯がカチカチと音が鳴る**
　①義歯の維持不良⇒床辺縁部の修正など床粘膜面の適合性を調整する．
　②咬合関係の不良⇒咬合高径が高いか，あるいは人工歯の配列位置に問題があるかを調べる．
　③人工歯の種類⇒旧義歯が，レジン歯で，新義歯が，陶歯の場合によくある．
　　訴えがある場合，すぐにレジン歯に変えず，まずは陶歯の利点を説明し理解してもらう．

5．**発赤を生じる場合**
　《義歯床による粘膜の機械的刺激》
　《デンチャープラークによる細菌学的刺激》
　《金属やレジンに対するアレルギーによる化学的刺激》

2-3 義歯の違和感が強くて使えない(装着後2回目の説明)

このように,義歯装着時や装着後の患者の訴えは多岐にわたる.細かく専門的な内容を説明する必要はないが,多様な原因があり,それに対して改善するための処置方法があることを提示しながら言語,非言語(ときには義歯などの調整を見せながら)による説明が必要である.

<義歯の安定性を確認する診査手順>

痛みを訴える部位について,粘膜発赤を見つけ,そこに当たる義歯床粘膜面を削除しても,解決されない場合がある.

義歯床の不適合,咬合の不調和,床辺縁の設定の誤りなどが原因として考えられるが,まずはじめに適合を確認する.

まず片顎ずつ手指圧で安定を視診,触診で確認する.ついで,上下顎義歯を中心咬合位でタッピングならびに咬みしめを行い診査する.

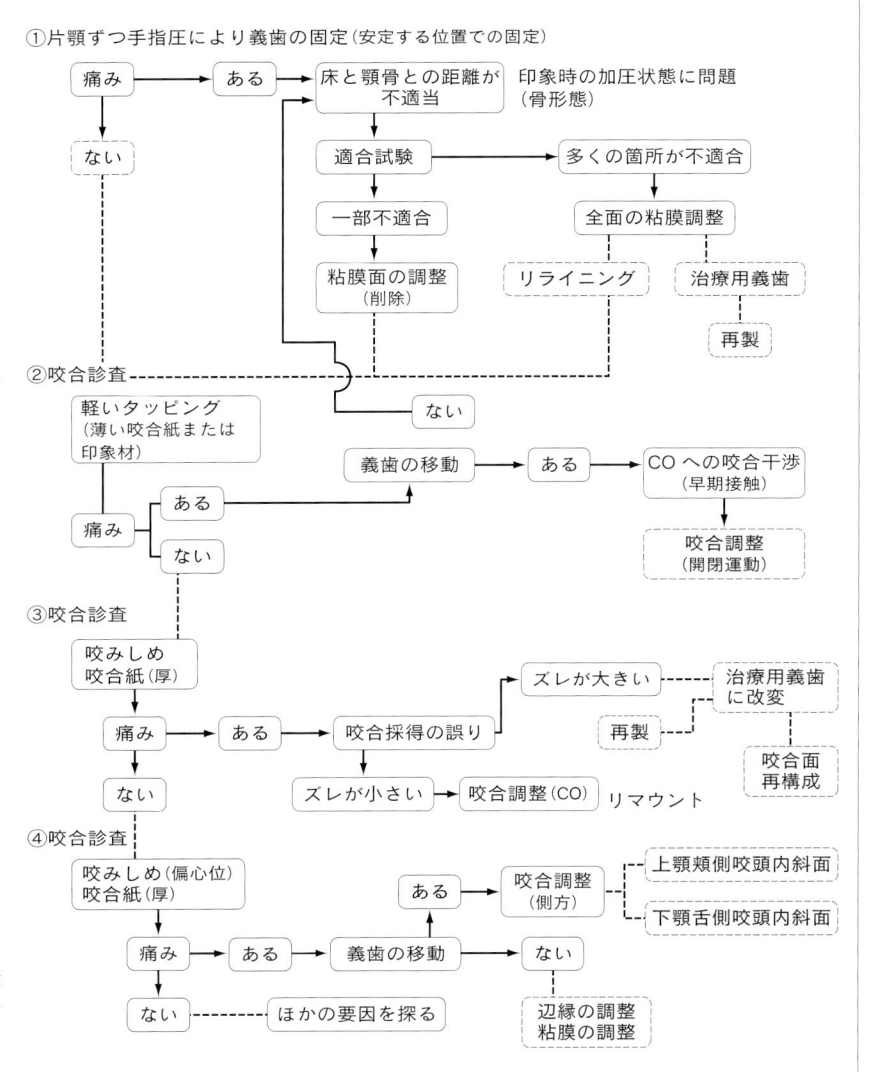

図3 義歯の安定判定および咬合診査のフローチャート(前田芳信,中村公一,1996より引用)[1].

問題点の整理

新義歯装着時の説明は,患者の義歯装着の経験により訴えが変わる.旧義歯を長期にわたり使用している場合は,旧義歯に問題や不満があっても患者はそれに慣れているため,旧義歯と新義歯とを比較し訴える.また,患者に義歯経験がない場合は,口腔内にはじめて異物が入ったことによる訴えがある.いずれの場合も,義歯を装着する対象患者は高齢者の場合が多いため,加齢により新しい物に対する適応力や理解力が低下し,思い込みが増加する傾向がある.専門的な診断とは異なる角度からの訴えがあったり,こちらの説明や対応に納得してくれない場合がある.高齢者のこのような状況をよく理解したうえで,義歯装着時の説明をする必要がある.また,患者も歯科医師の手間を省こうと考え,「この程度なら我慢できる」と判断して十分な訴えをしない場合もあるので注意が必要である.

引用文献
1.前田芳信,中村公一.義歯装着時の痛みに対する診断と処置.1996;the Quitessence 15:322-324.
2.豊田静夫ほか.補綴治療後にこんなことが起こったら「トラブルへの対処と予防法」.Dental Diamond 増刊号 デンタルダイヤモンド社.

各論編　デンタルインタビューの実際

III 2-4　欠損補綴を希望しない（患者の意志を尊重した説明）

初　診：40歳・男性，会社員
疾　患：6̄｜急性化膿性根尖性歯周炎により抜去後の欠損
現　症：7̄ 6̄｜6̄ 7̄ 相当部の顎堤粘膜に異常を認めない．また，5̄｜5̄ の傾斜や
　　　　7̄ 6̄｜6̄ 7̄ の挺出等の異常は認められない．
　　　　咬合，顎関節所見はとくに異常はみられない．
　　　　エックス線所見では欠損部顎堤および残存歯に異常は認められない．

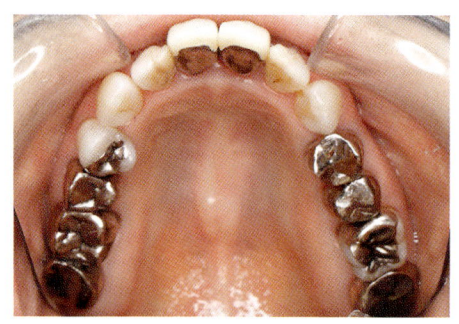

図1　7̄ 5̄ 4̄｜5̄ 6̄ 7̄ に全部鋳造冠，6̄｜および｜4̄ にインレーが装着されている．

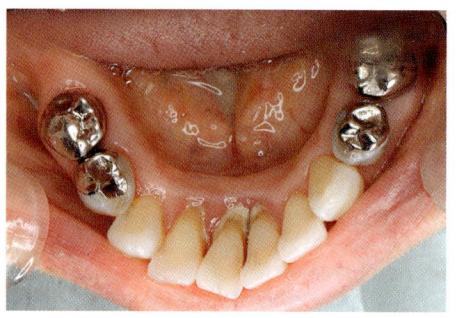

図2　5̄｜5̄ に全部鋳造冠，4̄｜4̄ にインレーが装着されている．

症例のコンテクスト

　　　さまざまな要因により歯が喪失した場合，従来の歯科補綴学では，その欠損を何らかの形で補うのが通例であった．しかし，患者中心の医療を提供するうえで，治療行為におけるオプションの選択を患者に委ねることが一般的となっている．すなわち歯の欠損部を補うか，補わないかについては，多様な価値観を持つ患者像を踏まえれば，補綴を希望しない場合が存在して当然である．近年では，患者の権利意識も向上し，自分の身体のことは自分で決めたい，と希望する人が増えており，まったく物理的侵襲を加えない「無補綴」に価値が見いだされ，選択されるケースも増えていることは認識しておく必要がある．

説明・指導のポイント

　　　医療行為の主体は患者自身で，治療の最終的な決定権は患者にあり，医療者はそれを実施できるよう支援しなければならない．本症例の場合，治療オプションは複数提示され，その中から患者自身の自由な意思により選択が行われる．このように，医療者は患者が周囲の影響を受けず，自律的に治療を選択できる環境を提供する必要がある．さらに，提供する情報が患者に完全に理解できるものでなければならない．
　　　欠損補綴を希望しない場合，注意しておくべき点は，それが患者にとって「良い」か「悪い」かという価値判断をするのではなく，歯科医学的に妥当な選択であるか，それとも他の問題を惹起する可能性があるかを見極めることであり，仮に何らかのマイナス因子があれば，あらかじめ患者に情報提供を行い，十分な理解を得ておく必要がある．

2-4 欠損補綴を希望しない（患者の意志を尊重した説明）

説明のための面接技法の会話例

<途中経過>

Dent：歯を抜いたところはだいぶん落ち着いてきましたね．
Pt　：そうですね，最近ではあまり気にならなくなりました．歯を抜いてからもう2か月になりますからね．
Dent：その部分をどうするか，考えなければいけませんね．
Pt　：私は今，まったく不自由していないので，このままでもよいと思っていますが……．
Dent：そうですか．[本当なのかな？] でも歯がなくなった場合，何らかの形で歯を人工的に補うことが多いんですよ．
Pt　：たとえばどういう形で？
Dent：その部分に小さな入れ歯を入れたり，ブリッジと呼ばれる隣の歯とつながった金属を入れたり，あるいは最近ですとインプラント治療も選択肢に入りますね．もちろん「何もしない」というのも選択できますし．
Pt　：そんなに色々とあるんですか．（どうしたらいいんだろう？）でもそれぞれにどういう違いがあるんですか？
Dent：たとえば入れ歯ですと……（3つの選択肢それぞれについて利点欠点を説明する）．おわかりですか？［こんなにたくさん情報提供して，理解してくれたかな？］
Pt　：なるほどねえ，でもどの選択肢を選んでも，必ず何らかの欠点はあるんですね．では何もしない場合は？（何も入れなくても大丈夫なのかな？）
Dent：利点としては，周囲の歯を削ったりする必要は一切ないし，お金もかからないということです．欠点としては，その隙間の部分に，周囲の歯が移動してきたりしますし，奥歯がありませんので多少食べにくいでしょうね．
Pt　：そうですか．普通，私と同じように奥歯がない人は，どのようになさっているんでしょうか？
Dent：ほとんどの方が何らかの形でなくなった歯を補っていますね．ですが，欧米の「短縮歯列」という考え方が最近取り入れられて，○○さんのようなケースでは積極的な治療は不必要，と考えている歯科医も増えてきました．
Pt　：なるほど．（知らなかったなあ）
Dent：最終的にお決めになるのは，患者さんご自身ですので，しっかりお考えいただき，自由に選択して下さい．またご不明な点は，何なりとお聞きください．
Pt　：そうですか．それでは，このまま何もしない，ということでお願いできますか？これ以上歯を削られたりするのがどうしても不安なもので．（歯医者に来て，本心をいえるって今までにない経験かもしれないな）
Dent：[個人的支援を伝えると] よくわかりました．ではそのようにいたしましょう．ただ一つご注意いただきたいのは，このままにしておくことも，先ほど申したような欠点があります．定期的に歯科医院へ通っていただき，問題が生じていないか検診を受けられることをお勧めします．
Pt　：わかりました．ありがとうございました．

臨床決断スキル

■「何もしない」という選択肢

まずは現在の歯科医学において妥当と考えられる治療法が主な選択肢となり，健康保険の適用範囲内外や，成功率，生存率（修復物，義歯等でいえば耐久性）などとともに情報提供する．しかし，「何もしない」という選択肢はとくに忘れがちであり，患者中心の医療を提供するうえで，欠かせない選択肢である．

医療面接スキル

■説明における「環境」の整備

説明（インフォームドコンセント）を行う際に，患者には治療行為の選択権がある，という点を医療者，患者双方がしっかりと認識しておく必要がある．この基本的な考え方がベースとなり，患者に自由な選択をしてもらう環境整備を行うことになる．環境とは，すなわち患者自身の自律的な意思（Autonomy）で医療を選択できる場であり，不要な外的プレッシャーの除去，患者が理解できる言葉での説明などが挙げられる．「わからなければいつでも質問してください」と伝えておくことや，「おわかりですか」と途中で確認する必要もあろう．

■会話で患者の意向を判断するのは？

このケースでは，当初から歯がなくなっても不自由はしていない，と患者自身が述べている．そのまま患者の言葉を信用し，他の選択肢の説明をせず「何もしない」という方針に決定すると，後日治療方法についてトラブルになった際，何の説明も受けなかった，となり問題が拡大する．患者の意向がある程度わかっていても，決定を下す際にはひと通りの説明を行い，了解を得ておく必要があろう．

診断に必要な臨床知識

欠損補綴を行わない理論的根拠：SDA

　1980年頃より北欧を中心としたヨーロッパ諸国において，臼歯部咬合支持を構成する大臼歯，小臼歯のうち，大臼歯群は，欠損した状態で放置したとしても患者の顎口腔系に著しい機能の低下は認められない，とする考えが広まってきた．これは「SDA(Shortened Dental Arch)：短縮歯列」と呼ばれ，欧米を中心に広く適用されはじめている．しかしながら根本的に食習慣の異なる日本において，短縮歯列の概念をそのまま導入できるかどうかについては，懐疑的な見解を持つ研究者が多いのも事実である．

　国内複数の大学病院において，臼歯部咬合支持の喪失に伴う下顎頭変位，咀嚼能率，口腔関連QOL(Quality of Life)の3つの観点から短縮歯列の是非について検討が行われた．その結果，一定の条件下においては遊離端欠損は放置できる，との見解が示され，挙げられた条件として，患者が治療を望まない場合，補綴治療を行うことが他のマイナス要因を励起する場合，などが示されている．すなわち，上記条件を満たすのであれば，積極的な治療介入を行うことは治療の第一選択とはならず，「何もしない」という重要なオプションを，他の選択肢と同次元で明確に提示する必要がある．

歯科医学的には必要と考えられる欠損補綴が拒絶される場合

　歯の欠損部が生じた場合，歯科医学的には何らかの形で欠損補綴治療を行う必要があるにもかかわらず，患者の強い意向により治療が拒否される場合がある．たとえば，遊離端欠損において欠損部の対合歯の挺出が予想される場合，中間欠損で両隣在歯の欠損部への傾斜が予想される場合など，長期的にみると問題が他へ波及する可能性が非常に高い場合でも，患者に拒絶されれば，それ以上の介入は不可能となる．従前の医療者中心的な発想であれば，無条件に介入していた可能性も否定できない．しかし患者中心の医療が広まりつつある現在，患者の同意がないままでの治療行為は，刑法上の業務上過失傷害罪にも飛躍する可能性があるため，十分注意する必要がある．

　医療行為が一種のサービスであるという視点に立てば，ある選択が患者のQOLにどのように関わるかについては，専門家としての意見を明確に提供する必要はあるものの，顧客(患者)の望むもの(医療技術)を提供する行為はサービスとしての大原則であり，最低限守られるべきことである．さらにこのようなケースでは，将来的に予想されうる問題を明確に提示したうえで，その具体的な対応策についても情報提供していくことが望ましい．

選択肢の提示の仕方

　歯の欠損が生じた場合，治療を行ううえで選択肢として挙げられる方法は，一般的に以下のとおりであろう．

1) 可撤性義歯(部分床義歯)
2) 固定性架工義歯(ブリッジなど)
3) インプラント
4) 何もしない

　これら選択肢の提示は，原則としてすべての選択肢に均等な比重が置かれるべきであり，医療者側の意図(圧力)が加わってはならず，患者の自由な意思に基づき，自律

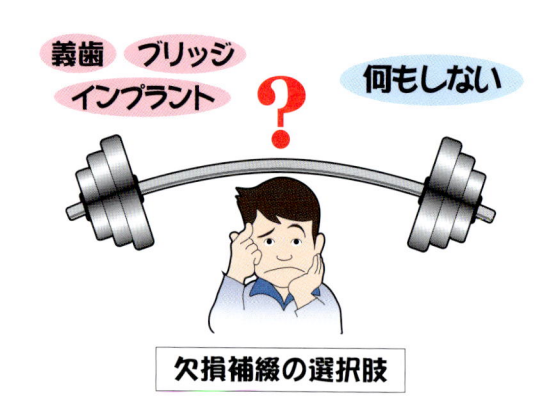

2-4 欠損補綴を希望しない(患者の意志を尊重した説明)

的に選択されるように配慮しなければならない．とりわけ，「何もしない」という選択肢は，出来高払い制である歯科医療現場の実情を踏まえると，これまであまり提示されてこなかった可能性も否定できない．今後は，この選択肢も重要なオプションの一つであるという認識を持つと同時に，患者側の権利として「何もしない」を選択しても，患者に一切の不利益は生じないことも明確に伝えるべきである．

問題点の整理

医療の現場において，治療方針の決定，とくに「何もしないでほしい」という選択肢を受け入れる場合，歯科医師としてはおそらく複雑な心境となるに違いない．自分の技術を信頼してもらえていないのか，または医院に対する不信感，不満の表われか，などさまざまなことに考えをめぐらせるかもしれない．もちろんその可能性がまったくないとはいえないが，少なくともそのような「無治療」を積極的に希望している患者が存在することは忘れてはならない．

しかしながら，多くの場合，患者はそれをいい出しにくいと感じている．とりわけ歯科用ユニットに座った状態は，患者にとっては「まな板の上の鯉」であり，とても自由に意見をいえる雰囲気ではないと感じているであろう．歯科医療者はこのような患者の心理を十分認識しつつ，患者が何気なく発する言語，准言語，非言語のメタメッセージから，患者の本心を探り，十分納得のいく選択を行ってもらえるように配慮する必要がある．

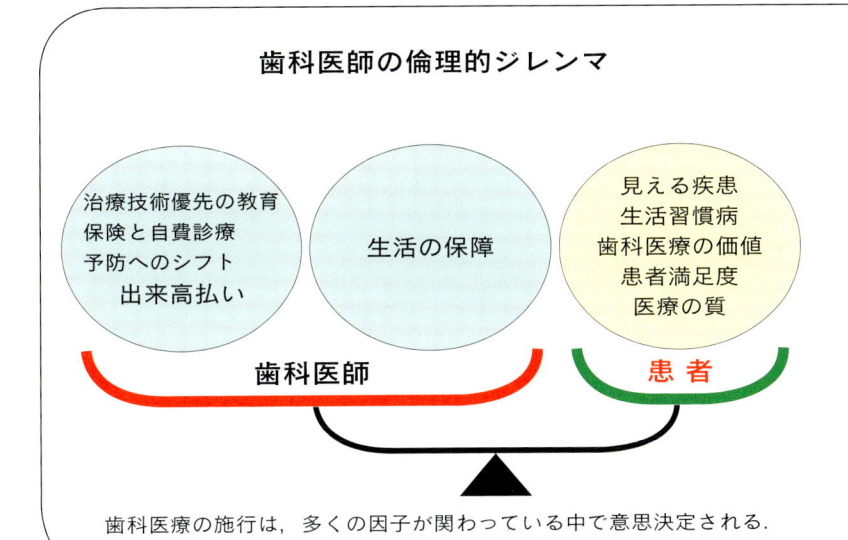

歯科医師の倫理的ジレンマ

- 歯科医師側：治療技術優先の教育／保険と自費診療／予防へのシフト／出来高払い
- 生活の保障
- 患者側：見える疾患／生活習慣病／歯科医療の価値／患者満足度／医療の質

歯科医療の施行は，多くの因子が関わっている中で意思決定される．

歯科医療は，生活習慣病という慢性疾患を対象とした医療構造であり，さらに機能回復が中心となるために，患者の満足度は大きな要因となる．また，治療技術優先の卒前教育，出来高払いの保険制度，そして自費診療と多くの要因が関与している．もちろん，歯科医師の生活保障もある．

これらの要因のバランスを意識して，倫理的なジレンマの中で意思決定しているのが実情である．

各論編　デンタルインタビューの実際

III 3-1 妊娠でエックス線が不安（論理で進める対話）

初　　診：20歳・女性，会社員
疾　　患：C₃慢性潰瘍性歯髄炎
現病歴：1か月ほど前から右下の奥歯が冷たい物にしみるようになったが，強い痛みではないため治療を受けようとは思わなかった．3日前，食事のときに歯がかけて，食べ物がはさまるようになり，気になるので治療を希望して来院した．
現　　症：視診にて7⏋遠心舌側部歯冠にう窩を認める．一部は増殖した歯肉に覆われている．冷水痛はあるが，自発痛と打診痛はない．動揺もない．咬合や顎関節にはとくに異常所見はみられない．なお，患者は妊娠7か月である．

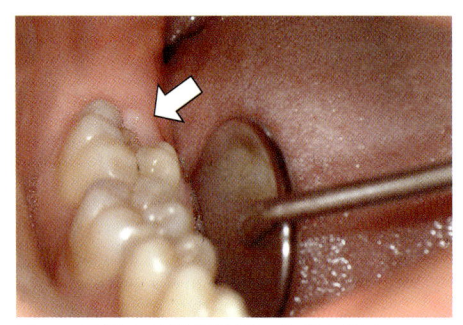

図1　7⏋遠心舌側部歯冠にう窩を認める．一部は歯肉に覆われている．

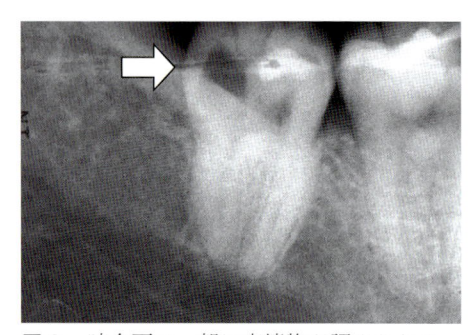

図2　咬合面の一部に充填物が認められる．7⏋遠心歯冠に歯髄腔に達する実質欠損が認められる．

症例のコンテクスト

　　典型的な慢性潰瘍性歯髄炎の疾患パターンである．病変を把握し治療方針を決定するためにはエックス線検査が必要である．しかし，患者は歯科疾患の特性や重篤度を意識しておらず，また妊娠7か月という状況から，胎児への影響を考え，エックス線の被曝を気にして，写真撮影に強い不安を感じている．とくに妊娠の場合，エックス線が胎児に及ぼす影響として，致死，催奇形性，発育遅延，発癌，遺伝的影響がある．しかし，これらの障害を起こす危険性よりも，妊娠後期には不安を招く精神的影響により，不快症状の増加や早産を招く可能性がある．

撮影の同意を求める医療面接のポイント

　　う蝕の治療にあたっては，う蝕の大きさ，広がりの範囲などを正確に診断するためにエックス線検査が必要であること，さらに治療方針を決定するためにもエックス線写真が必要であることを十分に説明するべきである．この症例では，歯内療法が選択される可能性が高いことから，歯髄腔や根管の形態，下顎管との関係をエックス線写真から知る必要があることを説明に加えるとよい．

　　エックス線検査にあたっては，患者の得る利益と放射線障害等の不利益を考慮し，利益のほうが多い場合に歯科医師の裁量で適応が許される．歯科領域で扱うエックス線検査の被曝量は少なく，妊娠初期と比較しても中・後期にはその影響は無視できるが，患者が抱く「エックス線」のイメージは被曝事故や奇形の発生，発ガンと直結している．このような患者の心理に配慮し，安心安全の歯科医療を提供するために説明責任は重要である．

3-1 妊娠でエックス線が不安（論理で進める対話）

エックス線写真撮影説明時の会話例

＜途中経過＞

Dent：虫歯の状態をみるためにエックス線写真が必要になります．妊娠しているのはわかりますが，写真を撮らせて下さい．

Pt：エックス線写真を撮らなければならないのですか？

Dent：はい（うなずく）．見ただけでは虫歯の大きさはわからないのです．見た目以上に大きくて，神経を取る場合は，根の形をわかっていたほうが，治療に安全ですよ．

Pt：そうですか．エックス線写真だとわかるのですか？

Dent：［妊娠しているから被曝の不安があるのかな］はい（うなずく）．あとで写真を見ながら歯の状態についてよく説明しますね．写真を見てから治療方法についても説明します．

Pt：でも……エックス線って身体全体が被曝しますよね．

Dent：（即座に返答）撮影のときのエックス線の量はとても少ないし，必要な部分以外には直接エックス線はあたりませんので，ご心配はいりません．鉛のエプロン[*1]もしますので，胎児への影響はほとんどありませんよ．［そんなに問題ないんだけど，不安を除くように話さないといけないな］

Pt：そうですか．エックス線とか被曝というとすごく恐いのですが……．

Dent：お子さんに対して心配なのはよくわかります（ゆっくりうなずく）．もう少し詳しく説明しましょうね．私たちは普通に生活しているときにも，自然放射線といった放射線を受けているのです．それに比べると撮影のときの線量は非常に小さくて，無視できるレベルですから心配いりませんよ．

Pt：東海村の事故では被曝によって死亡した人もいるようですが……．

Dent：（即座に返答）東海村の臨界事故[*2]では被曝した放射線の量が莫大であったため人に影響があったわけですが，今回の撮影での線量はその100万分の1以下ですから，心配はいりません．［100万分の1という数字，認知できるかな］

Pt：ガンになったりしませんか？

Dent：歯科のエックス線写真撮影によってガンになるという心配はまずありません．

Pt：おなかの子供に対する影響はありませんか？エックス線は身体に残るのではないですか？

Dent：（即座に返答）エックス線はすぐに消えてなくなります．患者さんの身体に残ることは決してありませんからご安心ください．エックス線写真撮影が妊娠に影響することもありません．［心配しながら治療を進めたほうが母体に対して影響があるから，不安をしっかり除かなければな］

Pt：わかりました．お願いします．（明解な回答なので安心かな）

＜以下略＞

臨床診断スキル

■ステレオタイプ

大きな事件が一度起こると，マスコミの連日報道によって，放射線被曝に対するステレオタイプな認識が社会に広まり，エックス線に対する偏見や拒絶反応が強くなることを知っておこう．

■論理で進める対話

エックス線検査については，多くの患者が恐怖心を持っていることを理解しておく．妊婦のような恐怖心の強い患者に対しては，より懇切丁寧な説明が必要となる．

十分な説明なくエックス線写真撮影を行うと，患者の心にわだかまりが生じ，その後の治療に影響することもある．検査の目的に加え，被曝と防護についてきちんと説明できる知識を持ちたい．

歯科で用いられるエックス線の線量について，自然放射線を例にとり，わかりやすく説明するとよい．

医療面接スキル

■具体的な数値を示す

患者によっては，具体的な線量の値を示すことで理解が得られる場合がある．たとえば，口内法1枚の被曝線量は，年間に受ける自然放射線の200分の1程度である．

一般国民は診断目的の放射線と原子力発電の放射線を結びつけて考える場合がある．この場合，線量がまったく異なること，被曝の影響もまったく異なることなどをわかりやすく説明するとよい．

エックス線写真撮影によってエックス線が体内に長くとどまると思っている患者もいる．エックス線の減弱についての知識も必要となる．

患者からの質問には即座に答えないとかえって不安を与えてしまう．エックス線に関する基礎的知識を十分身につけておこう．

各論編　デンタルインタビューの実際

診断に必要な臨床知識

医療被曝に関する基本的な考え方

エックス線写真撮影など医療被曝における防護の基本的な考え方として，「行為の正当化」および「防護の最適化」を理解しておく必要がある．

行為の正当化

エックス線写真撮影の目的が明確であり，患者が受ける利益と不利益を比べると利益のほうが大きいことがエックス線写真撮影を正当化するための必要条件である．う蝕の診断にあたっては，視診によってう窩の大きさや歯髄腔の状態を正確に把握することは困難であり，エックス線検査によって得られる情報は重要である．また，歯内療法の適応となる場合には，歯髄腔や根管の形態等をエックス線写真によって把握しておく必要がある．

防護の最適化

エックス線写真撮影には被曝を伴うが，不必要な被曝は避ける必要がある．放射線防護対策は経済的，社会的要因を考慮に入れながら，合理的にできる限り低いレベルに(as low as reasonably achievable：ALARAの原則)保つ必要がある．歯科におけるエックス線写真撮影時の患者の防護対策として以下の項目が挙げられる．

フィルム：できるだけ感度の高いフィルムやデジタル撮影の系を選択する．

撮影条件：目的にあった管電圧や濾過装置を使用する．市販の装置はあらかじめ規格内に設定されている．

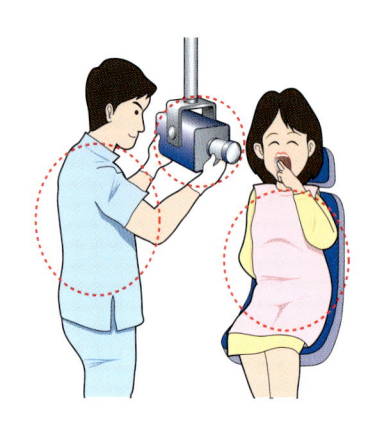

照射野：照射筒(コーン)で照射野は規定され，医療法施行規則ではコーン先端で直径6cm以下と定められている．

焦点-被写体間距離：医療法施行規則では，管電圧70kV以下で15cm以上，70kVを超える場合で20cm以上と定められている．

防護エプロン：歯科用口内法エックス線写真撮影では，一次線錘に含まれない限り，被曝線量は非常に低い．しかし，0ではないこと，また，撮影対象とならない部分は遮蔽されるべきであることから防護エプロンの着用が推奨される．一次線錘中に甲状腺が含まれる場合(とくに小児)には首を含めて遮蔽する防護エプロンを用いる[1,2]．

撮影技術：患者の位置づけ，フィルムの位置づけ，照射筒の位置づけ等の不良により，得られた画像が診断目的に適さないことがある．こうしたミスをなくすように撮影技術の向上に努める必要がある．

写真処理：現像等の写真処理の失敗により再撮となり，再度被曝させることがないよう，日頃から写真・画像処理系の管理を十分に行っておく必要がある．

放射線の影響

表1にエックス線検査に伴う被曝量を示す．撮影部位や性別，測定者，フィルムの感度によっても異なるが，おおまかな目安として覚えておくとよい．放射線の影響には，確率的影響(発ガンや遺伝的影響でしきい値がない)と確定的影響(白内障，不妊，造血機能低下，皮膚障害，脱毛等でしきい値がある)がある．確率的影響はどんなに少ない線量でも影響を受ける可能性があることを認識しておく．

3-1 妊娠でエックス線が不安（論理で進める対話）

表1 エックス線検査に伴う被曝量

撮影法	皮膚線量（mSv）	生殖腺線量（μSv）	実効線量（mSv）
口内法1枚[*3]	2〜5	0〜0.1	0.013
パノラマ	1	0.1	0.012
胸部直接	0.2	0.1	0.14
頭部CT			2.0
自然放射線		1000（年間）	2.4（年間）
東京〜ニューヨーク飛行機往復			0.19
扁平上皮癌治療	1日2 Gy，計60Gy 照射（局所被曝）		

（佐々木武仁，1990，古本啓一ほか，2006より）[3,4]

患者の不安

エックス線写真撮影の影響，リスク，必要性等に関する患者の不安と疑問は多種多様であり，またその受け止め方にも個人差があるが，重要なことは患者と十分に対話し思いやりをもって，わかりやすく説明することである．不安や疑問の原因は被曝にあるのか，漠然とした不安なのか，説明不足によるものなのかを把握する．いきなり数値を用いて説明しても逆効果になることもあるので，対話の中で数値を用いたほうが理解してもらいやすいと判断したときに数値を示す．自然放射線や飛行機旅行などの被曝線量を例に挙げると理解しやすい．

問題点の整理

エックス線検査には被曝を伴う．歯科用エックス線写真撮影時の実効線量，自然放射線量，放射線被曝の影響，放射線防護に関する正確な知識が重要である（妊婦に関する知識はP.120を参照のこと）．

---

*1 防護エプロン：
　防護エプロンの使用については不必要との意見もあり，エックス線写真撮影時に防護エプロンの着用を義務付けた法律はない．しかし，可能な限り被曝を防ぐ原則から防護エプロンの着用が推奨される．防護エプロンの使用により，患者に与える心理的影響（安心感）も期待される．

*2 臨界事故：
　1999年9月30日，茨城・東海村ウラン加工施設で臨界事故が発生した．ウラン235という核種は天然ウランに0.72％含まれ，熱中性子を照射することによって核分裂する．核分裂したウランはSrやXeなどに変化し，この際，高速中性子を放出し，核分裂が次々に起こる．このように核分裂が持続的に進む状態を臨界状態という．この事故では中性子線が17時間も放射した．中性子線はそれ自身が強力な放射線で被曝を引き起こすが，他の原子核と反応して放射化してしまう．放射化された原子核はγ線を放出するのでこれによっても被曝が起こる．犠牲者のひとりは推定17Svも被曝した．ずさんな放射線防護と管理による，あってはならない悲しい事故である．

*3 フィルム感度と被曝線量：
　エックス線撮影では使用するフィルム（記録系）の感度によって被曝線量が異なる．現在市販されている口内法用フィルムの感度と必要となる線量の相対値を示す．高感度のフィルムを使用することが強く推奨される．

フィルム感度	相対的線量
E〜Fタイプ	0.75〜0.8
Eタイプ	1
Dタイプ	2
Cタイプ	2.5〜5

引用文献
1．日本歯科放射線学会放射線防護委員会．歯科診療における放射線の管理と防護　第2版，2002．
2．欧州委員会．放射線防護136-- 歯科X線検査の放射線防護に関するヨーロッパのガイドライン：歯科診療における安全なX線の利用のために，日本語版，2005．
3．佐々木武仁．歯科領域の放射線検査の安全性と正当性―患者の不安にどう応えるか―．日本歯科医師会雑誌 1990；43（4）．
4．古本啓一ほか（編）．歯科放射線学　第4版．東京：医歯薬出版，2006．

各論編　デンタルインタビューの実際

III 4-1 歯並びが気になる（親と子供の認識が違う）

初　診：8歳・男児，小学生
疾　患：前歯部の反対咬合
現　症：上顎中切歯と下顎中切歯が逆被蓋で，上顎中切歯に翼状捻転を認める．閉口時に右側上下中切歯が切端で咬合し，さらに閉口させると下顎がわずかに前方に誘導されながら中心咬合位に至る．下顎左側乳犬歯に中程度の動揺がある（交換に起因した動揺）．医科的既往歴として一年中，鼻が詰まりやすく，耳鼻科をよく受診している．家族歴として両親の咬合状態は正常被蓋で軽度の叢生を認める．

　矯正治療に関する話を聞きたいとのことだが，学校の歯科検診で歯並び・噛み合わせに関する通知を受けたことが来院のきっかけである．

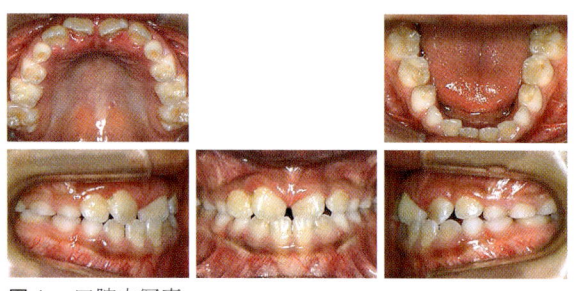

図1　口腔内写真．

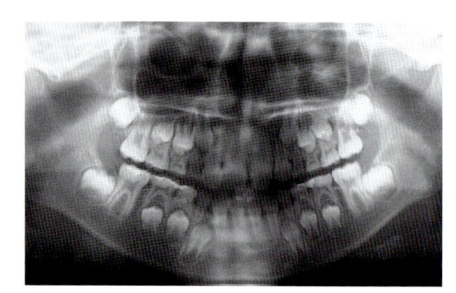

図2　パノラマエックス線写真．

症例のコンテクスト

　幼稚園，保育園，小学校，中学校，高校では毎年6月末までに歯科検診を行うことが法律で義務づけられ，う蝕・歯周疾患・要注意歯がある場合や，歯並び・噛み合わせ，顎関節等に問題がある場合に通知される．歯並びに関しては，本人や保護者が気づいている場合と，通知を受け取ってはじめて気づく場合があり，それぞれ疾患に対する解釈モデルは大きく異なる．

　矯正治療に関する医療面接では，治療の特殊性から説明的な内容が主となる．たとえば，①現状の歯並びのどこに問題点があり，なぜこのようになったのか．②現在の状況を放置または治療することにより，どこがどのように変化し，結果どのようになるか，③放置または治療により考えられるメリットとデメリット，④矯正治療の開始時期や治療期間，⑤矯正治療による偶発症には何があるか，⑥使用する装置，⑦患者はどのような協力を求められるか，⑧保険外治療となる場合の検査や治療に関する概算，などが挙げられる．

医療面接のポイント

　患者が小中学生の場合，保護者は「親の責任として治療をさせたい」という思いを抱くが，子供は「なぜ，治療を受けなければならないか」と思っていることがある．治療が長期に及ぶことがあるため，患児の協力がなくては治療をうまく進めることはできない．そのため患児と保護者に対して良好な信頼関係の構築と患者教育を通した治療の動機づけが重要で，治療に関する正確な知識を患児と保護者に伝えることが重要である．不確実な情報を伝えることは逆に不安を招くことになる．一般歯科でわからない点は，患児と保護者に対して矯正専門医にセカンドオピニオンを得るように勧めるか，紹介することが好ましい．

説明のための面接技法の会話例

＜挨拶略＞

Dent：問診表をみさせていただきましたが，学校からもらった歯科検診の通知に，歯並びの相談を受けるように書かれていたので本日来院された，ということでよろしいですね．①

保護者：はい．手紙をもらうまでは気がつかなかったのですが，気になりまして……．

Dent：今一番，気になるのは，どこですか？②

保護者：前歯が曲がっていて，噛み合わせが上下逆になっているようで……．（何か変でしょう）

Dent：わかりました．（患児に向かって）ちょっと見せてもらえますか．（保護者に向かって）この上の前歯が下の前歯より内側に入っているということですか．

保護者：はい．そうです．

Dent：たしかに前歯の噛み合わせが逆になっていますね．［母親はともかく，子供はどう思っているのかな？］
（患児に向かって）○○君は，自分では歯並びのことをどう思いますか？③

Pt：友達の歯と，ちょっと違うみたいだけど……．自分ではあまり気にならないし，長いこと通うんでしょ．（困ったような顔）（面倒だなぁ）

Dent：［友達同士で話しているんだ，どれだけ知ってるのかな？］
○○君は，治療に時間がかかること知っているんだ．ほかに知ってることも教えてもらえるかな．

Pt：友達に聞いたんだけど，痛いんだって……．それに，銀色で目立つし格好悪いよ〜．

Dent：［男の子でも気になるんだ］最近，銀色は透明なものに変わってきたから，だいぶ目立たなくなってきたよ．でも，歯を動かすから，少し痛いかなぁ．

Pt：いやだなぁ．遊ぶ時間もなくなるし……．

保護者：何いっているんでしょう．ほんとにこの子は．

Dent：まぁまぁ，○○君，お母さんを困らせてはいけないよ．今は遊びたい気持ちはわかるけど，君の将来の問題だからね．歯並びは，見た目だけではなくて，虫歯や歯槽膿漏にもなりやすいし，それにもまして，おいしいものをたくさん食べて，大きくなるのにも関係があるんだよ．

保護者：そうですよね．（先生へ同意を求める）

Pt：……．

Dent：（患児に向かって）少し，わかってもらえたかな．
（保護者に向かって）そのほかに気になることはありますか？なければ，これから矯正治療について簡単にお話します．ただ矯正治療については，わたしの所では行っておりませんので，知り合いの矯正専門医を紹介しましょう．詳しい話はそちらで聞いていただくということでよろしいでしょうか．

＜以下略＞

説明スキル

- 親と会話をするときでも子供に対して配慮する．
- 子供にも理解できる範囲で伝える．
- 説明した表現の理解を「今，お話したことはわかったかな？」と，確認しながら進める．
- 親に対する詳細な説明を要する場合は，子供を離して行う．
- 学童期でも12歳を過ぎると，具体性のない話についても考えられる時期である．

■保護者と患児への質問

矯正治療にかかわらず未成年に治療を行うときは，保護者と患児おのおのが自分の言葉で訴えを表現できるように配慮が必要である．

矯正治療の特徴として，他の治療と比較して治療期間が長く，治療中に患者自身の協力（口腔衛生に関しては後述）を必要とすることが多いことが挙げられる．この点からも治療を受ける本人の意志が重要となるので，小児でも小児に応じた反応（発達段階を考慮）を確かめながら，話をすることが大切である（わかりやすい写真・模型を使う）．

医療面接スキル

①受診動機の確認
「〜ですね」という表現（よくない）
一見優しそうに感じる言葉遣いであるが，これは相手に自分の思っていることを再確認させる表現法である．
押しつけの言葉なので，正しい疑問文は，「〜ですか」が適切であろう．
②開かれた質問
③解釈モデル

診断に必要な臨床知識

早期に治療が必要な不正咬合とは

矯正治療の時期に関しては，すべての永久歯の萌出を待って行うほうが好ましい場合と，早期の治療が好ましい場合とがある．どちらにしても長期的な目標を立ててから行うことが必要である．早期治療を行う場合は，①本格矯正治療の必要がなくなる，もしくは本格矯正治療の難易度を容易にできる，②口腔周囲軟組織の改善を期待できる，③悪習癖の改善が期待できる，④咬合性外傷を抑制できる，⑤埋伏過剰歯等，不正咬合の生じている原因を排除できる，などの効果が期待される場合に行われる．

患者の訴え方

不正咬合を表現する言葉は多様で，「がたがた」「でこぼこ」「逆」などという表現をする．また，たとえば「歯が出ている」という言葉では「出ている」と感じているのは歯冠か，歯根か，歯茎か，顎の骨か，それとも全体なのかを尋ねることが重要である．患者が主訴を少ない初診時間で表現するのは難しいことなので，治療を開始するまでに時間をかけて聴き取るのが好ましい．単に，不正咬合を述べているだけでなく，その結果として心理的にどのような影響を及ぼしているかについても，オープンな質問によって心理面を探り聴くことが大切である．また地域で用いられている方言も知っておくことは，コミュニケーションエラーの防止だけでなく，信頼関係を築くためにも必要なことである．

診断の進め方

成長期反対咬合の診断では成長発育を考慮することが大事である．成長がほぼ終了するのは18歳前後とされており，それまでは顎骨の成長や歯の交換等により咬合状態は非常に変化に富みやすい．永原らはⅡA期の反対咬合には4つの成長パターンがあり，①乳歯列期に自然治癒し，永久前歯萌出期にも引き続き正常被蓋となったもの(10.24％)，②乳歯列期に自然治癒したが，永久前歯萌出期にふたたび反対咬合になったもの(3.94％)，③乳歯列期を通じて反対咬合であったが，永久前歯萌出期に正常被蓋となったもの(5.51％)，④乳歯列期，永久前歯萌出期を通して反対咬合であったもの(80.31％)，と報告している[1]（下図参照）．また思春期性の成長により下顎が前下方に成長し反対咬合が再発することがある．再発が後戻りか自然成長によるものかの判断は難しいので，説明に際して長期的展望を示すことが必要である．

＜治療の根拠となる疫学指数を持つことが処置方針決定に重要＞

（永原ら[1]の論文より一部改変）

ここにⅡA期の反対咬合の患者が100名いると
- ⅡA期に正常被害になる者　　　　14名
- ⅡA期に反対咬合のままである者　　86名

さらに
- ⅢA期に正常被害である者　　　　16名
- ⅢA期に反対咬合である者　　　　84名

本症例のような混合歯列では治療をせずに自然治癒する可能性はさらに低くなるといえる．

4-1 歯並びが気になる（親と子供の認識が違う）

問題点の整理

歯並びの問題は審美的要素もあるため，患児や保護者の解釈モデルが重要となってくる．親子で異なる場合は，両者の希望を尊重して医療面接を行い，そして説明を行う必要がある．とくに全顎的な矯正治療の場合は成長期に行われるケースが多く，かつ2～3年という長期にわたるため，患児自身が自己認識しなければ通院は困難となる．

矯正歯科治療は，歯痛などを主訴とした一般歯科治療とは患者－医療者関係が異なる．患者が抱いた問題を改善したいという欲求が明瞭であれば，患者は保険外診療という高額医療と長期受療期間であっても納得できるのであろう．そのために，患者に対する説明は，可能な限り具体性を持つことが大切となる．また，現状の問題点や装置の説明には，石膏模型，顔貌および口腔内写真，装置の模型等の視覚素材を積極的に用いることが好ましい．

木尾らは歯科外来患者に50歯科関連用語の理解度調査を行った結果，炎症，歯石，唾液，歯垢，ブラッシング等を理解できる患者の割合は9割を超えていたが，上顎前突，下顎骨，印象，審美性，結紮，ブラケット，埋伏，予後，トレー等については2割以下であった[2,3]と報告している．理解度が9割を超えている用語は，患者の様子を伺いながら使用することも可能だが，それ以外の用語を用いる場合は「言い換え」を併用しながら，説明する必要がある．

矯正治療等における口腔衛生管理に関する提言

咬合誘導を含む矯正治療には，矯正装置を長期に装着することから，う蝕・歯周疾患・口腔粘膜疾患および口臭等のリスクが生じるため，口腔衛生に関する専門知識を患者や家族に正しく提供するとともに，相互に共有し，理解し合うことが大切である（日本矯正歯科学会HP[4]を参照のこと）．

矯正歯科専門医との連携について

現在の歯科治療は包括的な治療の実践が主となっている．歯列不正に対する問題は，一般歯科と矯正歯科専門医とのチームアプローチによる連携に基づいた治療がベストと思われる．互いの情報の共有が，患者のためによりよいゴールを導くことは疑いの余地はない．

患者が全顎矯正（Comprehensive Orthodontic Treatment；COT）を目的に一般歯科医院を訪れた場合は，矯正治療のみを目的に紹介すると連携は終了する．しかし，成人の歯科矯正に多くみられる部分矯正（Limited Orthodontic Treatment；LOT）は，審美治療，欠損に伴う補綴治療，歯周治療，インプラントや難抜歯の口腔外科治療などが関わり，チームアプローチによる包括治療が必要となってきている．これは，歯周病が生活習慣病として位置づけされ，歯科医院での本格的な取り組みが求められるようになったことや，口元の審美的な改善によるアンチエイジングについても意識されるようになったためと思われる．包括的な歯科治療を実践するためには，LOTの必要性から矯正歯科の知識も必要となってきている．もちろん，誰が矯正を行うかは個々の歯科医師の裁量の問題である．しかし互いの専門性を重視した連携ができれば，患者のためにすばらしいアウトカムが得られるのは事実である．

参考文献
1. 永原邦茂．乳歯列期反対咬合の自然治癒．小児歯科臨床 2006；11：22-36．
2. 木尾哲朗ほか．医療コミュニケーションのための患者の歯科用語理解度調査．日歯教誌2006；22（2）：20-26．
3. 木尾哲朗ほか．矯正歯科関連用語に関する患者の理解度調査．Orthod Waves-Jpn Ed. 2008；67（1）：27-34．
4. 矯正治療等における口腔衛生管理に関する提言：http://www.jos.gr.jp/society/teigen.html

各論編　デンタルインタビューの実際

III 5-1 う蝕予防処置の希望（ティーチングとコーチング）

初　診：7歳・女児，小学生
疾　患：第一大臼歯が萌出中で，小窩裂溝部のう蝕罹患の危険性が高い．すなわち，同部には，う蝕は認められないが，乳臼歯隣接面にう蝕罹患の経験があり，現在も甘味料の摂取がやや多く，う蝕に罹患しやすい状況といえる．
現　症：第一大臼歯および永久前歯の萌出を認める混合歯列である．口腔習癖はなく，歯列咬合に異常は認められない．上下左右の第一大臼歯は萌出し，歯冠部はほぼ露出しているが，完全に咬合しているわけではない．乳臼歯2歯にコンポジットレジンが充填され，う蝕は認められない．歯垢の清掃状態は第一大臼歯の咬合面を除くと比較的良好で，歯肉に炎症は認められない．母親によると，間食を取る回数がやや多く，甘味を好む．
現病歴：5歳頃，近医にて乳歯の充填処置を受けた．受診態度に問題はなかった．
家族歴：歯科的には母親にう蝕罹患の傾向が強く，補綴物や充填物が多い．母親の育児姿勢にとりたてて問題はなく，子供の自主性を大切にしている．

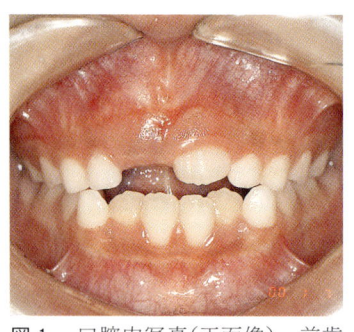

図1　口腔内写真（正面像）．前歯部が永久歯と交換している．

図2　口腔内写真（上顎）．

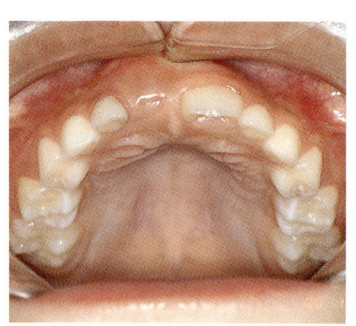

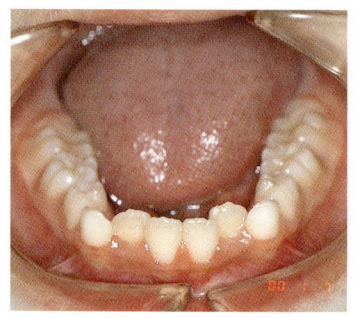

図3　口腔内写真（下顎）．乳臼歯の隣接面にコンポジットレジンが充填されている．

症例のコンテクスト

乳歯をう蝕罹患させた母親が，永久歯は虫歯にしたくないと予防を希望して来院した．歯科医院で専門的な予防法を実施すれば，簡単にう蝕は予防できると考えている．また，母親は口腔環境を改善する必要性を認識しておらず，そのためのモチベーションも低い．萌出中の小窩裂溝う蝕の予防にもブラッシングやフッ化物塗布が効果的で十分であると信じている．予防法としてのフィッシャーシーラントの適応症や有効性について説明する必要がある．

医療面接のポイント

小児患者に対しては○○さんなどの声かけのもとに，理解できる簡単な言葉と優しい言葉遣いで接する．身体に優しく触れるなどの対応で小児とのスキンシップを高める．また，子供は歯科治療での痛みに非常に神経質となっているので，シーラントと痛みについて触れておくことも大切である．母親は家庭での虫歯予防にかかわる必要があるので，医療面接を通じて歯科医師との信頼関係を築くとともに，やる気を起こさせることも重要である．

5-1 う蝕予防処置の希望(ティーチングとコーチング)

ティーチングとコーチングの会話例

＜挨拶略＞

Dent：○○さん，最初，少しだけ先生とお母さんと話をしたいのだけど，待っててもらえるかな．[先生は決して君を無視しているわけじゃないよ]
Pt ：いいよ．
Dent：じゃ，お母さん．今日はどうなさいましたか？①
母親：子供の虫歯について相談したいのですが．
Dent：といいますと．②
母親：2年ほど前に乳歯に虫歯ができてしまい，近所の歯科医院で詰め物をしていただきました．最近，奥から永久歯が出てきたのですが，永久歯はなんとか虫歯にせずに済ませたいのです．③
Dent：そうですか．新しく萌えてきた永久歯の虫歯予防を希望されているということですね．④
母親：そうです．
Dent：乳歯の虫歯の原因はどこにあったと思いますか？⑥
母親：歯磨きは本人に任せていましたので，それが原因かと．
Dent：なるほど(沈黙)．⑤[ほかにも原因があるんじゃないかな]
母親：そうそう，この子は私と同じで，甘い物が好きなんです．少し，おやつが多かったのかもしれません．③
Dent：間食が多いのが原因なんですね．④わかりました．少し説明しますね．永久歯の虫歯は乳歯の虫歯と関連しています．乳歯に虫歯が多かった人は，永久歯も虫歯になりやすいといわれています．[永久歯も特別ではないのです]
母親：へえ，乳歯と永久歯は別じゃないのですね．
Dent：はい．○○さんも乳歯に虫歯があったわけですから，どちらかというと，なりやすいほうです．そこで，永久歯を守るために，どんな方法があるとお考えですか？⑥
母親：丁寧に歯磨きをしたり，糖分の多いおやつを制限します．
Dent：そうです．お口の環境を改善する必要があります．また，歯を強くすることも必要ですが，その方法を何かご存じですか？⑥[シーラントについては知っているかな]
母親：フッ素塗布とか，歯の溝を埋める方法とか．
Dent：よくご存じですね．永久歯が萌えている最中は，とくに，奥歯の溝に虫歯が発生しますので，○○さんの場合，溝を埋めるシーラントが有効です．○○さん，虫歯の治療のこと覚えているかな．①
Pt ：うん．覚えているよ．少し痛かったけど，頑張ったよ．
Dent：えらかったね(頭をなでる)．⑧虫歯はこりごりだね．
Pt ：はい．先生，シーラントは，痛くないのですか？
Dent：ほとんど削る必要がないので，痛みはないよ．頑張れるかな．⑦
Pt ：たぶん．できると思うよ．
Dent：そう，先生うれしいよ⑨(笑顔)．⑧何かほかに質問がなければ，お口の中を見させていただきます．よろしいですか？⑩
Pt＆母親：はい．よろしくお願いします．

■小児と母親の関わり

患者面接を行う際，幼児の場合は本人より両親の関わり合いが重要である．学童になれば歯科医師との会話が可能となるが，多くは，親が付き添ってくる．

初診時，主訴の聴取のために，保護者との会話に集中するあまり，子供への話しかけをおこたると，患者との信頼関係を構築できなくなることもある．適時，会話に参加させ，良き友達関係へと誘導することが大切であり，その後の歯科治療を成功へと導くことになる．

■ティーチングとコーチング

小児に対する自律に向けたコーチング，母親に対する歯科治療のティーチングをうまく使い分けることが必要である．

医療面接スキル
① 開かれた質問
② 促し
③ 解釈モデル
④ 明確化
⑤ 沈黙
⑥ 焦点を当てた質問
⑦ コミットメント
⑧ 非言語的コミュニケーション
⑨ I(アイ)メッセージ
⑩ 確認

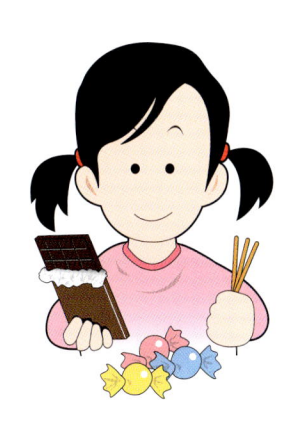

診断に必要な臨床知識

予防填塞とは

う蝕感受性の高い小窩裂溝を，一時的に填塞材で填塞することでう蝕誘発性の口腔環境から遮断することにより，う蝕を抑制しようとする方法がフィッシャーシーラント（予防填塞）である．シーラント材には単に裂溝を填塞することのみに機能を期待するのではなく，積極的に歯質を強化するフッ素徐放能などを付与させた填塞材がある．防湿が困難な半萌出歯にはセメント系のシーラント材が用いられ，ラバーダムなどによる防湿が可能な萌出歯にはレジン系が適用される．

患者の訴え方

う蝕予防や，予防法に関して「虫歯予防」「予防」「フッ素」「フッ素塗布」「溝埋め」「シーラント」などの言葉を使うことが多い．検診事業や啓蒙活動に参加することで患者や父兄は上記の言葉をよく理解し，使用している．乳幼児期から専門家によるう蝕予防を訴えて来院することがある．本例のように乳幼児期の育児の忙しさの中で乳歯のう蝕を経験し，永久歯だけはなんとか守りたいと来院することは意外に多い．

診断の進め方

う蝕が認められない半萌出の第一大臼歯すべてが適応症となる．う蝕に罹患した半萌出歯でも，可及的にう蝕病巣を除去し，暫間的充填の意味を込めてグラスアイオノマーセメント系のシーラント材の填塞を行う．

歯冠部すべてが萌出した第一大臼歯の場合は，う蝕罹患の危険性の有無が判断基準になる．口腔環境の良否の判定は，乳歯のう蝕の程度，プラークコントロールの状態，間食の摂取状況，歯垢の酸産生度などから判断する．う蝕罹患の危険性ありと判断された歯は，シーラントの適応症となり，なしと考えられる症例は対象とならない．適応症例にはフッ素徐放性のレジン系のシーラント材が用いられる．萌出歯で初期う蝕に罹患している場合は，そのう蝕の進行抑制を期待し，さらに予後観察が可能であることを条件として罹患部を除去後，同系のシーラント材の填塞が可能である．萌出歯で中等度から重度のう蝕に罹患している場合は，暫間充填を考え，シーラントの適応としない．

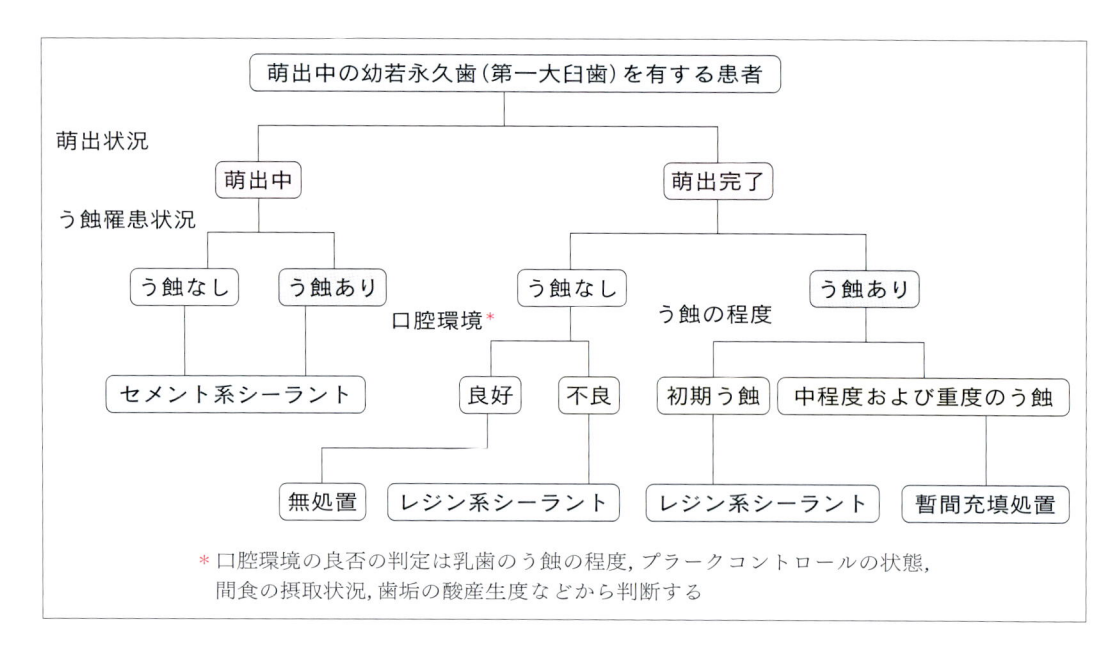

*口腔環境の良否の判定は乳歯のう蝕の程度，プラークコントロールの状態，間食の摂取状況，歯垢の酸産生度などから判断する

5-1 う蝕予防処置の希望（ティーチングとコーチング）

問題点の整理

最初に，シーラントを必要とするケースであるのかそうでないのかを見極める必要がある．視診で永久歯の萌出状況やう蝕の罹患状況を把握し，判断するが，医療面接を通じて聴取した病歴や日常生活の様相は，う蝕活動性試験などの臨床検査の結果とともに参考となる．萌出期の永久歯，とくに臼歯は，咬合面の小窩裂溝部にう蝕が好発することを説明し，同部の予防にはフィッシャーシーラント（予防填塞）が有効であることを理解させる．また，シーラントは，う蝕の活動性が高い患者に適応されることや，活動性を軽減するためにホームケアを実施する必要があることを納得させる．質の高いホームケアを実践するためには，母親の協力を得なければならず，初診時の医療面接や治療時の会話を通じて，母親との信頼関係を築くことが大切になる．

子供の協力のもとに歯科治療を行っていくためには，子供の信頼を得ておくことは必須である．このため，会話の内容や言葉に工夫を凝らし，治療は痛くないことを医療面接を通じて納得させるとともに，実際の診療でも無痛治療を心がける必要がある．

小児への対応（ティーチングとコーチング）

子供がはじめて体験する歯科診療所や歯科治療に不安を覚えても不思議ではない．母親などの影響を受けている場合には不安や恐れはさらに強くなる．できるだけ，平常心で来院させることが望ましいので，だまして連れてこない．歯科医師や注射を日常生活の中で脅しの材料にしない．両親の歯科医に対する気持ちが子供に敏感に反映するので，自分の気持ちから不安，恐怖心を取り除くなどの注意を来院前の母親に与えておくことが必要である．

4歳頃から子供には社会生活への判断力を，しつけや習慣の形で誘導していくことになる．この時期の子供はまだこれらへの判断はほとんどできないので，養育者の判断を子供にうまく押しつけ，誘導する．歯科治療に関しても押しつけ，誘導する形で正しい判断をさせる．初診での面接で子供との信頼関係を構築した後，歯科治療の無害性（無痛性）と必要性を子供のこころにどのように受け入れさせるかを考える．子供は理解力や表現力は乏しいが，直感力は優れている．したがって，優しい雰囲気や直感力に訴える表現を使えば，どの子にも通じる．医院の中に子供が親しみを覚えるような工夫をしておくことも大切である．徹底した無痛治療を心がけ，楽しい雰囲気で歯科治療を進めていく中で，治療ができたという達成感を経験させ，笑顔やほめ言葉で誘導し，歯科治療への正しい判断力を育てていく．年齢が少し上がっても基本は同じである．会話によるコミュニケーションは可能になるので，無痛治療を行うことを約束し，子供の会話の限界を配慮しながら，できるだけ子供自身にも発言させ，歯科治療の必要性を自覚させる．数回の来院を経験しても，泣いたり協力が得られない場合には，初診時の対応を見直し，再度，信頼関係の構築から始める．痛みが原因である場合には，極力無痛治療をこころがけて，信頼を取り戻さなければならない．

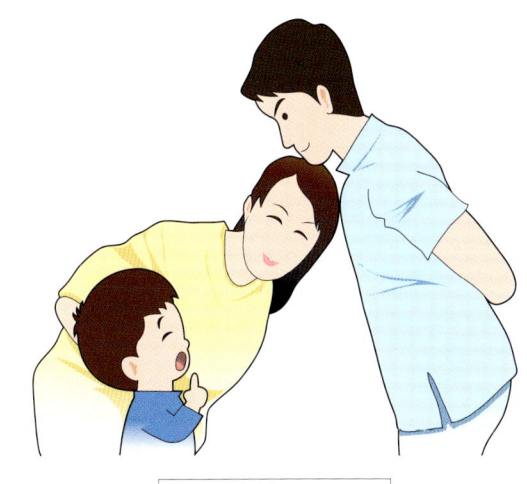

子供との信頼関係

引用文献
1．岡本　誠．長期間の小児歯科．東京：砂書房，2006．
2．祖父江鎮雄．フィッシャーシーラント．東京：デンタルダイヤモンド，1988．

索 引

ア

I メッセージ	47
アサーション	16
アサーティブ	16
アドヒアランス	11
アルツハイマー型認知症	118
アンカリング	53
あいづち	26

イ

EBD	38
EBM	12, 38
インフォームドコンセント	49
インプラント	158, 166
言い換え	27
医療被曝	170
医療面接	10
維持期	18

ウ

う蝕による歯質欠損	84
う蝕予防処置	176
うながし	26
うなずき	26

エ

Ellis の分類	78
Endodontic Flare-ups	130
LEARN	16, 61
NBM	12
SHADE	43
エックス線写真の被曝量	122
エックス線被曝	168
疫学診断	38
嚥下障害	96

オ

Open-ended question	25

カ

かかわり行動	27
仮説演繹法	37
開口障害	60, 92

解釈モデル

解釈モデル	14, 44
――を活かした姿勢	80
外傷	78
顎関節症	92
――の診断	94
冠の脱離	134
患者の受診姿勢	39
関心期	17
簡易精神療法	91

キ

CAD/CAM 法	154
義歯装着	162
――後のトラブル	80
義歯不適合	161
共感	22
狭心症	104
急性転化	132
矯正治療	172

ク

Closed question	25
繰り返し	26

ケ

系統的脱感作	115
傾聴	26, 47
欠損補綴治療	158
言語的メッセージ	23
現病歴	44

コ

コーチング	46, 177
コミュニケーション	13
――エラー	41
――に必要な3つの要素	22
コンテクスト	24
コンテント	24
コンプライアンス	11
――の低い患者	150
誤嚥性肺炎	96
誤診	40
口腔乾燥症	96
――の分類	98

Index

口臭症	88
——の診断	90
行動期	17
行動変容	17
攻撃的自己表現	16
咬合性外傷	72
咬合崩壊	84
後出血の原因	140
高血圧症	104
根尖病変を有する患者	54

サ

再発期	18
暫間義歯	160

シ

シーラント材	178
シェーグレン症候群	99
止血法	141
姿勢反響	16
歯科医師と患者との関係	35
歯科恐怖症	84, 86
歯科心身症	58
歯根破折の診断	137
自臭症	89
自費治療	129
事前確率	31
疾患対応型	74
受容	22
準言語的メッセージ	23
準備期	17
焦点を当てた質問	26
初診面接	49
身体言語	29
診断のSHADEアプローチ	43
診断の思考様式	37
審美的治療法	154

ス

ステレオタイプ	49, 169

セ

セカンドオピニオン	124
セラミッククラウン	154
セルフモニタリング	18
成人教育	150
精神遅滞	112
——の原因	114
——の分類	114

積極技法	127
舌痛症	56
——の診断基準	59
宣言的知識	24
選択肢型の質問	26

ソ

早期閉鎖	157

タ

多数歯う蝕	86
多分岐法	37
短縮歯列	166

チ

知的障害	114
智歯周囲炎	60, 62, 120
智歯の抜歯	63
中立的な質問	25
沈黙	26

テ

ティーチング	46, 177
——スキル	47
デコーディング	14
手続き的知識	24
徹底的検討法	37

ト

トップダウン処理	41
ドライアイ	96
閉じた質問	25
糖尿病	104

ナ

ナラティブ	12

ニ

Neutral question	25
妊娠性エプーリス	120, 122
妊娠性歯周炎	122
妊婦への対応	120
認知症患者への対応	116
認知症の原因	118
認知症の程度による分類	118

ノ

脳血管性認知症	118

索 引

ハ

パターナリスティックな対応	76
パターン認識	37
歯の外傷	76, 78
歯ブラシ	146
抜歯の後出血	138
反対咬合	172

ヒ

BATHE 法	18
PBL	37
POS の進め方	74
ヒューマンエラー	42
ヒューリステックな判断	41
非言語的メッセージ	23
非主張的自己表現	16
批判的思考	39
被曝線量	171
病態診断	38
病歴聴取	44
開かれた質問	15, 25

フ

Focused question	26
フィッシャーシーラント	178
フェニックス膿瘍	132
フェルール	137
ブラッシング指導	144
ブラッシング法	146
ブリッジ	158, 166
プロスペクト理論	131
ブロッキング	15
プロブレムリスト	74
不正咬合	174

ヘ

ペーシング	47

ホ

ポライトネス	24
保険外診療の説明	176
保険治療	34, 129
補助清掃器具	146
放射線防護	170
防護エプロン	170

マ

Multiple-choice question	26
マイクロスキル	25, 47
マジックワード	13
慢性根尖性歯周炎	52, 54, 126, 130
慢性疾患の急性転化	131
慢性(成人性)歯周炎	74

ミ

ミラーリング	16, 47
未来肯定形の質問	48
味覚障害	96

ム

無意識的推論	41
無関心期	17

メ

メインテナンスの必要性	33
メタコミュニケーション	23
メタメッセージ	23
メタルボンドクラウン	154
メラニン色素沈着	100, 102
明確化	27

モ

問題解決型の教育	37
問題志向型	74

ユ

有床義歯患者の特徴	81

ヨ

予防填塞	178

リ

臨床推論	38
臨床能力	22

レ

レジンジャケット冠	154
レジン前装鋳造冠	154

ロ

瘻孔	52

クインテッセンス出版の書籍・雑誌は，歯学書専用
通販サイト『**歯学書.COM**』にてご購入いただけます．

PC からのアクセスは…
歯学書　検索

携帯電話からのアクセスは…
QR コードからモバイルサイトへ

QUINTESSENCE PUBLISHING 日本

患者ニーズにマッチした歯科医療面接の実際

2008年6月10日　第1版第1刷発行
2018年3月15日　第1版第3刷発行

編　　者　　伊藤孝訓 / 寺中敏夫
　　　　　　（いとうたかのり）（てらなかとしお）

発 行 人　　北峯康充

発 行 所　　クインテッセンス出版株式会社
　　　　　　東京都文京区本郷3丁目2番6号　〒113-0033
　　　　　　クイントハウスビル　電話(03)5842-2270(代表)
　　　　　　　　　　　　　　　　　(03)5842-2272(営業部)
　　　　　　　　　　　　　　　　　(03)5842-2279(編集部)
　　　　　　web page address　http://www.quint-j.co.jp/

印刷・製本　　サン美術印刷株式会社

©2008　クインテッセンス出版株式会社　　　　　禁無断転載・複写
Printed in Japan　　　　　　　　　　　　　　落丁本・乱丁本はお取り替えします
ISBN978-4-7812-0018-7　C3047　　　　　　　定価はカバーに表示してあります